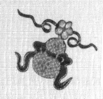

名老中医临床用药心得丛书

任继学

用药心得十讲

主编◇南 征 南红梅

中国医药科技出版社

内 容 提 要

本书将临床用药经验进行整理、总结，从十个方面进行阐述：第一讲临床常用药的原则性和灵活性；第二讲常用药物；第三讲临床常见病证用药经验；第四讲治痰七法与成方；第五讲临床常用八法与成方；第六讲古方应用体会；第七讲临床常见病常用成方；第八讲常见传染病常用成方；第九讲妇儿科常用成方；第十讲任老自拟方及验案。最后附任老全部自拟方以利于查找应用。可供中医爱好者和从业者、患者参考使用。

图书在版编目（CIP）数据

任继学用药心得十讲/南征，南红梅主编 . —北京：中国医药科技出版社，2014.1
（名老中医临床用药心得丛书）

ISBN 978 - 7 - 5067 - 6492 - 6

Ⅰ. ①任…　Ⅱ. ①南…②南…　Ⅲ. ①中药学 – 临床药学 – 经验　Ⅳ. ①R285.6

中国版本图书馆 CIP 数据核字（2013）第 279587 号

美术编辑　陈君杞
版式设计　郭小平

出版　中国医药科技出版社
地址　北京市海淀区文慧园北路甲 22 号
邮编　100082
电话　发行：010-62227427　邮购：010-62236938
网址　www.cmstp.com
规格　710×1020mm $\frac{1}{16}$
印张　19½
字数　331 千字
版次　2014 年 1 月第 1 版
印次　2022 年 7 月第 4 次印刷
印刷　北京市密东印刷有限公司
经销　全国各地新华书店
书号　ISBN 978-7-5067-6492-6
定价　**48.00 元**
本社图书如存在印装质量问题请与本社联系调换

《任继学用药心得十讲》

编委会

前　言

任继学教授是我国当代著名的中医药学家，在长达 60 多年的悬壶生涯中，初期跟名师、读经典、做临床，认药、抓药、采药、煎药、制药，成名后带高徒、带博士，教学、科研、临床、生产相结合，多次上长白山认药、采药，一上山就三个多月，坚持数年，发现了不少新药材品种，其中返魂草便是一个成功之例。返魂草属千里光属的植物药，味辛温，入肺、脾、肝经，具有清热解毒、宣肺理气、疏肝和胃、起死回生、返魂之功效，以返魂草为主药而开发的产品有返魂草冲剂、注射液、胶囊等，成为振兴吉林中药的主流产品，为吉林带来数亿元的经济效益，为振兴吉林中医药做出了突出贡献。为此，任老 1992 年享受国务院津贴，1993 年获吉林省"英才奖"，2004 年获得"白求恩奖章"，2009 年入选"感动长春""吉林骄傲"等先进模范人物，2009 年 4 月被评选为"国医大师"。

任老临床疗效甚佳，用药精准有特色。他掌握药性具有原则性和灵活性，为识别药品真伪虚假的行家里手；辨证求因审因用药，得心应手，遵古而不泥古，与时俱进，不断创新，临床用药确有独到之特色。如用虫类药蜣螂、刺猬骨、刺猬皮、鲤鱼、九香虫、玳瑁、鼠妇、斑蝥、蝼蛄、蟋蟀、蟾酥等，妙不可言，又如用川乌、草乌、土茯苓、巴豆、狼毒、雄黄、轻粉、黄药子、天竺黄、蚤休、爵床、礞石等药，药到病除，妙手回春。

任老在临床实践中不断总结经验，创建自拟方无数，特别是治疗急证、疑难危急证积累了丰富的经验。总结任老用药、用方经验，不仅对继承发扬任老的学术思想具有深刻现实意义，对发展振兴中医药事业亦具有深远的历史意义。

本书将临床用药经验进行整理、总结，从十个方面进行阐述：第一讲临床用药的原则性和灵活性；第二讲常用药物；第三讲临床常见病证用药经验；第四讲治痰七法与成方；第五讲临床常用八法与成方；第六讲古方应用体会；第七讲临床常见病常用成方；第八讲常见传染病常用成方；第九讲妇儿科常用成方；第十讲任老自拟方及验案。最后附任老全部自拟方以利于查找应用。可供中医爱好者和从业者、患者参考使用。

本书编著过程中参考了任老名著《悬壶漫录》《任继学经验集》、规划教材《中医急诊学》、中医临床医学丛书之《中医急诊学》《国医大师任继学》等。但我们水平有限，在编著中难免有不妥之处，请读者原谅，并恳请提出宝贵意见。

编著者

2012 年 12 月 2 日

目 录

第一讲 临床用药的原则性和灵活性 ·············· 1

第二讲 临床常用药物 ························· 3

  一、肝病用药 ····························· 3

    （一）散肝寒药 ······················· 3

      艾叶（*3*）　　肉桂（*4*）　　鹿茸（*5*）　　吴茱萸（*6*）

      小茴香（*7*）　川椒（*8*）

    （二）清肝热药 ······················· 9

      龙胆草（*9*）　黄芩（*10*）　青黛（*11*）　栀子（*12*）

    （三）补肝气药 ······················· 13

      黄芪（*13*）　细辛（*14*）　白术（*15*）　续断（*17*）

    （四）补肝血药 ······················· 18

      当归（*18*）　白芍（*19*）　何首乌（*20*）　酸枣仁（*21*）

    （五）补肝阴药 ······················· 23

      女贞子（*23*）　山茱萸（*23*）　枸杞子（*24*）

    （六）疏肝气药 ······················· 25

      柴胡（*25*）　香附（*26*）　郁金（*27*）　青皮（*28*）

      木香（*30*）

    （七）化肝血药 ······················· 31

      红花（*31*）　桃仁（*32*）　水蛭（*33*）　穿山甲（*34*）

      鳖甲（*34*）

    （八）凉肝血药 ······················· 35

      牡丹皮（*35*）　生地黄（*36*）　赤芍（*37*）　生槐花（*38*）

    （九）温肝血药 ······················· 39

      鹿角（*39*）　延胡索（*40*）　天仙藤（*41*）　川芎（*42*）

      刘寄奴（*43*）

    （十）平肝阳药 ······················· 43

天麻（43）　　　羚羊角（44）　　　牡蛎（45）　　　牛膝（46）

（十一）祛肝湿药 ………………………………………………… 46

土茯苓（46）　　　龙胆草（48）　　　皂矾（48）

（十二）治肝毒药 ………………………………………………… 49

青黛（49）　　　野菊花（49）　　　蒲公英（50）

（十三）化肝痰药 ………………………………………………… 51

胆矾（蓝矾）（51）　　　牛黄（52）　　　前胡（53）

（十四）散肝热药 ………………………………………………… 53

柴胡（53）　　　野菊花（55）

（十五）搜肝络药 ………………………………………………… 55

全蝎（55）　　　僵蚕（56）　　　白附子（57）

二、心病用药 ……………………………………………………… 58

（一）补心血药 …………………………………………………… 58

当归（58）　　　柏子仁（59）　　　丹参（59）　　　熟地黄（60）

（二）补心气药 …………………………………………………… 60

龙眼肉（60）　　　炙甘草（61）　　　人参（61）

（三）滋心阴药 …………………………………………………… 62

熟地黄（62）　　　五味子（63）　　　百合（63）　　　玉竹（64）

（四）温心阳药 …………………………………………………… 64

肉桂心（64）　　　紫石英（65）　　　骨碎补（66）　　　安息香（66）

（五）泻心火药 …………………………………………………… 66

黄连（66）　　　栀子（67）　　　灯心草（68）　　　水牛角（68）

香薷（68）　　　莲子心（69）

（六）开心窍药 …………………………………………………… 69

麝香（69）　　　冰片（69）　　　苏合香（70）

（七）镇心神药 …………………………………………………… 70

朱砂（70）　　　磁石（71）　　　生铁落（71）

（八）活心血药 …………………………………………………… 71

蒲黄（71）　　　丹参（72）　　　苏木（72）　　　桃仁（72）

（九）逐心瘀药 …………………………………………………… 73

水蛭（73）　　　五灵脂（73）　　　没药（74）　　　土鳖虫（74）

（十）凉心血药 …………………………………………………… 74

紫草（74）　　　水牛角（74）　　　童子尿（75）　　　生地（75）

（十一）化心痰药 ………………………………………………… 75

石菖蒲（75）　　　郁金（76）　　　远志（76）

2

（十二）渗心湿药 ……………………………………………… 77
　　木通（77）　　茯神（77）　　瞿麦（77）　　苦参（78）
（十三）解心毒药 ……………………………………………… 78
　　黄连（78）　　山豆根（78）　　射干（79）

三、脾病用药 …………………………………………………… 79
（一）益脾补气药 ……………………………………………… 79
　　党参（79）　　黄芪（79）　　白术（80）　　扁豆（80）
　　大枣（81）　　炙甘草（81）
（二）升脾气药 ………………………………………………… 81
　　升麻（81）　　柴胡（82）　　葛根（82）
（三）健脾益气药 ……………………………………………… 83
　　砂仁（83）　　苍术（83）　　白豆蔻（84）　莲子肉（84）
（四）温中散寒药 ……………………………………………… 85
　　饴糖（85）　　干姜（85）　　高良姜（85）　吴茱萸（86）
（五）燥脾湿药 ………………………………………………… 86
　　苍术（86）　　藿香（87）　　甘松（87）　　大蒜（87）
　　半夏（88）
（六）消脾积药 ………………………………………………… 88
　　阿魏（88）　　苍耳子（88）　皂矾（89）
（七）消脾滞药 ………………………………………………… 89
　　厚朴（89）　　山楂（90）　　枳实（90）　　陈皮（91）
　　莱菔子（91）
（八）解脾毒药 ………………………………………………… 91
　　白矾（91）　　地龙（92）　　射干（92）

四、肺病用药 …………………………………………………… 92
（一）补肺气药 ………………………………………………… 93
　　黄芪（93）　　蛤蚧（93）　　人参（94）
（二）滋肺阴药 ………………………………………………… 94
　　麦门冬（94）　人乳（95）　　阿胶（95）　　沙参（96）
　　百合（96）
（三）温肺寒药 ………………………………………………… 97
　　胡桃肉（97）　饴糖（97）　　燕窝（98）　　干姜（98）
　　百部（98）
（四）泻肺热药 ………………………………………………… 99
　　桑白皮（99）　黄芩（99）　　金银花（100）　海蛤壳（101）

　　　桔梗（101）

　（五）敛肺阴药 ·· 101
　　　乌梅（101）　　五味子（102）　白及（102）　罂粟壳（103）
　　　诃子（103）

　（六）宣肺气药 ·· 103
　　　麻黄（103）　　桔梗（104）　　荆芥（104）　　皂角（104）

　（七）降肺气药 ·· 105
　　　马兜铃（105）　苏子（105）　　葶苈子（106）　旋覆花（106）
　　　厚朴（106）

　（八）祛肺痰药 ·· 107
　　　栝楼（107）　　杏仁（107）　　贝母（108）　　白矾（108）

　（九）渗肺湿药 ·· 108
　　　葶苈子（108）　生姜皮（109）　石韦（109）　　牵牛子（109）

　（十）化肺瘀药 ·· 109
　　　水蛭（109）　　桃仁（110）

　（十一）解肺毒药 ·· 110
　　　　金银花（110）牛蒡子（110）　黄芩（111

五、肾经用药 ··· 111
　（一）滋肾阴药 ·· 111
　　　熟地黄（111）　女贞子（111）　龟板（112）　　枸杞子（112）
　　　桑寄生（113）

　（二）温肾阳药 ·· 113
　　　肉苁蓉（113）　巴戟天（113）　附子（114）　　淫羊藿（115）
　　　紫河车（115）

　（三）固肾精药 ·· 115
　　　益智仁（115）　覆盆子（116）　芡实（116）　　莲须（116）
　　　桑螵蛸（117）

　（四）纳肾气药 ·· 117
　　　五味子（117）　沉香（117）　　补骨脂（118）

　（五）填肾精药 ·· 118
　　　龟板胶（118）

　（六）泻肾火药 ·· 119
　　　知母（119）　　黄柏（119）　　地骨皮（120）　胡黄连（120）

　（七）渗肾湿药 ·· 120
　　　土茯苓（120）　苦参（121）　　鲤鱼（121）　　防己（121）

（八）化肾瘀药 ………………………………………………… 121

　　牛膝（121）　　自然铜（122）

（九）解肾毒药 ………………………………………………… 122

　　土茯苓（122）　　生甘草（123）

六、胆病用药 ……………………………………………………… 123

（一）清胆热药 ………………………………………………… 123

　　前胡（123）　　木贼（123）　　龙胆草（124）　　大青叶（124）
　　青黛（124）

（二）化胆痰药 ………………………………………………… 124

　　前胡（124）

（三）温胆气药 ………………………………………………… 125

　　酸枣仁（125）　　半夏（125）　　细辛（125）　　人参（126）

（四）镇胆气药 ………………………………………………… 126

　　龙骨（126）　　牡蛎（126）

（五）行气利胆药 ……………………………………………… 127

　　片姜黄（127）　　大黄（127

七、胃病用药 ……………………………………………………… 127

（一）补胃气药 ………………………………………………… 127

　　人参（127）　　黄芪（128）

（二）温胃寒药 ………………………………………………… 128

　　干姜（128）　　炉甘石（128）　　韭菜（129）　　肉豆蔻（129）
　　木香（129）

（三）养胃阴药 ………………………………………………… 130

　　人乳（130）　　石斛（130）　　天花粉（130）　　玉竹（130）
　　麦门冬（131）

（四）降胃气药 ………………………………………………… 131

　　厚朴（131）　　沉香（132）　　半夏（132）　　丁香（132）
　　柿蒂（133）

（五）泻胃火药 ………………………………………………… 133

　　大黄（133）　　知母（133）　　绿豆（134）　　芒硝（134）
　　生石膏（134）

（六）消积和胃药 ……………………………………………… 135

　　山楂（135）　　神曲（135）　　麦芽（135）　　砂仁（136）
　　莱菔子（136）

（七）化胃瘀药 ………………………………………………… 136

目
录

5

五灵脂（**136**）　苏木（**137**）　三七（**137**）

（八）解胃毒药 ……………………………………………… 137

白头翁（**137**）　土茯苓（**138**）　人中黄（**138**）　绿豆（**138**）

八、大肠病用药 …………………………………………………… 138

（一）涩肠止泻药 …………………………………………… 138

诃子（**138**）　罂粟壳（**139**）　赤石脂（**139**）　禹余粮（**139**）

肉豆蔻（**139**）

（二）润大肠药 ……………………………………………… 140

胡麻仁（**140**）　当归（**140**）　蜂蜜（**140**）　何首乌（**141**）

桃仁（**141**）

（三）泻大肠药 ……………………………………………… 141

大黄（**141**）　芒硝（**142**）　白头翁（**142**）　猪胆汁（**142**）

皂角（**143**）

（四）燥大肠药 ……………………………………………… 143

苦参（**143**）　苍术（**143**）　刺猬皮（**143**）

（五）温大肠药 ……………………………………………… 143

硫黄（**143**）　川椒（**144**）　半夏（**144**）　干姜（**144**）

（六）消肠积药 ……………………………………………… 144

枳实（**144**）　莱菔子（**145**）　厚朴（**145**）　雷丸（**145**）

（七）凉大肠药 ……………………………………………… 145

生地榆（**145**）

（八）升肠陷药 ……………………………………………… 145

升麻（**145**）　葛根（**146**）

（九）散肠结药 ……………………………………………… 146

香油（**146**）　皂角（**146**）

（十）化肠血药 ……………………………………………… 146

桃仁（**146**）　酒军（**147**）

（十一）解肠毒药 …………………………………………… 147

绿豆（**147**）　白头翁（**147**）　蜗牛（**147**）

九、小肠病用药 …………………………………………………… 147

（一）宽肠止痛药 …………………………………………… 148

茴香（**148**）　荔枝核（**148**）　橘核（**148**）　雷丸（**148**）

（二）渗湿通淋药 …………………………………………… 149

冬葵子（**149**）

（三）泻肠通淋药 …………………………………………… 149

木通（**149**）　淡竹叶（**149**）　防己（**150**）　川楝子（**150**）

生地（**150**）

（四）化肠血药 ·· 151

桃仁（**151**）　三七（**151**）　延胡索（**151**）　蒲黄（**152**）

（五）解肠毒药 ·· 152

绿豆（**152**）　白头翁（**152**）　蜗牛（**153**）

第三讲 临床常见病证用药经验 ···························· 154

一、临床常见急证急救用药经验 ························· 154

（一）中风病 ······································· 154

（二）心衰病 ······································· 155

（三）克山病 ······································· 155

（四）肾衰病 ······································· 156

（五）水毒症 ······································· 156

（六）疫毒痢 ······································· 156

（七）SARS 病 ····································· 156

二、临床常见症状用药经验 ····························· 158

（一）水火用药 ····································· 158

（二）相火用药 ····································· 158

（三）疼痛用药 ····································· 159

三、临床常见疑难病证用药经验 ························· 160

（一）中风病 ······································· 160

（二）胸痹 ··· 162

（三）眩晕 ··· 162

（四）癫痫 ··· 163

（五）痴呆 ··· 163

（六）心包络病 ····································· 163

（七）腹膜结强病 ··································· 164

（八）消渴病 ······································· 164

第四讲 治痰七法与成方 ································ 165

一、常用治痰法 ······································· 165

（一）攻瘀逐痰法与成方 ····························· 165

（二）消导法与成方 ································· 165

（三）和解化痰法与成方 ····························· 165

（四）补益化痰法与成方 ·· 166
（五）温化痰饮法与成方 ·· 166
（六）清热化痰法与成方 ·· 166
（七）清润化痰法与成方 ·· 166
二、引经药 ·· 167

第五讲 临床常用八法与成方 ································ 168

一、常用汗法 ·· 168
（一）辛温发汗方 ·· 168
（二）辛凉发汗方 ·· 169
（三）和中发汗方 ·· 170
（四）助阳发汗方 ·· 170
（五）滋阴发汗方 ·· 170
（六）解肌发汗方 ·· 171
（七）养血发汗方 ·· 171
（八）理气发汗方 ·· 171
（九）化饮发汗方 ·· 172
（十）蠲痰发汗方 ·· 172
（十一）宣肺发汗方 ·· 172
（十二）发汗利水方 ·· 173

二、常用吐法成方 ·· 173
（一）缓而补者 ·· 173
（二）猛而峻者 ·· 173
（三）垂危急救者 ·· 174

三、常用下法成方 ·· 174
（一）泻热救阴方 ·· 174
（二）理气泻热方 ·· 175
（三）泻热润燥方 ·· 175
（四）泻火解毒方 ·· 175
（五）涤痰泻热方 ·· 176
（六）泻热行血方 ·· 176
（七）滋阴润燥方 ·· 176

四、常用和法成方 ·· 177
（一）益气和解方 ·· 177
（二）清里和解方 ·· 177

（三）清降和解方 ……………………………………………… 178

（四）清热和解方 ……………………………………………… 178

（五）温通和解方 ……………………………………………… 179

（六）养血和解方 ……………………………………………… 179

五、常用温法成方 ……………………………………………… 179

（一）温中散寒方 ……………………………………………… 179

（二）温经散寒方 ……………………………………………… 180

（三）温阳救逆方 ……………………………………………… 180

（四）温健脾阳方 ……………………………………………… 180

（五）温脾养阴方 ……………………………………………… 181

（六）温中缓急方 ……………………………………………… 181

（七）温中化浊方 ……………………………………………… 181

（八）温中理气方 ……………………………………………… 182

（九）温中利湿方 ……………………………………………… 182

六、常用清法成方 ……………………………………………… 183

（一）清热解毒方 ……………………………………………… 183

（二）清瘟解毒方 ……………………………………………… 183

（三）清宣痰火方 ……………………………………………… 184

（四）清宣痰热方 ……………………………………………… 184

（五）凉血解毒方 ……………………………………………… 184

（六）泻火散毒方 ……………………………………………… 184

（七）清热镇静方 ……………………………………………… 185

（八）清热凉血方 ……………………………………………… 186

（九）清肝保肝方 ……………………………………………… 186

（十）清热生津方 ……………………………………………… 187

（十一）滋阴清热方 …………………………………………… 187

七、常用消法成方 ……………………………………………… 187

（一）消食导滞方 ……………………………………………… 187

（二）消痰达郁方 ……………………………………………… 188

（三）消水逐湿方 ……………………………………………… 189

（四）理气消积方 ……………………………………………… 189

（五）消积杀虫方 ……………………………………………… 189

八、常用补法成方 ……………………………………………… 190

（一）清补方 …………………………………………………… 190

（二）温补方 …………………………………………………… 192

目
录

9

（三）调补方 ·································· 194

（四）平补方 ·································· 195

（五）补精方 ·································· 198

（六）峻补方 ·································· 199

第六讲 古方应用体会 ·································· 202

一、小柴胡汤新用 ·································· 202

二、紫金锭临床新用 ·································· 203

三、太乙紫金丹 ·································· 204

三、常用临床经方三则 ·································· 205

（一）神仙粥 ·································· 205

（二）白通加猪胆汁汤 ·································· 206

（三）寸金丹（《仙拈集》） ·································· 207

四、常用承气类聚方 ·································· 208

五、常用复脉与生脉类聚方 ·································· 211

（一）复脉汤类 ·································· 212

（二）生脉散类 ·································· 214

六、常用鲤鱼治疗水肿类聚方 ·································· 215

第七讲 临床常见病常用成方 ·································· 220

一、神昏 ·································· 220

（一）中成药 ·································· 220

（二）辨证用成方 ·································· 220

二、真心痛 ·································· 221

三、水证 ·································· 221

（一）饮病 ·································· 221

（二）水病 ·································· 223

（三）臌胀 ·································· 224

第八讲 常见传染病常用成方 ·································· 225

一、传染病防治方 ·································· 225

二、传染病急救方 ·································· 232

第九讲 妇儿科病常用成方 ································ *233*

一、妇科八方（自拟方） ······························ *233*

  （一）束血煎 ···································· *233*

  （二）宁宫汤 ···································· *233*

  （三）通乳汤 ···································· *234*

  （四）益脾止带汤 ································ *234*

  （五）增损生化汤 ································ *235*

  （六）治痈散结汤 ································ *235*

  （七）栝楼汤 ···································· *235*

  （八）渗湿理淋汤 ································ *236*

二、儿科十三方 ···································· *236*

  （一）盘肠散 ···································· *236*

  （二）婴童宝丹 ·································· *237*

  （三）益脾升降散 ································ *237*

  （四）保肠一粒丹 ································ *237*

  （五）清表托疹散 ································ *238*

  （六）通宣利肺散 ································ *238*

  （七）清瘟解表散 ································ *238*

  （八）宣肺止嗽散 ································ *239*

  （九）神应劫喘金丹 ······························ *239*

  （十）断哮散 ···································· *239*

  （十一）育儿一捻金 ······························ *240*

  （十二）定痫一粒珠 ······························ *240*

  （十三）红灵丹 ·································· *241*

第十讲 任老部分自拟方及验案 ···················· *242*

一、中风病 ·· *242*

  （一）活络化瘀散 ································ *242*

  （二）潜阳熄风煎 ································ *242*

  （三）豁痰丸 ···································· *242*

  （四）宣窍醒神汤 ································ *242*

  （五）温阳健肢汤 ································ *244*

二、眩晕 ·· *245*

  （一）高血压泡足方 ······························ *245*

  （二）育阴平逆汤 ································ *245*

目

录

三、咳嗽 ……………………………………… 246
　　止咳宁嗽汤 ………………………………… 246
四、便秘 ……………………………………… 247
　　（一）解衣丸 ……………………………… 247
　　（二）导滞润通汤 ………………………… 247
　　（三）益火通幽汤 ………………………… 247
　　（四）柔肝润燥汤 ………………………… 247
五、肝积 ……………………………………… 248
　　软肝散 ……………………………………… 248
六、肾风病 …………………………………… 249
　　（一）肾风病有效方 ……………………… 249
　　（二）益肾健中饮 ………………………… 250
七、紫癜肾 …………………………………… 251
八、淋证 ……………………………………… 252
九、肾衰 ……………………………………… 253
　　（一）益肾填精饮 ………………………… 253
　　（二）补肾壮阳饮 ………………………… 254
　　（三）复肾异功散 ………………………… 254
十、不育症 …………………………………… 255
　　（一）延龄长春丹 ………………………… 255
　　（二）温阳益火煎 ………………………… 255
　　（三）返正驱邪煎 ………………………… 255
十一、消渴 …………………………………… 256
　　温化滋胰汤 ………………………………… 256
十二、紫斑 …………………………………… 258
　　（一）增损当归饮子 ……………………… 258
　　（二）桃仁承气汤 ………………………… 259
十三、三叉神经痛 …………………………… 259
　　化阴定痛汤 ………………………………… 259
十四、癫痫 …………………………………… 260
　　痫宝丹 ……………………………………… 260
十五、心痛 …………………………………… 261
　　养心舒络汤 ………………………………… 261
十六、失眠 …………………………………… 262
　　益脑眠可安 ………………………………… 262

十七、胃痛 ……………………………………… *262*

    抑木和肝汤 …………………………………… *262*

十八、胆胀 ……………………………………… *263*

    增损小柴胡汤 ………………………………… *263*

十九、瘿气 ……………………………………… *264*

    驯龙涤痰汤 …………………………………… *264*

附录 任老自拟方 ……………………………… *266*

一、心脑病 ……………………………………… *266*

    （一）中风病 ………………………………… *266*

    （二）卒口僻 ………………………………… *267*

    （三）脑痨痉病 ……………………………… *268*

    （四）癫痫 …………………………………… *269*

    （五）眩晕 …………………………………… *269*

    （六）风头眩 ………………………………… *270*

    （七）心包络病 ……………………………… *271*

    （八）真心痛 ………………………………… *272*

    （九）失眠 …………………………………… *272*

    （十）动脉硬化 ……………………………… *272*

    （十一）维厥病 ……………………………… *273*

    （十二）震颤病 ……………………………… *273*

    （十三）急风病 ……………………………… *273*

二、肺病 ………………………………………… *274*

    （一）感冒迁延 ……………………………… *274*

    （二）内伤咳嗽 ……………………………… *274*

    （三）肺痨 …………………………………… *275*

三、脾胃肠病 …………………………………… *275*

    （一）胃脘痛 ………………………………… *275*

    （二）呃逆呕吐 ……………………………… *276*

    （三）便秘 …………………………………… *276*

    （四）暴泻 …………………………………… *276*

    （五）大瘕泄 ………………………………… *277*

    （六）肠（胃）痈 …………………………… *277*

    （七）腹膜结强病 …………………………… *277*

四、肝胆病 ……………………………………… *278*

目录

（二）胆胀 ……………………………………… 278

（三）慢性肝疫（肝炎） ………………………… 279

（四）肝硬化 ……………………………………… 279

五、肾病 ……………………………………………… 279

（一）淋证 ………………………………………… 279

（二）水毒证 ……………………………………… 279

（三）肾衰 ………………………………………… 280

（四）慢性肾风 …………………………………… 280

（五）急性肾风 …………………………………… 281

（六）急慢性肾风 ………………………………… 281

（七）肾源性血虚病 ……………………………… 282

六、男性不育 ………………………………………… 282

七、疫病 ……………………………………………… 283

（一）时邪袭肺卫 ………………………………… 283

（二）疫痉 ………………………………………… 284

（三）时疫病毒腹泻 ……………………………… 284

（四）时疫霍乱 …………………………………… 285

（五）艾滋病 ……………………………………… 285

八、其他 ……………………………………………… 285

（一）汗证 ………………………………………… 285

（二）消渴 ………………………………………… 286

（三）瘿气 ………………………………………… 286

（四）荨麻疹 ……………………………………… 286

（五）痛证 ………………………………………… 287

（六）骨质增生 …………………………………… 288

（七）颈椎病 ……………………………………… 288

（八）鸡爪风 ……………………………………… 289

（九）瘫缓风病 …………………………………… 289

（十）淋巴腺结核 ………………………………… 289

（十一）口腔溃疡 ………………………………… 289

（十二）带状疱疹 ………………………………… 290

（十三）血疭 ……………………………………… 290

（十四）脱营 ……………………………………… 290

（十五）血亏 ……………………………………… 290

（十六）烫伤 ……………………………………… 291

（十七）急证、痛证外治法 ……………………… 291

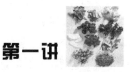

第一讲
临床用药的原则性和灵活性

古人有云："可准之谓法，不易之为方。"冯兆张曰："方之为言，做也，做病而为方。""做"字效法也，即是说方剂的确立，是根基于病证，有症、有机、有情、有法，以古方为规矩，合今病而变通，因此是治疗技术的具体体现。

1. 方剂的运用

药有个性之特长、气味之异、寒热之殊，方是合群药之妙用。因此，在治疗中相辅相成，目的一致。如麻黄汤治疗伤寒感冒之表实证：药用麻黄走卫发汗以祛风邪；籍桂枝以散营分之寒；不用姜、枣者，以姜升、枣滞，虑碍杏仁下气定喘之功也。集中"优势兵力"，驱散风寒之邪，使邪无残留之地，以防发生他病。

2. 纲领之方

知方甚易，用方甚难。而古今诸方补气莫过四君子；补血不过四物；养胃不过异功；益脾不过六君；补火不过八味；滋阴不过六味；发表不过麻黄桂枝；消痰不过二陈、参苏。对证有效，治病甚验。

3. 施方灵活性

医者，临床施方须辨证用方。证方合者，须守方。如仲景立方精而不杂，而他经有相互通用之妙，如桂、麻二汤为太阳营卫设，而阳明之病在营卫者亦用之；再如真武汤为少阴水气设，但太阳之汗后亡阳者，亦用之，此为"但见一证便是也"。但也要审察病性，辨别经络，因所见证不同，而为之加减，如桂枝汤治太阳表虚证，若"且项背强几几者"，则与桂枝加葛根汤；喘者再与桂枝加厚朴杏子汤；再如气虚四君，血虚四物，而气血两虚者，两者合之，为八珍汤，此为临证权衡，当损则损，当益则益，随机应变，而起沉疴也。

4. 关于方药"等份"问题

当读古今之方，往往每味之下不注分量，而于最后一味药下注"各等份"者，今人误认为一样份量，其实一方之中，必有君、臣、佐、使，相为配合，故实际是各者各别也，"等者类也"，即是各药之气味不同，而主治也异，自然每味药用量自有轻重之异，如天真丹，方由沉麝、巴戟、萆薢、茴香、芦巴子、破故纸、杜仲、琥珀、黑牵牛、桂心各等份，而牵牛岂能与他药等量哉！因此，各等份其意为各样分量。

1

5. 有方必有药

徐灵胎曰："治病必先有药，而后成方之也。"日华子曰："药也，沦也，瀹者，养也。"庄子释之曰："开，涤也。"文中子也解释曰："用药物以疏沦也。"即是说药一曰补养，一曰疏通散结也。《周礼》说："医师掌医之政令，聚毒药以供医事。"张骥补注说："毒，尔雅，恶也……有毒之药分大毒、常毒、小毒、……无毒。"具体说，药本身就是毒。古人所说"药之物恒多毒"便是此义。但毒药分为两类，一曰补养，一曰攻邪，总谓攻补。

6. 关于药验

凡中病之药，服后半日许，可验其当否。大法有三：一是药到病除，如《灵枢》中提到，"病不得卧，用半夏秫米汤，覆杯而卧"；"鸡矢醴治臌胀，一剂知，二剂已。"二是服药别生他病，如《伤寒论》服桂枝汤反烦；风湿相搏，服术附汤，其人如冒状。三是服药后所病反剧，非药之误，正是以药攻病，托之使然，如《证类本草》载成讷进豨莶丸，方表云：患中风五年，服二千丸病加重，四千丸必得复，五千丸体健而壮也。

第二讲
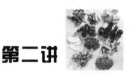
临床常用药物

一、肝病用药

（一）散肝寒药

1. 艾叶

【性味】味苦辛，性温。《别录》曰：味苦，微温，无毒。《纲目》曰：苦而辛，生温，熟热。

【归经】入肝、脾、肾经。《纲目》曰：入足太阴、厥阴、少阴经。

【炮制】醋艾炭（艾叶炭）：取净艾叶，在锅内炒至大部分成焦黑色，喷米醋，拌匀后取出稍筛；也可喷洒清水扑灭火星，取出晾干，防止复燃。每100kg艾叶，用醋15kg。

【用法用量】内服：煎汤，5~15g；入丸、散或捣汁。

【功效主治】艾叶具有散肝寒，理气血，逐寒湿，温经，止血，安胎的功用。《本草正言》曰：艾叶，能通十二经，而尤为肝脾肾之药……血气寒滞者，最宜用之。《本草正言》又曰：辟风寒湿，瘴疟。《纲目》曰：服之则走三阴而逐一切寒湿，转肃杀之气为融和。

【方剂】

（1）治湿冷下痢脓血，腹痛，妇人下血：干艾叶200g（炒焦存性），川白姜50g（炮）。上为末，醋煮面糊丸，如梧子大。每服三十丸，温米饮下。（《世医得效方》艾姜汤）

（2）治产后腹痛欲死，因感寒起者：陈蕲艾二斤，焙干，捣铺脐上，以绢覆住，熨斗熨之，待口中艾气出，则痛自止。（杨诚经验方）

【任老应用】

（1）在脉痹的急救处理上，应用艾叶200g，煎汤热浴，忌风，用于关节疼痛者，取其温经散寒之意。

（2）在治疗呕血后气虚血脱上，应用《金匮》柏叶汤，方剂中艾叶之温能入内而不炎于上，可使阴阳之气反归于里，以补其寒。

（3）在治疗急黄、固脱的方法中应用艾灸疗法，用艾条灸"关元""气海"穴各15分钟，配合电针和耳针疗法治疗。

2. 肉桂

【性味】味辛甘，性热。《本经》曰：味辛，温。《药性论》曰：味苦辛，无毒。《医学启源》曰：气热，味大辛。

【归经】入肝、肾、脾、膀胱经。《药性切用》曰：入肝、肾、命门血分。《本草经疏》曰：入手足少阴、厥阴血分。

4

【炮制】拣净杂质，刮去粗皮，用时打碎。

【用法用量】内服：煎汤，2~5g，不宜久煎；研末，0.5~1.5g；或入丸剂。

【功效主治】肉桂具有补元阳，散肝寒，暖脾胃，通血脉之功用。《用药心法》曰：敌寒邪，治奔豚。《本草汇言》曰：肉桂，治沉寒痼冷之药也。王好古曰：补命门不足，益火消阴。《纲目》曰：治寒痹，风瘑，阴盛失血，泻痢，惊痫。《本草经疏》曰：治命门真火不足，阳虚寒动于中，及一切里虚阴寒邪克里之证。《药笼小品》曰：小腹痛，奔豚癥瘕，抑肝扶土；疗寒热久疟。《别录》曰：主温中，利肝肺气，心腹寒热、冷疾。《药性论》曰：止腹内冷气，痛不可忍。《日华子本草》曰：益精，明目，暖腰膝，破痃癖癥瘕，消瘀血。

【方剂】

（1）治寒疝气，来往冲心腹痛：桂心200g，生姜150g，吴茱萸100g。上三味，切，以酒一大升，煎至三合，去滓，分温三服，如人行六、七里，一服。忌生葱。（《姚僧坦集验方》桂心汤）

（2）治奔豚疝瘕冲筑：肉桂、干姜、小茴香各25g，牡丹皮、木香、槟榔各10g，甘草2.5g。水煎服。（《方脉正宗》）

（3）治真寒腰痛，六脉弦紧，口舌青，阴囊缩，身战栗：肉桂15g，附子15~20g（急则用生附子），杜仲10g。热服。（《会约医镜》桂附杜仲汤）

【配伍】配伍丁香：治阴寒内盛、寒凝气滞之腹痛。

【任老应用】

（1）在治疗气厥虚证上，应用回阳救急汤，方中肉桂行温通经脉、畅行气血之功。

（2）在治疗气虚不摄之咳血上，应用拯阳理劳汤，方中少佐肉桂引火归元。

（3）在治疗风头眩的急救处理中，应用肉桂、磁石、吴茱萸、珍珠共为细面，蜜水调和，敷两足"涌泉"穴，24小时取下。

【任老医案】郝某，女，34岁，患胆胀三年余，1982年11月初诊。症见：右胁胀痛而闷，甚则痛剧，腹胀、纳呆、口苦、嗳气、大便时溏时干，午前发热，午后身寒，舌红、苔白而厚，脉弦迟。余诊后根据以上证候，认定此病先病于胆，胆失通降之能，少阳生发之气内郁，病及于肝，肝失疏泄，胆汁排泄受阻，导致肝郁胆胀、上热下寒之证。法以和肝利胆，调和阴阳。与治疗厥阴肝经寒热错杂之证的乌梅丸加减主之。药用乌梅 10g，细辛 3g，炒川椒 10g，炮姜 15g，姜黄连 10g，姜黄柏 10g，肉桂 5g，姜黄 20g，酒洗茵陈 25g，水煎服，共服 15 剂，病得痊愈。

3. 鹿茸

【性味】味甘咸，性温。《本经》曰：味甘，温。《别录》曰：酸，微温，无毒。

【归经】入肝、肾经。《本草经疏》曰：入手厥阴、少阴，足少阴、厥阴经。

【用法用量】一日 2～3g，可分 2～3 次用。研末，浸酒等。

【炮制】

（1）鹿茸片：用酒精灯火燎焦茸毛，刮净，以布带扎缠，用热酒从底部徐徐渗入，以灌满润透为度，然后切片、压平、晒干。

（2）鹿茸粉：取干燥的鹿茸片，碾成细末。

（3）《本草衍义》：茸上毛，先薄以酥涂匀，于烈焰中急灼之，若不先以酥涂，恐火焰伤茸。俟毛净，微炙入药。

【禁忌】服用本品宜从小量开始，缓缓增加，不宜骤用大量，以免阳升风动，或伤阴动血。阴虚阳盛者忌用。

【功效主治】鹿茸具有壮元阳，补气血，益精髓，强筋骨之功用。鹿茸性温而不燥，能振奋和提高机体功能，对全身虚弱、久病之后患者，有较好的保健作用。《本草经疏》曰：鹿茸，禀纯阳之质，含生发之气。男子肝肾不足，则为寒热、惊痫，或虚劳洒洒如疟，或羸瘦、四肢酸疼、腰脊痛，或小便数利、泄精、溺血。此药走命门、心包络及肝、肾之阴分，补下元真阳，故能主如上诸证，及益气强志也。痈肿疽疡，皆营气不从所致，甘温能通血脉，和腠理，故亦主之。《纲目》曰：生精补髓，养血益阳，强健筋骨。治一切虚损，耳聋，目暗，眩晕，虚痢。《本经》曰：治漏下恶血，是阳虚不能统阴，即寒热惊痫，皆肝肾精血不足所致也。《本经逢原》曰：鹿茸功用，专主伤中劳绝，腰痛羸瘦，取其补火助阳，生精益髓，强筋健骨，固精摄便，下元虚人，头旋眼黑，皆宜用之。

【方剂】

（1）治精血耗竭，面色暗黑，耳聋目昏，口干多渴，腰痛脚弱，小便白浊，上燥下寒，不受峻补：鹿茸（酒浸）、当归（酒浸）等份。为细末，煮乌梅膏子为丸，如梧桐子大。每服五十丸，空心用米饮送下。（《济生方》黑丸）

（2）治精血俱虚，营卫耗损，潮热自汗，怔忡惊悸，肢体倦乏，一切虚弱之症：鹿茸（酒蒸）、附子（炮）各一两。上细切，分作四付，水二盏，生姜十片，煎至八分，去渣，食前温服。（《世医得效方》茸附汤）

（3）治虚弱阳事不举，面色不明，小便频数，饮食不思：好鹿茸五钱、多用一两（去皮，切片），干山药一两（为末）。上以生薄绢裹，用酒浸七日后，饮酒，日三盏为度。酒尽，将鹿茸焙干，留为补药用之。(《普济方》鹿茸酒)

【配伍】

(1)《本草经集注》曰：麻勃为之使。

(2) 配伍山药：补肾助阳，生精益血强筋。

(3) 配伍甘松：补肝肾、强筋骨、益精血。

【任老应用】在治疗瘫缓风之阳虚髓亏证候上，应用补阳生精饮，方中鹿茸味甘性温，归肝、肾二经，生精补髓，入足少阴经血分，通督脉之气舍，达奇经之阳道。

4. 吴茱萸

【性味】味辛苦，性温。有毒。《本经》曰：味辛，温。《别录》曰：大热，有小毒。《药性论》曰：味苦辛，大热，有毒。

【归经】入肝、胃经。《汤液本草》曰：入足太阴、少阴、厥阴经。《雷公炮制药性解》曰：入肝、脾、胃、大肠、肾经。

【炮制】制吴茱萸：取甘草捣碎，加适量水，煎汤，去渣，加入净吴茱萸，闷润吸尽汤后，炒至微干，取出，晒干。每100kg吴茱萸，用甘草6kg。

【用量】内服：煎汤，1.5～4.5g；或入丸、散。外用：适量，研末调敷，或煎水洗。

【功效主治】吴茱萸具有温肝，温中散寒，止痛，理气，燥湿的功用。《本经》曰：主温中下气，止痛，咳逆寒热，除湿血痹。《别录》曰：主痰冷，腹内绞痛，诸冷实不消，中恶，心腹痛，逆气，利五脏。

【配伍】

(1) 配伍干姜：二药均有温中散寒功效，常相须为用。干姜温肺经化饮，吴茱萸还能温下焦，温肝以治寒疝腹痛，助肾阳以治寒泻，温营血以治经闭。

(2) 配伍生姜：二药均有止呕作用。然而吴茱萸温肝而治肝寒犯胃之呕苦，生姜能温中而治胃寒上逆之呕水。

(3) 配伍小茴香：吴茱萸散寒除湿，小茴香散寒止痛。二者合用，有散寒除湿、行气止痛之功效，用于治疗下焦寒湿所致之脘腹疼痛、疝痛、宫寒不孕、月经不调、痛经等因寒而致者。

(4) 配伍党参：吴茱萸辛苦性热，芳香而燥，入肝、脾、胃经，有温肝暖脾、降逆止呕、疏肝解郁、行气止痛之功；党参补中益气、养血生津。二者合用，温中寓补，有散寒补虚之功效，用于治疗胃中虚寒之食谷欲吐、胸膈满闷；肝寒犯胃之呃逆吞酸以及厥阴头痛、干呕、吐涎沫。

(5) 配伍大枣：吴茱萸温肝暖脾、降逆止呕；大枣甘温，补脾和胃、养血安神。吴茱萸得大枣则温散而不燥烈，大枣得吴茱萸则益气养血而不壅滞。二药合用，有温中补虚、降逆止呕之功效，用于治疗脾胃虚寒之胃脘疼痛、妊娠恶阻以及厥阴头痛、干呕等症。

（6）凡肝胃虚寒、浊阴上逆，而致厥阴头痛、干呕吐涎沫者，多与人参、生姜、大枣配用，以温肝暖胃，降逆止痛；凡下焦寒邪所致疝气腹痛者，可与川楝子、小茴香、木香等同用。

【方剂】

（1）治肝火：黄连六两，吴茱萸一两或半两。上为末，水丸或蒸饼丸。白汤下五十丸。（《丹溪心法》左金丸，一名回令丸）

（2）治呕而胸满，干呕吐涎沫、头痛者：吴茱萸一升，人参三两，生姜六两，大枣十二枚。上四味，以水五升，煮取三升，温服七合，日三服。（《金匮要略》吴茱萸汤）

（3）治冬月感寒：用吴茱萸五钱煎汤服，以出汗为度。（《纲目》）

（4）治心腹冷痛：用吴茱萸五合，加酒三升煮开，分三次服。（《纲目》）

（5）治阴寒，久不受孕：用吴茱萸、川椒各一升，共研为末，加炼蜜做丸，如弹子大。裹棉肉纳入阴道中，令子宫开即可受孕。（《纲目》）

【任老应用】

（1）在薄厥的急救处理中，应用过针灸等方法后神识转安，但头晕目眩者，可以吴茱萸粉20g，地龙10g，研末，蜂蜜调之，敷以两侧"涌泉"穴，每日一次。

（2）治疗暴吐肝气犯胃证候上，应用半夏厚朴汤加左金丸，方剂中吴茱萸苦降辛开，泻肝除热。

（3）在治疗急性胃痛胃热证上，应用化肝煎加左金丸加减，方剂中吴茱萸泻肝和胃。

（4）在治疗绿风内障，肝郁气滞、气火上逆证候上，应用丹栀逍遥散合左金丸加减，方中少佐吴茱萸，辛温开郁，降逆止呕。

（5）在治疗绿风内障，肝胃虚寒、饮邪上犯证候上，应用《伤寒论》吴茱萸汤加减，方中吴茱萸温肝暖胃，降逆止呕止痛。

（6）在风头眩的急救处理中，应用肉桂、磁石、吴茱萸、珍珠共为细面，蜜水调和，敷两足"涌泉"穴，24小时取下。

（7）在风头眩的急救处理中，应用浸泡足方：吴茱萸、炮附子、透骨草、怀牛膝、凤仙花子、青葙子、罗布麻，水煎成2500ml，晨泡20分钟，晚泡30分钟，1剂用3日。

5. 小茴香

【性味】味辛，性温。《药性论》曰：苦辛。《江西草药》曰：性温，味辛。

【归经】入肝、肾、脾、胃经。

【用法用量】内服：煎汤，3~6g；或入丸、散。

【炮制】取原药材，除去梗及杂质，筛去灰屑。

【功效主治】小茴香具有散寒止痛，理气和中的功用。《本草求真》曰：肝经虚火从左上冲头面者用之。李杲曰：补命门不足。《伤寒蕴要》曰：暖丹田。《玉楸药解》曰：治水土湿寒，腰痛脚气，固瘕寒疝。《本草汇言》曰：温中散寒，立行诸气，乃小腹少腹至阴之分之要品也。《医林纂要》曰：茴香，大补命门，而升达于膻中之上，命门火固，则脾胃能化水谷而气血生，诸寒皆散矣。肝胆亦行命门之火，肝木气行，则水湿不留，虚风不作，故其功亚于附子，但力稍缓耳。

【方剂】

（1）治疝气，小腹冷痛、胀满：小茴香16g，胡椒10g。研末，酒糊为丸，每次服3~6g，温酒送下。本方散寒理气、止痛作用较强。（《三因方》小茴香丸）

（2）治肝胃气滞，脘腹胁下胀痛：小茴香30g，枳壳15g。微炒研末，每次服6g，温开水送下。小茴香配伍理气行滞的枳壳，共奏理气止痛之效。（《袖珍方》小茴枳壳散）

【任老应用】

（1）在治疗痛经，寒湿凝滞证候上，应用《医林改错》少腹逐瘀汤，方中小茴香温经散寒、除湿。

（2）在心痹的急救处理上，应用小茴香200g，食盐500g，炒热布包，外敷患处，用于关节冷痛者。

6. 川椒

【性味】味辛，性温。有毒。《本经》曰：味辛，温。《别录》曰：生温，热寒，有毒。大热，有毒。

【归经】入肝、脾、肺、肾经。《长沙药解》曰：入足阳明胃、足厥阴肝、足少阴肾、足太阴脾经。《本草经疏》曰：入手、足太阴，兼入手厥阴经。

【用法用量】内服：煎汤，3~6g。外用适量，煎汤熏洗。

【炮制】采用人工烘烤方法，可用土烘房或烘干机进行干制。

【功效主治】川椒具有温中散肝寒，除湿，止痛之功效。《本经》曰：主风邪气，温中，除寒痹，坚齿发，明目。《别录》曰：除六腑寒冷毒。《日华子本草》曰：壮阳，疗阴汗，暖腰膝，缩小便。《纲目》曰：散寒除湿，解郁结。

【方剂】古方"己椒苈黄丸"采用椒目作逐水剂。用以老人衰弱，病后脾肾阳虚、腰冷脚弱、齿牙浮动等症。椒红、小茴香等份，微炒后研细末，炼蜜为丸，每服3~6g，一日2次。

【任老应用】在治疗急性脾心痛蛔虫内扰证上，应用《伤寒论》乌梅丸，方中川椒味辛驱蛔，性温祛寒，使蛔虫安居其宅。

（二）清肝热药

1. 龙胆草

【性味】味苦微甘，性寒。

【归经】入肝、胆、膀胱经。

【用量用法】内服：煎汤，3～6g，煎服。外用适量。

【炮制】除去杂质，洗净，润透，切段，干燥。

【功效主治】龙胆草具有泻肝火，清热燥湿的功效。《用药法象》曰：退肝经热邪，除下焦湿热之肿，泻膀胱火。《药品化义》曰：专泻肝胆之火，治目痛，颈痛，两胁疼痛，小儿疳积。《纲目》曰：疗咽喉痛，风热盗汗。相火寄在肝胆，有泻无补，故龙胆之益肝胆之气，正以其能泻肝胆之邪热也。但大苦大寒，过服恐伤胃中生发之气，反助火邪，亦久服黄连反从火化之义。《本草新编》曰：黄疸实不止湿热之一种也，有不热而亦成黄疸者，非龙胆草所能治也。龙胆草泻湿中之热，不能泻不热之湿也。《医学衷中参西录》曰：微酸属木，故又能入肝胆，滋肝血，益胆汁，降肝胆之热使不上炎，举凡目疾、吐血、衄血、二便下血、惊痫、眩晕，因肝胆有热而致病者，皆能愈之。其泻肝胆实热之力，数倍于芍药。《珍珠囊》曰：用目中黄及睛赤肿胀，胬肉高起，痛不可忍。

【方剂】

（1）治肝胆实火上炎证：头痛目赤，胁痛口苦，耳聋，耳肿，舌红苔黄，脉弦数有力。龙胆草6g，黄芩9g，栀子9g，泽泻12g，木通9g，车前子9g，当归3g，生地黄9g，柴胡6g，生甘草6g。水煎服。亦可用丸剂，每服6～9g，日二次，温开水送下。方剂中龙胆草大苦大寒，泻火除湿，为君药。（《医方集解》龙胆泻肝汤）

（2）治劳黄：额上汗出，手足中热，四肢烦疼，薄暮寒热，小便自利等症。龙胆草0.6g，麦冬、甘草、柴胡、升麻、犀角各1g，牡蛎30g。上7味为散，水煎，入生地黄汁0.5合，温服。方剂中龙胆草配伍诸药有泻肝胆实火，除下焦湿热之功。（《太平圣惠方》龙胆散）

（3）治肝火上冲所致的鼻衄：单味研末，煎汤服，或开水送服。

【配伍】

（1）配伍柴胡、山栀、黄芩：清肝泻火。

（2）配伍木通、车前子、泽泻：清利湿热。

（3）配伍黄连、牛黄、钩藤：泻火定惊。

（4）配伍茵陈、郁金、黄柏：利湿退黄。

（5）配伍黄柏、苦参、苍术等药：治阴肿阴痒，带下湿疹，黄疸尿赤。龙胆草大苦大寒，清热燥湿，尤善清下焦湿热。用于湿热下注，阴肿阴痒，女子带下黄稠，男子阴囊肿痛，湿疹瘙痒等。

（6）配伍柴胡、黄芩、木通等：用于肝火头痛、目赤耳聋、胁痛口苦。龙胆草苦寒沉降，能泻肝胆实火，如龙胆泻肝汤。

（7）配伍牛黄、钩藤、黄连等：用于肝经热盛，热极生风所致的高热惊厥、手足抽搐。龙胆草能清泻肝胆实火。

【任老应用】在治疗卒口僻，热毒壅盛证候上，应用《医方集解》龙胆泻肝汤，方剂中龙胆草上清肝胆实火，下泄肝经湿热。

2. 黄芩

【性味】味苦，性寒。《本经》曰：味苦，平。《别录》曰：大寒，无毒。

【归经】入心、肺、肝、胆、大肠经。《本草汇笺》曰：入厥阴肝经，以清抑郁之火。

【用法用量】内服：煎汤，3~9g；或入丸、散。外用：适量，煎水洗；或研末调敷。

【炮制】拣去杂质，除去残茎，用凉水浸润或置开水中稍浸捞出，润透后切片晒干（注意避免曝晒过度发红）。

【功效主治】黄芩具有泻肝胆实火，除湿热，止血，安胎之功效。《本经》曰：主诸热黄疸，肠澼，泄利。李杲曰：治发热口苦。《药性论》曰：能治热毒，骨蒸，寒热往来，肠胃不利，破壅气，治五淋，令人宣畅，去关节烦闷，解热渴，治热腹中疞痛，心腹坚胀。《珍珠囊》曰：除阳有余，凉心去热，通寒格。《本草经疏》曰：黄芩，其性清肃，所以除邪；味苦所以燥湿，阴寒所以胜热，故主诸热。诸热者，邪热与湿热也，黄疸、肠澼、泄痢，皆温热胜之病也，折其本，则诸病自瘳矣。苦寒能除湿热，所以小肠利而水自逐，源清则流洁也。《别录》曰：黄芩为苦寒清肃之药，功在除热邪，而非补益之品。

【方剂】

（1）治肝热生翳，不拘大人小儿：黄芩一两，淡豉三两，为末。每服三钱，以熟猪肝裹吃，温汤送下，日二服。忌酒、面。（《卫生家宝方》）

（2）治小儿心热惊啼：黄芩（去黑心）、人参各一分。捣罗为散。每服一字匕，竹叶汤调下，不拘时候服。（《圣济总录》黄芩散）

（3）治少阳头痛及太阳头痛，不拘偏正：片黄芩，酒浸透。晒干为末。每服一钱，茶、酒任下。（《兰室秘藏》小清空膏）

（4）治太阳与少阳合病，自下利者：黄芩三两，芍药二两，甘草（炙）二两，大枣（擘）十二枚。上四味，以水一斗，煮取三升，去滓。温服一升，日再夜一服。（《伤寒论》黄芩汤）

【配伍】

（1）配伍柴胡：通调表里，和解少阳。

（2）配伍白术：清热安胎。

（3）配伍半夏：苦降辛开。

（4）配伍黄连：清热燥湿。

【任老应用】

（1）在治疗春温气分郁热证时，应用黄芩汤，方剂中黄芩配芍药清少阳胆经之郁热。

（2）在治疗卒口僻，热毒壅盛证候上，应用《医方集解》龙胆泻肝汤，方剂中黄芩助胆草以增强清泻肝胆实火与湿热之效。

（3）在治疗肝衰，热毒炽盛证上，应用茵陈蒿汤、黄连解毒汤、五味消毒饮加减，方中黄芩清泻肝热。

（4）在治疗卒中风，中经络肝阳暴亢、风火上扰证候上，应用天麻钩藤饮，方剂中黄芩清热泻火。

（5）在治疗急性胆胀，少阳经证中，应用《悬壶漫录》增损小柴胡汤，方剂中黄芩清泻少阳半表半里之热。

（6）在治疗外感高热，少阳证中，应用《伤寒论》小柴胡汤，方剂中黄芩清泄少阳郁热，使半里之邪得从内彻。

3. 青黛

【性味】味咸，性寒。《药性论》曰：味甘，平。《开宝本草》曰：味咸，寒，无毒。

【归经】入肝、肺、胃经。《本草求真》曰：专入肝。《雷公炮制药性解》曰：入肝、脾二经。《本草便读》曰：入肝，又能入肺、胃。

【炮制】拣去杂质，过滤。

【用法用量】内服：研末，1.5～6g；或入丸剂。外用：适量，干撒或调敷。

【功效主治】青黛具有清肝热，凉血解毒之功用。《本经逢原》曰：青黛，泻肝胆，散郁火，治温毒发斑及产后热痢下重。《本草求真》曰：青黛，大泻肝经实火及散肝经火郁。《本草述》曰：治中风、头风、胁痛、瘰疬、颤振、眩晕。《药性论》曰：解小儿疳热、消瘦、杀虫。《本草蒙筌》曰：泻肝，止暴注，消上膈痰火，驱时疫头痛，敛伤寒赤斑，水调服之。《本草经疏》曰：青黛，解毒除热，固其所长。

【方剂】

（1）青黛，大泻肝经实火及散肝经火郁。故凡小儿风热惊痫，疳毒，丹热痈疮，蛇犬等毒，金疮血出，噎膈蛊食，并天行头痛，瘟疫热毒，发斑、吐血、咯血、痢血等症，或应作丸为衣。或用为末干掺，或用水调敷，或入汤同服，或作饼子投治，皆取苦寒之性，以散风郁燥结之义。《本草求真》

（2）治一切热毒，脓窝疮：青黛一两，寒水石一两（煅过，苏为度）。上为细末，用香油调搽。（《普济方》青金散）

（3）治妊娠伤寒，热郁阳明，热极而发紫黑斑，脉洪数者，若不急治，胎殒在即：真青黛钱半，鲜生地二两（捣汁），生石膏八钱，升麻六分，黄芩二钱，焦栀子三钱，葱头三枚。水煎服。（《重订通俗伤寒论》青黛石膏汤）

【配伍】配伍蒲黄：泻肝经之火，凉血止血。

【任老应用】在治疗咳血，肝火犯肺证候上，应用龙胆泻肝汤合咳血方，方中青黛清泻肝胆实火。

4. 栀子

【性味】味苦，性寒。《本经》曰：味苦，寒。《别录》曰：大寒，无毒。《医林纂要》曰：苦酸，寒。

【归经】入心、肝、肺、胃经。《药品化义》：入肺、胃、肝、胆、三焦、胞络六经。

【用法用量】内服：煎汤，2~4钱；或入丸、散。

【炮制】生栀子：筛去灰屑，拣去杂质，碾碎过筛；或剪去两端。

【功效主治】栀子具有清肝热，泻火，凉血之功用。《本草思辨录》曰：治肝则古方不可胜举，总不离乎解郁火。凡肝郁则火生，胆火外扬，肝火内伏，栀子解郁火，故不治胆而治肝。《丹溪心法》曰：山栀子仁，大能降火，从小便泄去。其性能屈曲下降，人所不知。《食疗本草》曰：主瘖哑，紫癜风，黄疸积热心躁。《纲目》曰：治吐血、衄血、血痢、下血、血淋，损伤瘀血，及伤寒劳复，热厥头痛，疝气，汤火伤。广州部队编《常用中草药手册》曰：清热解毒，凉血泻火。治黄疸型肝炎，蚕豆黄，感冒高热，菌痢，肾炎水肿，鼻衄，口舌生疮，乳腺炎，疮疡肿毒。

【方剂】

（1）治湿热黄疸：山栀四钱，鸡骨草、田基黄各一两。水煎，日分三次服。（《广西中草药》）

（2）治伤寒身黄发热：肥栀子（剖）十五个，甘草（炙）一两，黄柏二两。上三味，以水四升，煮取一升半，去滓，分温再服。（《伤寒论》栀子柏皮汤）

（3）治目赤：取山栀七枚，钻透，入灰火煨熟。以水一升半，煎至八合，去滓，入大黄末三钱匕，搅匀，食后旋旋温服。（《圣济总录》栀子汤）

（4）治鼻中衄血：山栀子烧灰吹之。（《简易方论》）

（5）治赤白痢并血痢：山栀子仁四七枚。锉，以浆水一升半，煎至五合，去滓。空心食前分温二服。（《圣济总录》栀子仁汤）

（6）治火丹毒：栀子，捣和水调敷之。（《梅师集验方》）

（7）热毒血痢：用栀子十四枚，去皮，捣为末，加蜜做成丸子，如梧子大。每服三丸，一天服三次，疗效显著。亦可用水煎服。

（8）火焰丹毒：用栀子捣烂和水涂搽。

【配伍】《本草正》曰：栀子，若用佐使，治有不同：加茵陈除湿热疸黄，加豆豉除心火烦躁，加厚朴、枳实可除烦满，加生姜、陈皮可除呕哕，同元胡破热滞瘀血腹痛。《得配本草》曰：佐柴胡、白芍治肝胆郁火……山栀、丹皮、白芍、龙胆，皆泻肝家之火，其中却自有别，盖肝喜散，遏之则劲，宜用栀子以清其气，气清火亦清，肝得辛为补。《本草思辨录》曰：凡肝郁则火生，胆火外扬，肝火内伏，栀子解郁火，故不治胆而治肝，古方如泻青丸、凉肝汤、越鞠丸、加味逍遥散之用栀子皆是。

【任老应用】

（1）在治疗暴喘，热毒内陷证中，应用《疫疹一得》清瘟败毒饮，方剂中栀子清肝泻火。

（2）在治疗卒口僻，热毒壅盛证中，应用《医方集解》龙胆泻肝汤，方剂中栀子助胆草以增强清泻肝胆实火与湿热之效。

（3）在治疗急性胃痛，胃热证中，应用化肝煎合左金丸加减，方剂中栀子清泻肝热。

（4）在治疗丹毒，肝火毒蕴证中，应用《医宗金鉴》柴胡清肝汤，方中栀子退肝经之郁火。

（5）在治疗急黄，疫毒炽盛证中，应用《金匮要略》茵陈蒿汤，方剂中栀子通利三焦，引湿热从小便而去。

（三）补肝气药

1. 黄芪

【性味】味甘，性微温。《神农本草经》曰：味甘，微温。《汤液本草》曰：甘，微温，性平。无毒。《握灵本草》曰：甘温，纯阳。

【归经】入脾、肝、肺经。

【炮制】炙黄芪：黄芪片用蜂蜜拌匀，炒至不黏手时取出摊晾，而后入药者，补气功效增强。

【用法用量】内服：煎汤，10～30g。

【功效主治】黄芪具有补肝气，升阳，益卫固表，利水消肿，托疮生肌之功效。《本草纲目》曰：元素曰：黄芪甘温纯阳，其用有五，补诸虚不足，一也；益元气，二也；壮脾胃，三也；去肌热，四也；排脓止痛，为疮家圣药，五也。《名义别录》曰：补丈夫虚损，五劳羸瘦，止渴，腹痛，泻痢，益气，利阴气。《本草汇言》曰：主表虚自汗者。治气虚盗汗并自汗。《本草蒙筌》曰：诸虚兼调，五脏俱补。《本草求真》曰：生用则能固表，无汗能发，有汗能收。《握灵本草》曰：治气虚盗汗自汗及肤痛，是皮表之药。张介宾曰：因其味轻，故专于气分而达表，所以能补元阳，充腠理，治劳伤，长肌肉。气虚而难汗者可发，表疏而多汗者可止。

【方剂】

（1）治气虚里寒，腹中拘急疼痛，喜温熨，自汗，脉虚：黄芪15g，大枣10个，白芍15g，桂枝、生姜、甘草各10g，饴糖50g。前六味煎水取汁，入饴糖待溶化后饮用。本方以黄芪、大枣、甘草补脾益气，桂枝、生姜温阳散寒，白芍缓急止痛，饴糖补脾缓急。（《金匮要略》黄芪建中汤）

（2）治气虚下陷、内脏下垂：如脱肛、子宫脱落、胃下垂等。黄芪、甘草（炙）各15g，人参15g，白术10g，当归10g，陈皮6g，升麻6g，柴胡12g，生姜9片，大枣6枚。（《脾胃论》补中益气汤）

（3）治渴补虚：男子妇人诸虚不足，烦悸焦渴，面色萎黄，不能饮食，或先渴而后发疮疖，或先痈疽而后发渴，并宜常服此药，平补气血，安和脏腑，终身可免痈疽之疾。用绵黄芪箭杆者去芦30g，一半生焙，一半以盐水润湿，饭上蒸三次，焙锉；粉甘草50g，一半生用，一半炙黄为末。每服10g，白汤点服，早晨、日午各一服，亦可煎服。（《外科精要》黄芪六一汤）

（4）治气虚血滞，肌肤麻木，或肢体疼痛，或半身不遂：黄芪30g，赤芍、桂枝各15g，生姜10g，大枣10个，煎汤饮。本方重用黄芪补气，并鼓舞气血运行，以赤芍活血行滞，桂枝温通血脉。（《金匮要略》黄芪桂枝五物汤）

【配伍】

（1）配伍党参、白术：补气健脾。

（2）配伍党参、升麻、柴胡、炙甘草：益气升阳举陷。

（3）配伍麻黄根、浮小麦、牡蛎：表虚不固之自汗。

（4）配伍防风、白术：表虚易感风寒。

【任老应用】

（1）在治疗脱证，血脱中应用《和剂局方》人参养荣汤，方剂中黄芪补益肝气。

（2）在治疗肺衰，肺气虚衰中，应用《重订广温热论》神归鹿茸汤，方剂中黄芪行补气升阳之功。

2. 细辛

【性味】味辛，性温。《本经》曰：味辛，温。《用药心法》曰：辛，热。

【归经】入肝、肺、肾、经。《本草汇言》曰：入足厥阴、少阴血分。《雷公炮制药性解》曰：入心、肝、胆、脾四经。

【用法用量】内服：煎汤，1~3g；散剂每次服0.5~1g。外用：适量，研末吹鼻、塞耳、敷脐；或煎水含漱。细辛有小毒，故临床用量不宜过大，细辛作单味或散末内服不可过钱，如入汤剂便可不拘泥于此。细辛在煎煮30分钟后，其毒性成分黄樟醚的含量能大大下降，不足以引起中毒。

【炮制】除去泥土杂草，清水洗净，稍润、切断片，及时干燥。

【功效主治】细辛具有发散风寒，补肝气，温经止痛，宣通肺窍的功效。《别录》曰：益肝胆，通精气。《药性论》曰：安五脏六腑，添胆气，去皮风湿痒，能止眼风泪下，明目，开胸中滞，除齿痛，主血闭，妇人血沥腰痛。《主治秘要》曰：辛热，温阴经，散水寒，治内寒。王好古曰：润肝燥，治督脉为病，肌强而厥。《本草正》曰：善祛阴分之寒邪，除阴经之头痛。益肝温胆。

【方剂】

（1）治脑风头痛：细辛（去苗叶）、高良姜、瓜蒂各0.5g，硝石25g。上四味，捣研为细散。每用新水，满含一口，口蓄药半字，入鼻中良久即定。（《圣济总录》点头散）

（2）治卒暴中风、昏塞不省、牙关紧急、药不得下咽者：细辛（洗去土、叶）、猪牙皂角（去子）各5g。研为细末，每用少许，以纸捻蘸药入鼻，俟喷嚏，然后进药。（《济生续方》）

（3）治因风眉骨痛不止者：川乌、草乌各5g，二味俱用童便浸二宿。细辛、羌活、片芩（酒拌炒）、甘草（炙）各2.5g。上为细末，分二服，清茶调下。（《丹溪心法》羌乌散）。

【配伍】

（1）配伍独活、桑寄生、防风：治风寒湿痹，腰膝冷痛，如独活寄生汤。

（2）配伍麻黄、附子：治阳虚外感，恶寒发热、无汗、脉反沉者，如麻黄附子细辛汤。

（3）配伍川芎、麻黄、附子：治痛则如破，脉微弦而紧的风冷头痛，如细辛散。

【任老应用】

（1）在治疗急性头面痛，风痰阻络证中，若吐痰清稀者，加入细辛温化寒痰。

（2）在治疗真心痛，阳气虚证中，应用温阳通络饮（经验方），方剂中细辛辛温通阳。

（3）在治疗急性脾心痛，蛔虫内扰证中，应用《伤寒论》乌梅丸，方剂中细辛味辛驱蛔，性温驱寒，使蛔虫安居其宅。

3. 白术

【性味】味苦、甘，性温。

【归经】入肝、脾、胃经。

【用法用量】内服：煎汤，3～15g；或熬膏；或入丸、散。

【炮制】

（1）生白术：拣净杂质，用水浸泡，浸泡时间应根据季节、气候变化及白术大小适当掌握，泡后捞出，润透，切片，晒干。

（2）炒白术：先将麸皮撒于热锅内，候烟冒出时，将白术片倒入微炒至淡黄色，取出，筛去麸皮后放凉。

【功效主治】白术具有健脾益肝气、燥湿利水、止汗、安胎之功效。《医学衷中参西录》曰：与升散药同用，又善调肝……故能于金、木、水、火四脏，皆能有所补益也。《日华子本草》曰：痃癖气块，妇人癥瘕。

【方剂】

（1）治思虑过度，劳伤心脾，怔忡健忘，惊悸盗汗，发热体倦，食少不眠，或妇人脾虚气弱，崩中漏下：白术、茯神（去木）、黄芪（去芦）、龙眼肉、酸枣仁（炒去壳）各30g，人参、木香（不见火）各15g，甘草（炙）7.5g，当归、远志各3g。上㕮咀，每用12g，水1.5盏，生姜5片，枣1枚，煎至七分，去渣，温服，不拘时候。（《济生方》归脾汤）

（2）治呕吐酸水，结气筑心：白术、茯苓、厚朴各2.4g，陈皮、人参各1.8g，荜茇1.2g，槟榔仁、大黄各3g，吴茱萸1.2g。水煎，分两次服。方中白术配茯苓、人参治脾胃虚弱。（《外台秘要》白术散）

（3）治中寒痞闷急痛，寒湿相搏，吐泻腹痛：白术、茯苓、陈皮、泽泻各15g，干姜、官桂、藿香各0.3g，甘草30g，缩砂仁0.3g。上为末，白汤化蜜少许调下。（《宣明论》白术调中汤）

（4）治虚弱枯瘦，食而不化：於术（酒浸，九蒸九晒）500g，菟丝子（酒煮吐丝，晒干）500g。共为末，蜜丸，梧子大。每服二、三钱。（《纲目拾遗》）

（5）服食滋补，止久泄痢：上好白术500g，切片，入瓦锅内，水淹过二寸，文武火煎至一半，倾汁入器内，以渣再煎，如此三次，乃取前后汁同熬成膏，入器中一夜，倾去上面清水，收之。每服二、三匙，蜜汤调下。（《千金良方》白术膏）

（6）治盗汗：白术200g，分作4份，一份用黄芪同炒，一份用石斛同炒，一份用牡蛎同炒，一份用麸皮同炒。上各微炒黄色，去余药，只用白术，研细。每服二钱，粟米汤调下，尽四两。（《丹溪心法》）

【配伍】

（1）《本草经集注》曰：防风、地榆为之使。

（2）配伍人参：健脾生血。

（3）配伍麻黄：发汗解表，散寒祛湿。

（4）配伍桂枝：利水渗湿。

（5）配伍黄芩：清热燥湿。

（6）配伍枳实：消痞健脾。

【任老应用】

（1）在治疗脱证，血脱中，应用《和剂局方》人参养荣汤，方剂中白术补肝气，助气血生源。

（2）在治疗急性血液病，脾肾阳虚证中应用《证治宝鉴》桂附理中汤，方剂中白术补肝益气。

（3）在治疗心衰，阳衰气脱证中，应用《医林改错》急救回阳汤，方剂中白术益气健脾，渗湿消肿。

4. 续断

【性味】味苦、辛，性微温。《本经》曰：味苦，微温。《本草经疏》曰：苦甘辛，微温，无毒。

【归经】入肝、肾经。《滇南本草》曰：入肝。《雷公炮制药性解》曰：入肝、肾二经。

【炮制】

（1）续断：洗净泥沙，除去残留根头，润透后切片晒干，筛去屑。

（2）炒续断：取续断片入锅内以文火炒至微焦为度。

（3）盐续断：取续断片入锅内，加入盐水拌炒至干透为度。

【用法用量】内服：煎汤，6~15g；或入丸、散。外用：鲜品适量，捣敷。

【功效主治】续断具有补肝肾，续筋骨，调血脉之功用。《滇南本草》曰：补肝气，强筋骨。《本经》曰：主伤寒，补不足，金疮，痈疡，折跌，续筋骨，妇人乳难，久服益气力。《药性论》曰：主绝伤，去诸温毒，能宣通经脉。《日华子本草》曰：助气，调血脉，补五劳七伤，破癥结瘀血，消肿毒。《本草汇言》曰：续断，补续血脉之药也。大抵所断之血脉非此不续，所伤之筋骨非此不养，所滞之关节非此不利，所损之胎孕非此不安，久服常服，能益气力，有补伤生血之效，补而不滞，行而不泄，故女科、外科取用恒多也。《本草正义》曰：续断，通行百脉，能续绝伤而调气血。《本草求真》曰：续断，实疏通气血筋骨第一药也。第因气薄而见精脱、胎动、溺血、失血等症，则又深忌，以性下流者故耳。

【方剂】

（1）治腰痛并脚酸腿软：续断二两，破故纸、牛膝、木瓜、萆薢、杜仲各一两。上为细末，炼蜜为丸，桐子大。空心无灰酒下五、六十丸。（《扶寿精方》续断丸）

（2）治老人风冷，转筋骨痛：续断、牛膝（去芦，酒浸）。上为细末，温酒调下二钱，食前服。（《魏氏家藏方》续断散）

（3）治滑胎：菟丝子四两（炒，炖），桑寄生二两，川续断二两，真阿胶二两。上药将前三味轧细，水化阿胶和为丸，一分重（干足一分）。每服二十丸，开水送下，日再服。（《医学衷中参西录》寿胎丸）

（4）治产后血运，心腹痛，乍寒乍热：续断三两，粗捣筛，每服二钱匕，以水一盏，煎至七分，去滓温服。（《圣济总录》续断汤）

【配伍】

(1) 配伍萆薢、杜仲、牛膝：治肝肾不足，腰膝酸痛，如续断丹（《证治准绳》）。

(2) 配伍防风、川乌：治肝肾不足兼寒湿痹痛，如续断丸（《和剂局方》）。

(3) 配伍侧柏炭、当归、艾叶等止血活血，温经养血之品，治崩中下血久不止者（《永类钤方》）。

【任老应用】在治疗骨折中期，肿胀基本消退，疼痛明显减轻，但瘀肿虽消而未尽，骨折尚未连接，选用四物汤酌加续断、骨碎补。

（四）补肝血药

1. 当归

【性味】味甘、辛，性温。《本经》曰：味甘，温。《别录》曰：辛，大温，无毒。

【归经】入心、肝、脾经。《汤液本草》曰：入手少阴、足太阴、厥阴经。《雷公炮制药性解》曰：入心、肝、肺三经。

【炮制】除去杂质，洗净，润透，切薄片，晒干或低温干燥。

【用法用量】内服：炒黑，共研细末，每用9g，水1杯，酒少许；煎服，6~12g。

【功效主治】当归具有补肝血，和气血，调经止痛，润燥滑肠的功效。《汤液本草》曰：当归，入足厥阴，以其肝藏血也。《本草正》曰：当归，其味甘而重，故专能补血。《药性论》曰：主女子崩中，下肠胃冷，补诸不足，止痢腹痛。《日华子本草》曰：治一切风，一切血，补一切劳，破恶血，养新血及主癥癖。《纲目》曰：治头痛，心腹诸痛，润肠胃筋骨皮肤。治痈疽，排脓止痛，和血补血。《本草再新》曰：治浑身肿胀，血脉不和，阴分不足。

【方剂】

(1) 治血虚兼有瘀滞的月经不调、痛经、经闭：当归片、当归丸（浓缩丸）、当归流浸膏，以及水煎剂（用当归15g）：口服：片剂，每次3~4片，每日3次；浓缩丸，每次10~20丸，每日2次；流浸膏，每次3~5ml，每日3次，水煎剂，分3次服。选其一即可。

(2) 治妇女血虚而有瘀滞：症见月经不调，脐腹疼痛，或产后恶露不尽。当归10g，熟地黄12g，白芍10g，川芎6g，加水煎煮取汁，分3次服。（四物汤，相关成药有四物合剂，每次10~15ml，每日3次）。

(3) 治气血虚弱者：症见疲倦乏力，气短懒言，头晕眼花，舌淡苔白，脉虚细；或见阳浮外越，发热面赤、烦渴欲饮，脉洪大而虚。黄芪30g，当归6g，加水煎煮取汁，分3次服。（当归补血汤）

【配伍】

（1）配伍熟地、白芍、川芎：则补血之力更强。用治心肝血虚而见面色萎黄、唇爪无华、头晕目眩、心悸肢麻者。

（2）配伍火麻仁、枳壳、生地：用治年老体弱、产后以及久病血虚肠燥便秘者。

【任老应用】

（1）在治疗脱证血脱中，应用《和剂局方》人参养荣汤，方剂中当归补肝血。

（2）在治疗厥证之血厥实证中，应用《卒中厥证辑要》逐血丹，方剂中当归补血活血。

（3）在治疗痛经，气滞血瘀证中，应用《医林改错》膈下逐瘀汤，方剂中当归、川芎养血柔肝、调血止痛。

（4）在治疗产后出血，气虚证中，应用《傅青主女科》升举大补汤，方剂中当归、川芎补血益精。

2. 白芍

【性味】味苦、酸，性凉。《本经》曰：味苦，平。《别录》曰：酸，平微寒，有小毒。

【归经】入肝、脾经。《本草经疏》曰：入肝、脾血分。

【用法用量】内服：煎汤，10～15g；或入丸、散。

【炮制】将芍药根全部刨出，切除芽头，洗净泥土，沸水煮透，晾晒。

【功效主治】白芍具有补肝血，柔肝，缓中止痛，敛阴收汗的功效。《本草备要》曰：补血，泻肝，益脾，敛肝阴。《本草正》曰：白者味甘，补性多，故入血分，补血热之虚，泻肝火之实，退虚热，缓三消诸证于因热而致者为宜。止血虚之腹痛，敛血虚之发热，安胎热不宁。《唐本草》曰：益女子血。《日华子本草》曰：治风补痨，主女人一切病，并产前后诸疾，通月水，退热除烦，益气。王好古曰：目涩，肝血不足，阳维病苦寒热，带脉病苦腹痛满，腰溶溶如坐水中。《滇南本草》曰：调养心肝脾经血，舒经降气，止肝气疼痛。

【方剂】

（1）治妇人胁痛：香附子200g（黄子醋2碗，盐50g，煮干为度），肉桂、延胡索（炒）、白芍药。为细末，每服10g，沸汤调，无时服。（《朱氏集验医方》芍药汤）

（2）治妇人怀妊腹中疞痛：当归150g，芍药500g，茯苓200g，白术200g，泽泻250g，川芎250g。上六味，杵为散。取方寸匕，酒和，日三服。（《金匮要略》当归芍药散）

（3）治痛经：白芍100g，干姜40g。共为细末，分成8包。月经来时，每日

服一包，黄酒为引，连服三个星期。（内蒙古《中草药新医疗法资料选编》）

（4）治高血压：白芍 20g，生地 15g，牛膝 9g，钩藤 15g。每日 1 剂，水煎服。

（5）治气血虚弱，胎元不固证：人参、黄芪各 3g，白术、炙甘草各 1.5g，当归 3g，川芎、白芍药、熟地黄各 2.4g，续断 3g，糯米一撮，黄芩 3g，砂仁 1.5g。水煎服。（《古今医统大全》泰山磐石散）

（6）治肠胃燥热之便秘证：麻子仁 20g，芍药 9g，枳实 9g，大黄 12g，厚朴 9g，杏仁 10g。上为细末，炼蜜为丸，每次 9g，每日 1 ~ 2g，温开水送服，亦可改为汤剂煎服。（《伤寒论》麻子仁丸）

【任老应用】

（1）在治疗脱证，血脱中，应用《和剂局方》人参养荣汤，方剂中白芍补血柔肝。

（2）在治疗卒中风中脏腑，痰热内闭清窍证候中，应用《通俗伤寒论》羚羊角汤，方剂中白芍酸甘化阴，滋阴增液，柔肝舒筋。

（3）在治疗薄厥，风火扰窍证时，应用羚羊角汤，方剂中白芍育阴熄风。

（4）在治疗外感高热，邪伏膜原征时，应用《温疫论》达原饮，方剂中白芍敛阴和营。

（5）在治疗痉病，气血亏虚证时，应用《医宗金鉴》圣愈汤，方剂中白芍养阴补血。

（6）在治疗痉病，风阳上扰证时，应用《医学衷中参西录》镇肝熄风汤，方剂中白芍滋阴养血柔肝。

（7）在治疗急性胃痛，瘀血证时，应用活络效灵丹加减，方剂中白芍养血和血。

（8）在治疗暴喘，瘀血犯肺证中，应用《医林改错》血府逐瘀汤，方由桃红四物汤、四逆散，加牛膝、桔梗组成，四逆散中柴胡、芍药、甘草疏肝行气，气行则血行。

3. 何首乌

【性味】味苦、甘涩，性微温。《何首乌录》曰：味甘，温，无毒。《开宝本草》曰：味苦涩，微温，无毒。

【归经】入肝、肾经。《纲目》曰：入足厥阴、少阴。

【用法用量】内服：煎汤，10 ~ 20g；熬膏、浸酒或入丸、散。外用：适量，煎水洗、研末撒或调涂。

【炮制】

（1）生首乌：拣去杂质，洗净，用水泡至八成透，捞出，润至内外湿度均匀，切片或切成方块，晒干。

（2）制首乌：取何首乌块倒入盆内，用黑豆汁与黄酒拌匀，置罐内或适宜容器内，密闭，坐水锅中，隔水炖至汁液吸尽，取出，晒干。

【功效主治】何首乌具有补肝血，益肾润肠，祛风截疟之功效。《本草纲目》曰：能养血益肝，固精益肾，健筋骨，乌发，为滋补良药。《本草求真》曰：首乌入通于肝，为阴中之阳药，故专入肝经以为益血祛风之用……调补后天营血之需，以为常服，长养精神，却病调元之饵。《本草正义》曰：首乌，专入肝肾，补养真阴，好古谓泻肝风，乃是阴不涵阳，水不养木，乃致肝木生风，此能补阴，则治风先治血，血行风自灭，亦其所宜。但此是滋补以熄风，必不可误以为泻肝。《开宝本草》曰：止心痛，益血气，黑髭鬓，悦颜色。《药品化义》曰：益肝，敛血，滋阴。治腰膝软弱，筋骨酸痛，截虚疟，止肾泻，除崩漏，解带下。《江西草药》曰：通便，解疮毒；制熟补肝肾，益精血。《药性切用》曰：为平补阴血之良药。《本草汇》曰：补真阴而理虚劳，益精髓而能续嗣，强筋壮骨，黑发悦颜，敛虚汗，疗结核。

【方剂】

（1）治久疟阴虚，热多寒少，以此补而截之：何首乌，为末，鳖血为丸，黄豆大，辰砂为衣，临发，五更白汤送下二丸。（《赤水玄珠》何首乌丸）

（2）治气血俱虚，久疟不止：何首乌（自三钱以至一两，随轻重用之），当归二、三钱，人参三、五钱（或一两，随宜），陈皮二、三钱（大虚不必用），煨生姜三片（多寒者用三、五钱）。水二钟，煎八分，于发前二、三时温服之。若善饮者，以酒浸一宿，次早加水一钟煎服亦妙，再煎不必用酒。（《景岳全书》何人饮）

【配伍】

（1）制首乌常与熟地黄、当归、酸枣仁等配伍：治血虚萎黄，失眠健忘。

（2）配伍当归、枸杞子、菟丝子：治精血亏虚，腰酸脚弱、头晕眼花、须发早白及肾虚无子，如七宝美髯丹（《积善堂方》）。

（3）配伍桑椹子、黑芝麻、杜仲：用治肝肾亏虚，腰膝酸软，头晕目花，耳鸣耳聋，如首延寿丹（《世补斋医书》）。

（4）生首乌配伍人参、当归、陈皮、煨姜：治疟疾日久，气血虚弱，如何人饮（《景岳全书》）。

【任老应用】

（1）在治疗瘫缓风，阴虚髓损证时，应用养阴益髓饮，方剂中何首乌与山茱萸、女贞子同用，滋阴补肾，强筋骨，填精髓。

（2）在治疗内伤头风时，肝肾阴虚而头痛朝轻暮重或遇劳而剧者酌加何首乌、生地、女贞子滋养肝肾。

4. 酸枣仁

【性味】味甘，性平。《本经》曰：味酸，平。《别录》曰：无毒。《本草衍义》曰：微温。

【归经】入肝、心、脾、胆经。《纲目》曰：入足厥阴、少阳。《雷公炮制药性解》曰：入心、肝、胆、脾四经。

【炮制】

（1）酸枣仁：原药放入竹笼内，沉入清水缸中，使酸枣仁浮在水面，壳沉水底，将酸枣仁捞出、晒干。

（2）炒酸枣仁：取洁净的酸枣仁，置锅内用文火炒至外皮鼓起并呈微黄色，取出，放凉。

【用法用量】内服：煎汤，6～15g；研末，每次3～5g；或入丸、散。

【功效主治】酸枣仁具有养肝血，宁心安神，敛汗的功效。朱震亨曰：血不归脾而睡卧不宁者，宜用此（酸枣仁）大补心脾，则血归脾而五脏安和，睡卧自宁。《本草经疏》曰：酸枣仁，实酸平，仁则兼甘。专补肝胆，亦复醒脾。《本草汇言》曰：五脏偏失之病，得酸枣仁之酸甘而温，安平血气，敛而能运者也。《药品化义》曰：枣仁，仁主补，皮益心血……取香温以温肝、胆，若胆虚血少，心烦不寐，用此使肝、胆血足，则五脏安和，睡卧得宁。

【方剂】

（1）治虚劳虚烦，不得眠：酸枣仁二升，甘草一两，知母二两，茯苓二两，川芎二两。上五味，以水八升，煮酸枣仁得六升，纳诸药煮取三升，分温三服。（《金匮要略》酸枣仁汤）

（2）治骨蒸，心烦不得眠卧：酸枣仁二两。以水二大盏半，研滤取汁，以米二合煮作粥，候临熟，入地黄汁一合，更微煮过，不计时候食之。（《圣惠方》酸枣仁粥）

（3）治胆虚睡卧不安，心多惊悸：酸枣仁一两。炒熟令香，捣细罗为散。每服二钱，以竹叶汤调下，不计时候。（《圣惠方》）

（4）治睡中盗汗：酸枣仁、人参、茯苓各等份。上为细末，米饮调下半盏。（《普济方》）

（5）治心脾气血两虚，脾不统血证：白术3g，当归3g，白茯苓3g，黄芪3g，龙眼肉3g，远志3g，酸枣仁3g，木香1.5g，甘草1g，人参3g。加生姜、大枣，水煎服。方中酸枣仁宁心安神，为佐药。（《正体类要》归脾汤）

（6）治阴亏内热，心神不宁证：生地黄120g，人参15g，丹参15g，玄参15g，白茯苓15g，远志15g，桔梗15g，五味子30g，当归身30g，天门冬30g，麦门冬30g，柏子仁30g，酸枣仁30g。上药为末，炼蜜丸如梧桐子大，朱砂三五钱为衣，临卧竹叶煎汤下三钱，或圆眼汤佳。（《校注妇人良方》天王补心丹）

【任老应用】在治疗失眠，心脾两虚证时，任老应用《济生方》归脾汤，方中重用酸枣仁补血安神。

（五）补肝阴药

1. 女贞子

【性味】味苦甘，性平。《本经》曰：味苦，平。《别录》曰：甘，无毒。

【归经】入肝、肾经。《本草再新》曰：入肝、肺、肾三经。

【用法用量】煎汤，6～15g；或入丸剂。清虚热宜生用，补肝肾宜熟用。

【炮制】拣去杂质，洗净，晒干。

【功效主治】女贞子具有补肝肾阴，强腰膝的功效。《本草再新》曰：养阴益肝。《本经》曰：主补中，安五脏，养精神，除百疾。久服肥健。《本草蒙筌》曰：黑发黑须，强筋强力，多服补血去风。《纲目》曰：强阴，健腰膝，明目。

【方剂】

（1）治肝血耗损引起的视物不清：女贞子、桑椹、黄精、石斛各15g，水煎，日服3次。

（2）治肝肾精血虚弱所致月经不调及崩漏：生地、熟地、女贞子各15g，旱莲草、首乌、当归、白芍、黄柏各12g，知母、阿胶各9g。水煎，日服3次。

（3）治肝肾阴血亏损引起的脱发：女贞子、旱莲草、熟地、枸杞各15g，水煎，早晚服，连服半月以上。

（4）补腰膝，壮筋骨，强肾阴，乌髭发：女贞子，旱莲草。捣汁熬膏，和前药为丸，临卧酒服。（《医方集解》二至丸）

【任老应用】

（1）在治疗头面痛，阴虚阳亢证中，应用天麻钩藤饮，阴虚征象明显者加入女贞子、旱莲草滋水涵木。

（2）在治疗尿血，阴虚火旺证中，应用《医宗金鉴》知柏地黄丸，方中女贞子、旱莲草补肝肾之阴而凉血止血。

2. 山茱萸

【性味】味酸，性微温。《本经》曰：味酸，平。《别录》曰：微温，无毒。《药性论》曰：味咸辛，大热。

【归经】入肝、肾经。《汤液本草》曰：入足厥阴、少阴经。《药品化义》曰：入肝、心、肾三经。《本草经解》曰：入手太阴肺经、足厥阴肝经。

【炮制】洗净，除去果核及杂质，晒干。

【用法用量】内服：煎汤，5～10g；或入丸、散。

【功效主治】山茱萸具有补肝肾阴，涩精气，固虚脱的功效。《药品化义》曰：山茱萸，滋阴益血，……为补肝助胆良品。《本草经疏》曰：山茱萸辛能走散，酸能入肝，肝开窍于目，肝虚则邪热客之而目黄。《医学衷中参西录》曰：山茱萸，大能收敛元气，流通血脉，治肝虚自汗，肝虚胁疼腰疼，肝虚内风萌动，凡人元气之脱，皆脱在肝。故人虚极者，其肝风必先动，肝风动，即元气欲脱之兆也。萸肉既能敛汗。又善补肝，是以肝虚极而元气将脱者，服之最效。《得宜本草》曰：工专助阳固阴。《别录》曰：强阴，益精，安五脏，通九窍，止小便利，明目，强力。《珍珠囊》曰：温肝。《本草再新》曰：益气养阴，补肾平肝，温之发汗，利小便，除寒气。

【方剂】

（1）治肝肾阴伤：熟地、山茱萸、山药、泽泻、丹皮、茯苓。加水适量共煎，去渣取汁，每天1剂，分2次服。滋补肝肾，淡渗利水。（六味地黄汤）

（2）补益气血：熟地15g，当归10g，白芍10g，黄芪20g，党参10g，茯苓15g，白术10g，甘草2.5g，红枣、黑枣各3颗。用鸡肉炖煮，特别适合血虚者服用。（八珍汤加味）

（3）治自汗、盗汗：山茱萸、防风、黄芪各9g。水煎服。

【任老应用】

（1）在治疗脱证，阴脱中，应用《景岳全书》固阴煎，方中山茱萸、山药、熟地填补元阴。

（2）在治疗尿血，阴虚火旺证中，应用《医宗金鉴》知柏地黄丸，方剂中山萸肉行滋阴之功。

3. 枸杞子

【性味】味甘，性平。《药性论》曰：味甘，平。

【归经】入肝、肾经。《本草汇言》曰：入足少阴、足厥阴经。《本草经解》曰：入足少阴肾经、手少阴心经。《要药分剂》曰：入肝、胃二经，兼入肺经。

【用法用量】内服：煎汤，5～15g；或入丸、散、膏、酒剂。

【炮制】簸净杂质，择去残留的梗和蒂。《纲目》曰：凡用枸杞，拣净枝梗，取鲜明者洗净，酒润一夜，捣烂入药。

【功效主治】枸杞子具有滋肾，补肝阴，明目之功效。《本草经疏》曰：为肝肾真阴不足、劳乏内热补益之要药。《本草述钩元》曰：疗肝风血虚，及肝虚眼赤。《本草再新》曰：补肝益肾，生精助阳，通血脉，利骨节。《药性论》曰：补益精诸不足，易颜色，变白，明目，安神。

【方剂】

（1）治肝肾不足，昏花瞻视，或干涩眼病：熟地黄、山萸肉、茯苓、山药、丹皮、泽泻、枸杞子、菊花。炼蜜为丸。（《医级》杞菊地黄丸）

（2）治劳伤虚损：枸杞子三升，干地黄（切）一升，天门冬一升。上三物，细捣，曝令干，以绢罗之，蜜和作丸，大如弹丸，日二。（《古今录验方》枸杞丸）

（3）治贫血、营养不良：生晒参20g，枸杞350g，熟地100g，冰糖400 g，白酒1000g。将生晒参片、枸杞用纱布袋装上扎口备用。冰糖放入锅中，用适量水加热至沸，炼至色黄时趁热用纱布过滤去渣备用。白酒装入酒坛内，将装有生晒参、枸杞的布袋放入酒中加盖密闭浸泡 10～15 天，每日搅拌 1 次，泡至药味尽淡，取出药袋，用细布滤除沉淀物，加入冰糖，搅匀，再静置过滤，澄明即成。每日 10～20g。

（4）治男性不育：枸杞子 15g。每晚嚼烂咽下，2 个月为 1 个疗程。一般精液常规正常后再用药 1 个疗程。对男子精子量少、无精子、精子成活力低、活动力弱等而致的不育症有较好疗效。

【配伍】

（1）配伍菊花：肝肾虚损之瞻视昏眇，目生云翳，有明目之功。

（2）配伍熟地黄：相须为用。用于肝肾阴亏之腰膝酸软，月经不调，遗精，早衰之候；亦可用于肝肾精血不足之头晕，耳鸣，二目昏花等候。

（3）配伍女贞子：相须为用。用于肝肾精血不足之头昏目眩，视物不清，目生云翳或暴盲，须发早白，腰膝酸软等候。

（4）配伍菟丝子：治肾精不足，肝血亏损之二目昏花，视瞻昏眇，遗精早泄，头昏耳鸣，腰痛。

（5）配伍何首乌：平补肝肾，益精补血，乌发强筋。

（6）配伍黄精：可滋阴补血，枸杞助黄精养阴润肺，黄精助枸杞滋补阴血，相须为用。

【任老应用】

（1）在治疗内伤头风，肝肾阴虚证中，应用《景岳全书》大补元煎，方剂中枸杞子补肝肾填精。

（2）在治疗真心痛，阴血虚证中，应用养阴降覆汤，方剂中枸杞子养阴补血。

（3）在治疗崩漏，偏肾阴虚证中，应用《景岳全书》左归丸，去牛膝合二至丸，方剂中枸杞子补肝肾，益冲任。

（六）疏肝气药

1. 柴胡

【性味】味苦，性凉。《本经》曰：味苦，平。

【归经】入肝、胆经。《珍珠囊》曰：入足少阳胆、足厥阴肝、手少阳三焦、手厥阴心包络。《本草再新》曰：入心、肝、脾三经。

【炮制】拣去杂质，除去残茎，洗净泥沙，捞出，润透后及时切片，随即晒干。

【用法用量】内服：煎汤，3～10g；或入丸、散。

【功效主治】柴胡具有和解表里，疏肝气，升阳的功效。《滇南本草》曰：行肝经逆结之气，止左胁肝气疼痛。《日华子本草》曰：胸胁气满，健忘。《本草经疏》曰：柴胡，为少阳经表药。主心腹肠胃中结气。《本草正》曰：主少阳头痛，肝经郁证。《药品化义》曰：柴胡，性轻清，主升散，味微苦，主疏肝。……恐柴胡性凉，制以酒拌，领入血分，以清抑郁之气。

【方剂】

（1）治肝郁气滞、脾胃湿热、便结腑实型胰腺炎：柴胡15g，黄芩、胡连、木香、延胡索各10g，杭芍15g，生大黄15g（后下），芒硝10g（冲服）。水煎服，每日1剂，重者2剂。（《中西医结合治疗常见外科急腹症》清胰汤Ⅰ号）

（2）治伤寒五六日，中风，往来寒热，胸胁苦满：柴胡半斤，黄芩三两，人参三两，半夏（洗）半升，甘草（炙）、生姜（切）各三两，大枣（擘）十二枚。上七味，以水一斗二升，煮取六升，去滓，再煎取三升。温服一升，日三服。（《伤寒论》小柴胡汤）

（3）治外感风寒，发热恶寒，头疼身痛，疟疾初起：柴胡5～15g，防风5g，陈皮7.5g，芍药10g，甘草5g，生姜3～5片。水一钟半，煎七八分。热服。（《景岳全书》正柴胡饮）

（4）治疟疾，寒多热少，腹胀：柴胡、半夏、厚朴、陈皮各10g。水二碗，煎八分。不拘时候服。（《本草汇言》）

（5）治胁肋疼痛，寒热往来：柴胡10g，川芎、枳壳（麸炒）、芍药各7.5g，甘草（炙）2.5g，香附7.5g。水一钟半，煎八分，食前服。（《景岳全书》柴胡疏肝散）

【任老应用】

（1）在治疗卒口僻，气郁阻络证中，应用《保婴撮要》抑肝散合《杨氏家藏方》牵正散，方剂中柴胡合郁金疏肝解郁。

（2）在治疗狂病，气血瘀滞证中，应用癫狂梦醒汤送服大黄䗪虫丸，方中柴胡合香附理气解郁。

（3）在治疗急性脾心痛，肝郁气滞证中，应用《景岳全书》柴胡疏肝散，方剂中柴胡疏肝解郁。

2. 香附

【性味】味辛、微苦甘，性平。《本草衍义》曰：味苦。《滇南本草》曰：性微温，味辛。

【归经】入肝、三焦经。《纲目》曰：手足厥阴、手少阳，兼行十二经、八脉气分。《雷公炮制药性解》曰：入肺、肝、脾、胃四经。

【炮制】

（1）生香附：拣去杂质，碾成碎粒，簸去细毛及细末。

（2）制香附：将碾碎之香附放入缸内，用黄酒及米醋拌匀。

【用法用量】内服：煎汤，5～10g；或入丸、散。

【功效主治】香附具有疏肝气、解郁，止痛调经，安胎的功效。《本草求真》

曰：香附，专属开郁散气。《本草正义》曰：此药最能调气，故濒湖谓之专入足厥阴。其实胸胁痹结，腹笥膜胀，少腹结痛，以及诸疝，无非肝络不疏。《本草经疏》曰：治妇人崩漏、带下、月经不调者，皆降气、调气、散结、理滞之所致也，盖血不自行，随气而行，气逆而郁，则血亦凝涩，气顺则血亦从之而和畅。《本草述》曰：香附，主治诸证，当审为血中之气病。《唐本草》曰：大下气，除胸腹中热。《医学启源》曰：快气。李杲曰：治一切气，并霍乱吐泻腹痛，肾气，膀胱冷，消食下气。《滇南本草》曰：调血中之气，开郁，宽中，消食，止呕吐。《汤液本草》曰：香附子，益血中之气药也。王好古曰：香附，凡气郁血气必用之。

【方剂】

（1）治一切气疾心腹胀满，胸膈噎塞：香附子（炒，去毛）三十二两，缩砂仁八两，甘草四两。上为细末。每服一钱，用盐汤点下。（《局方》快气汤）

（2）治心腹刺痛，调中快气：乌药（去心）十两，甘草（炒）一两，香附子（去皮毛，焙干）二十两。上为细末。每服一钱，入盐少许，或不着盐，沸汤点服。（《局方》小乌沉汤）

（3）治心气痛、腹痛、少腹痛、血气痛不可忍者：香附子二两，蕲艾叶半两。以醋汤同煮熟，去艾，炒为末，米醋糊为丸梧子大。每白汤服五十丸。（《濒湖集简方》）

（4）解诸郁：苍术、香附、抚芎、神曲、栀子各等份。为末，水丸如绿豆大，每服一百丸。（《丹溪心法》越鞠丸）

【任老应用】

（1）在治疗急性胆胀，肝胆血瘀证中，应用《医林改错》膈下逐瘀汤，方中香附调气疏肝。

（2）在治疗悬饮，气滞血瘀证时，应用《温病条辨》香附旋覆花汤，方剂中香附合旋覆花理气化瘀通络。

（3）在治疗痛经，气滞血郁证中，应用《医林改错》膈下逐瘀汤，方剂中香附理气调肝止痛。

3. 郁金

【性味】味辛苦，性凉。《唐本草》曰：味辛苦，寒，无毒。

【归经】入心、肺、肝经。《本草经疏》曰：入手少阴、足厥阴，兼通足阳明经。

【炮制】用水浸泡，洗净，捞出晒晾，润透，切片，晒干。

【用法用量】内服：煎汤，3～10g；或入丸散。

【功效主治】郁金具有行气解郁，凉血破瘀之功效。《本草备要》曰：行气，解郁；泄血，破瘀。《本草从新》曰：能开肺金之郁。《本草经疏》曰：郁金本入血分之气药。《本草汇言》曰：郁金，能散郁滞，顺逆气，上达高巅，善行下焦。《药性论》曰：治女人宿血气心痛，冷气结聚，温醋摩服之。《唐本草》曰：主血积，下气，生肌。

【方剂】

（1）治妇人胁肋胀满，因气逆者：郁金、木香、莪术、牡丹皮。白汤磨服。（《女科方要》）

（2）治癫狂因忧郁而得，痰涎阻塞包络、心窍者：白矾150g，郁金350g。米糊为丸，梧子大。每服五十丸，水送下。（《本事方》白金丸）

（3）治心悬急懊痛：郁金250g，黄芩50g，赤芍药50g，枳壳（麸炒微黄，去瓤）50g，生干地黄50g，大腹皮（锉）50g。上药，细锉和匀。每服一分，以水一中盏，入生姜半分，煎至六分，去滓，不计时候，稍熬服。（《圣惠方》郁金饮子）

（4）治一切厥心痛、小肠膀胱痛不可忍者：附子（炮）、郁金、干姜各等份。上为细末，醋煮糊为丸，如梧桐子大，朱砂为衣。每服三十丸，男子温酒下，妇人醋汤下，食远服。（《奇效良方》辰砂一粒金丹）

【配伍】配伍香附、柴胡、白芍：治疗肝郁气滞之胸胁胀痛、月经不调或经行腹痛。

【任老应用】

（1）在治疗肝衰，热毒内陷证中，应用《千金要方》犀角地黄汤加味，方剂中郁金疏肝气醒神。

（2）在治疗薄厥，痰热上蒙证中，应用《温病条辨》安宫牛黄丸，方中郁金合冰片芳香开窍。

（3）在痫病的急救处理中，全蝎50g，郁金25g，白矾25g，胆南星25g，共为细末。成人每晚服10g，发作频繁者，每晨加服5g，小儿酌减。主治风痰偏盛之癫痫。

（4）在治疗真心痛，阴血虚证中，应用养阴降覆汤，方中郁金可行气活络。

4. 青皮

【性味】味苦、辛，性温。《本草图经》曰：味苦。《主治秘诀》曰：性寒，味苦。

【归经】入肝、胆、胃经。《汤液本草》曰：足厥阴经引经药，又入手少阳经。《雷公炮制药性解》曰：入肝、脾二经。

【用量用法】3～9g，煎服。

【炮制】

（1）青皮：拣净杂质，用水浸泡，捞出，润透，切片，晒干。

（2）醋青皮：取青皮片，用醋拌匀，待醋吸尽，置锅内以文火炒至微带焦黄色，取出，晾干。（每50kg青皮片，用醋7.5kg）。

【功效主治】青皮具有疏肝破气，散结消痰的功用。《纲目》曰：治胸膈气逆，胁痛，小腹疝气，消乳肿，疏肝胆，泻肺气。《本草备要》曰：除痰消痞，治肝气郁结，胁痛多怒，久疟结癖，疝痛，乳肿。行气，解郁；泄血，破瘀，凉心热，散肝郁。治妇人经脉逆行。《本草图经》曰：主气滞，下食，破积结及膈气。《主治秘诀》云：厥阴、少阳之分有病用之。破坚癖，散滞气，去下焦诸湿，左胁有积气。《珍珠囊》曰：青皮主气滞，破积结，少阳经下药也。陈皮治高，青皮治低。李杲云：青皮，有滞气则破滞气，无滞气则损真气。又破滞削坚积，皆治在下者效。引药至厥阴之分，下饮食入太阴之仓。朱震亨曰：青皮乃肝、胆二经气分药，故人多怒，有滞气，胁下有郁积或小腹疝疼，用之以疏通二经，行其气也。若二经虚者，当先补而后用之。又疏肝气加青皮，炒黑则入血分也。《本草经疏》曰：青皮，性最酷烈，削坚破滞是其所长，然误服之，立损人真气，为害不浅。凡欲施用，必与人参、术、芍药等补脾药同用，庶免遗患，必不可单行也。《本草汇言》：青橘皮，破滞气，削坚积之药也。凡病郁怒气逆而胁肋刺痛，或疝气冲筑而小腹牵弦，二者乃肝气不和之病也。《本草通玄》曰：橘之小者为青皮，功用悉同，但性较猛耳。青皮入肝……，究竟主肺、脾之症居多。疟脉自弦，肝风之祟，青皮入肝散邪，入脾涤痰，故疟家必需之品。气虚者慎服。《仁斋直指方》曰：有汗者不可用。《本草蒙筌》曰：老弱虚羸，尤宜全戒。

【方剂】

（1）治肝气不和，胁肋刺痛如击如裂者：青橘皮八两（酒炒），白芥子、苏子各200g，龙胆草、当归尾各150g。共为末，每早晚各服三钱，韭菜煎汤调下。（《方脉正宗》）

（2）治疝气冲筑，小便牵强作痛：青橘皮（醋炒）400g，胡芦巴100g，当归、川芎、小茴香（俱酒洗炒）各50g。研为末，每早服15g，白汤调下。（《方脉正宗》）

（3）治疟疾寒热：青皮50g，烧存性。研末，发前温酒服5g，临时再服。（《圣惠方》）

（4）治乳癌，因久积忧郁，乳房内有核如指头，不痛不痒，五七年成痈。青皮20g。水一盏半，煎一盏，徐徐服之，日一服，或用酒服。（朱震亨方）

【任老应用】

（1）在治疗狂病，气血瘀滞证中，应用癫狂梦醒汤送服大黄䗪虫丸，方剂中青皮合苏子行气降气。

（2）在治疗真心痛气滞血瘀证中，应用理气化瘀汤，方剂中青皮行气导滞。

（3）在治疗急性胃痛，胃热证中，应用化肝煎合左金丸加减，方剂中青皮理气止痛。

5. 木香

【性味】味辛、苦，性温。《医学启源》曰：气热，味辛苦。《神农本草经》曰：味辛。

【归经】入脾、胃、肝、大肠经。《本草再新》曰：入心、肝、肾三经。《本草汇言》曰：入手少阴、阳明，足太阴、厥阴经。诸经气分药。

【用法用量】内服：煎汤，3～10g；或入丸、散。

【炮制】将原生药放清水内洗净，捞出，闷润12～24小时使软，切片，晒干。

【功效主治】木香具有行肝气，调中止痛之功效。《纲目》云：木香，乃三焦气分之药，能升降诸气。……肝气郁则为痛，故下焦气滞者宜之，乃塞者通之也。朱震亨曰：调气用木香。其味辛，气能上升，如气郁不达者宜之。《本经》云：主气，劣气不足，补也；通壅气导一切气，破也。《本草》曰：广木香治气之总药，和胃气、通心气、降肺气、疏肝气、快脾气、暖肾气、消积气、温寒气、顺逆气、达表气、通里气，管统一身上下内外诸气，独推其功。《药品化义》曰：木香，香能通气，……，若肝气郁，致胁肋小腹间痛，同青皮疏之，令肝气行，则血顺痛止。《日华子本草》曰：治心腹一切气。《主治秘要》曰：其用，调气而已。《本草汇言》曰：和胃气之不和，行肝气之郁折，泻肺气之上壅，散冷气之内结。《本草真全》曰：气劣气不足能补，气胀气滞涩能通。《药品化义》曰：以此治痞闷嗳气，水肿腹胀，痢疾脚气，皆调滞散气之功。

【方剂】

（1）治一切气不和，走注痛：木香。温水磨浓，热酒调下。（《简便单方》）

（2）治内灼腹痛：木香、乳香、没药各五分。水煎服之。（《阮氏小儿方》）

（3）治一切气，攻刺腹胁胀满，大便不利：木香150g，枳壳100g（麸炒微黄，去瓤），川大黄（锉碎，微炒）200g，牵牛子（微炒）200g，诃黎勒皮150g。上药捣罗为末，炼蜜和捣丸如梧桐子大，每服食前。以生姜汤下三十丸。（《圣惠方》木香丸）

（4）治中气不省人事，闭目不语，如中风状：用广木香为末，冬瓜子煎汤，灌下10g。有痰盛者，加竹沥、姜汁。（《本草汇言》引《霍道生家宝方》）

（5）治痞气胃冷，不入饮食：木香、蜀椒（去闭口及目，炒令汗出）、干姜（炮裂）各50g。上三味捣罗为末，熔蜡和丸梧桐子大，空心温酒下七丸。（《圣济总录》木香丸）

（6）治宿食腹胀，快气宽中：木香、牵牛子（炒）、槟榔等份。为末，滴水丸如桐子大，每服三十丸，食后生姜、萝卜汤下。（《卫生易简方》）

【配伍】

（1）配伍砂仁、陈皮：用于脾胃气滞所致的脘腹胀痛、食少呕吐。

（2）配伍川楝、枳壳：用于肝胆气滞引起的胁痛。

（3）配伍人参、白术、砂仁、半夏、附子、赤茯苓：可调胃肠滞气，治疗腹痛、腹泻、里急后重。

【任老应用】

（1）在治疗脱证，阳脱证中，应用《杂病源流犀烛》大固阳汤，方剂中木香疏通气机。

（2）在治疗急性便血，脾气虚弱证中，应用《济生方》归脾汤，方剂中木香理气畅中。

（七）化肝血药

1. 红花

【性味】味辛，性温。《开宝本草》曰：辛，温，无毒。《汤液本草》曰：辛而甘温苦。

【归经】入心、肝经。《雷公炮制药性解》曰：入心、肝二经。《本草经解》曰：入足厥阴肝经，手太阴肺经。《本草再新》曰：入肝、肾二经。

【用法用量】煎汤，3～10g。养血和血宜少用；活血祛瘀宜多用。

【炮制】拣净杂质，除去茎叶、蒂头，晒干。

【功效主治】红花具有化肝血，通经络，去瘀止痛之功效。《纲目》曰：活血，润燥，止痛，散肿，通经。《本草蒙筌》曰：惟入血分，专治女科。《本草汇言》曰：活男子血脉，行妇人经水。《杂症痘疹药性主治合参》曰：凡多用则行血破血，少用则活血归经，入心养血和血。《本草衍义补遗》曰：红花，破留血，养血。多用则破血，少用则养血。《本草经疏》曰：红蓝花，乃行血之要药。……红蓝花本行血之药也，血晕解、留滞行，即止，过用能使血行不止而毙。《药品化义》曰：红花，善通利经脉，为血中气药，能泻而又能补，各有妙义。

【方剂】

（1）活血行瘀，理气止痛：红蓝花一两，白酒一大升。（《金匮要略》红蓝花酒方）

（2）养血、活血、逐瘀：熟地15g，当归15g，白芍10g，川芎8g，桃仁9g，红花6g。（《医宗金鉴》桃红四物汤）

（3）活血祛瘀，行气止痛，主治胸中血瘀，血行不畅，胸痛，头痛日久不愈，痛如针刺而有定处：当归、生地各三钱，桃仁四钱，红花三钱，枳壳、赤芍药各二钱，柴胡一钱，甘草二钱，桔梗一钱半，川芎一钱半，牛膝三钱。（《医林改错》血府逐瘀汤）

（4）活血痛窍，主治瘀阻头面的头痛头昏，或白癜风，以及妇女干血痨，小儿疳积等：赤芍3g，川芎3g，桃仁9g，红枣7个，红花9g，老葱3根，鲜姜

9g，麝香0.15g。（《医林改错》通窍活血汤）

（5）活血行气，祛瘀通络，通痹止痛，主治气血痹阻经络所致的肩痛，臂痛，腰痛，腿痛，或周身疼痛，经久不愈：秦艽3g，川芎6g，桃仁9g，地龙6g，甘草6g，羌活3g，没药6g，当归9g，灵脂（炒）6g，香附3g，牛膝9g，地龙6g。（《医林改错》身痛逐瘀汤）

（6）活血祛瘀，疏肝通络，主治跌打损伤，瘀血留于胁下，痛不可忍；活血祛瘀，行气止痛，主治胸中血瘀，血行不畅：柴胡半两，栝楼根、当归各三钱，红花、甘草、穿山甲（炮）各二钱，大黄（酒浸）一两，桃仁（酒浸，去皮尖，研如泥）五十个。（《医学发明》复元活血汤）

【任老应用】

（1）在治疗风头眩，痰瘀阻络证中，应用红花化痰通络。

（2）在治疗痉病，瘀血内阻证中，应用《医林改错》通窍活血汤，方中红花活血化瘀。

2. 桃仁

【性味】 味苦甘，性平。《本经》曰：味苦，平。《别录》曰：甘，无毒。《千金·食治》曰：味苦甘辛，平，无毒。

【归经】 入心、肝、大肠经。《汤液本草》曰：入手、足厥阴经。《雷公炮制药性解》曰：入肝、大肠二经。

【炮制】 除去硬壳杂质，置沸水锅中煮至外皮微皱，捞出，浸入凉水中，搓去种皮，晒干，簸净。

【用法用量】 内服：煎汤，1.5～3钱；或入丸、散。外用：捣敷。

【功效主治】 桃仁具有化肝血，破血行瘀，润燥滑肠之功效。《本经》曰：主瘀血，血闭癥瘕，邪气，杀小虫。《纲目》曰：主血滞风痹，骨蒸，肝疟寒热，产后血病。成无己曰：肝者血之源，血聚则肝气燥，肝苦急，急食甘以缓之。桃仁之甘以缓肝散血。《用药心法》曰：苦以泄滞血，甘以生新血，故凝血须用。性善破血，散而不收，泻而无补，过用之，及用之不得其当，能使血下不止，损伤真阴。《药品化义》曰：味苦能泻血热，体润能滋肠燥。若连皮研碎多用，走肝经，主破蓄血，逐月水。《本经逢原》曰：为血瘀血闭之专药。苦以泄滞血，甘以生新血。毕竟破血之功居多。《本草思辨录》曰：主攻瘀血而为肝药，兼疏肤腠之瘀。惟其为肝药。

【配伍】

（1）配伍大黄：桃仁苦甘性平，破血行瘀、润燥滑肠；大黄味苦性寒，攻积导滞、逐瘀通经、凉血解毒。二者伍用，奏泄热解毒、破积下瘀之功效，用于治疗瘀热互结之痛经、闭经、产后恶露不下、下焦蓄血，热结便秘以及肠痈初起之少腹疼痛等。

（2）配伍苏木：二者均可活血祛瘀，相须为用，其功更显著。用于治疗跌打损伤之瘀血、血滞经闭、产后恶露不下等。

（3）配伍香附：桃仁活血祛瘀；香附疏肝行气，调经止痛。二者伍用，有行气活血、调经止痛之功效，用于治疗气滞血瘀所致之胸胁及少腹疼痛、月经不调。

【任老应用】在治疗厥心痛，心血瘀阻证中，应用《医林改错》通窍活血汤和《和剂局方》失笑散，方中桃仁合红花养血和血。

3. 水蛭

【性味】味咸、苦，性平。有毒。《本经》曰：味咸，平。《别录》曰：苦，微寒，有毒。

【归经】入肝、膀胱经。《纲目》曰：入肝经血分。《要药分剂》曰：入肝、膀胱二经。

【炮制】夏、秋捕捉。捕得后洗净，先用石灰或酒闷死，然后晒干或焙干。

【用法用量】煎服，3～6g；研末服0.5～0.6g。以入丸散或研末服为宜。

【功效主治】水蛭具有化肝血，逐瘀通经之功效。《本经》曰：主逐恶血、瘀血、月闭，破血瘕积聚，无子，利水道。《本草汇言》曰：水蛭，逐恶血、瘀血之药也。

【方剂】

（1）治妇人经水不利下，及男子膀胱满急有瘀血者：水蛭（熬）三十个，虻虫（去翅、足，熬）三十个，桃仁（去皮、尖）二十个，大黄（酒浸）三两。上四味为末，以水五升，煮取三升，去滓，温服一升。（《金匮要略》抵当汤）

（2）治妇人腹内有瘀血，月水不利，或断或来，心腹满急：桃仁三两（汤浸，去皮、尖、双仁，麸炒微黄），虻虫（炒微黄，去翅、足）四十枚，水蛭四十枚（炒微黄），川大黄三两（锉碎微炒）。上药捣罗为末，炼蜜和捣百余杵，丸如梧桐子大。每服，空心以热酒下十五丸。（《圣惠方》桃仁丸）

（3）治月经不行，或产后恶露，脐腹作痛：熟地黄四两，虻虫（去头、翅炒）、水蛭（糯米同炒黄，去糯米）、桃仁（去皮、尖）各五十枚。上为末，蜜丸，桐子大。每服五、七丸，空心温酒下。（《妇人良方》地黄通经丸）

（4）治金疮，打损及从高坠下、木石所压，内损瘀血，心腹疼痛，大小便不通，气绝欲死：红蛭（用石灰慢火炒令焦黄色）半两，大黄二两，黑牵牛二两。上各为细末，每服三钱，用热酒调下，服后如人行四、五里，再用热酒调牵牛末二钱催之，须脏腑转下恶血，成块或成片，恶血尽即愈。（《济生方》夺命散）

（5）治伤骨损折疼痛：水蛭（糯米炒黄，去米）、白绵（烧灰）、没药（另研）、乳香（另研）各等份，血余（童子小发）十五团（烧灰）。上为末，五十以上服一钱，二十以下服半钱，小儿服半字，温酒调下。（《普济方》接骨如神散）

【配伍】用于癥瘕积聚、血瘀经闭及跌打损伤等。治癥瘕积聚、血瘀经闭，常与桃仁、红花、三棱等消癥化瘀、活血调经或疗伤止痛之品配伍。若兼体虚者，则配伍人参、当归等补益药以防伤正。治跌打损伤，常与苏木、自然铜等配伍。

【任老应用】

（1）在治疗卒中风，中脏腑痰热内闭清窍证中，应用《通俗伤寒论》羚羊角汤合《伤寒论》抵挡汤，方中炒水蛭破血逐瘀。

（2）治疗厥证，血厥实证中，应用《卒中厥证辑要》逐血丹，方中水蛭活血散瘀。

4. 穿山甲

【性味】味咸，性凉。《别录》曰：微寒。《滇南本草》曰：性寒凉，味咸。

【归经】入肝、胃经。《纲目》曰：入厥阴、阳明经。《本草汇言》曰：入足太阴、厥阴经。

【炮制】

（1）炮山甲：取拣净的穿山甲片，分开大小，另将砂子置锅内炒至疏松，加入穿山甲片，炒至鼓起呈金黄色时，取出，筛去砂子，放凉。

（2）醋山甲：用上法炒至鼓起呈金黄色时，筛去砂子，立即将炮山甲片倒入醋盆内，搅拌略浸，捞出，用水漂洗，晒干。（每50kg穿山甲片，用醋25kg）

【用法用量】内服：煎汤，3～9g；或入散剂。外用：适量，研末撒或调敷。

【用药禁忌】气血虚弱、痈疽已溃者及孕妇禁服。

【功效主治】穿山甲具有化肝血，散结，通经下乳，消痈溃坚之功效。《滇南本草》曰：破气行血，胸膈膨胀逆气，治膀胱疝气疼痛。《纲目》曰：通经脉，下乳汁，消痈肿，排脓血，通窍杀虫。《医学衷中参西录》曰：味淡性平，气腥而窜，其走窜之性，无微不至，故能宣通脏腑，贯彻经络，透达关窍，凡血凝血聚为病，皆能开之。

【任老应用】

（1）在治疗尿血，瘀血内结证中，应用《医林改错》血府逐瘀汤合《和剂局方》失笑散，少腹有瘀积痞块者，酌加大黄、生牡蛎、穿山甲、莪术。

（2）在治疗肛痈，热毒炽盛证中，应用《外科正宗》透脓散，方中穿山甲合皂角刺消散穿透，直达病所，软坚溃脓。

5. 鳖甲

【性味】味咸，性平。《本经》曰：味咸，平。《本草从新》曰：咸，寒。

【归经】入肝、脾经。《纲目》曰：入厥阴肝经。《雷公炮制药性解》曰：入肝、脾二经。《本草汇言》曰：入足厥阴、少阴经。

【炮制】

（1）鳖甲：放入缸内或池中，用水浸泡，夏季约泡20天至皮骨分离，取出洗净晒干即成。

（2）制鳖甲：将沙土置锅内加热，至沙土疏松，放入净鳖甲炒至表皮微黄色，取出筛去沙土，放入醋盆内稍浸（每50kg鳖甲用醋15kg），取出晒干即成。

【用法用量】药典剂量：9～24g；临床常用剂量：9～15g。大剂量：15～30g。

【禁忌】虚而无热者忌用。

【功效主治】鳖甲具有化肝血，养阴清热，平肝熄风，软坚散结之功效。《本经》曰：主心腹癥瘕坚积。《别录》曰：疗温疟，血瘕，腰痛，小儿胁下坚。《药性论》曰：主宿食、癥块、痃癖气。《日华子本草》曰：去血气，破癥结、恶血，堕胎。《本经逢原》曰：鳖甲，妊妇忌用，以其能伐肝破血也。

【方剂】

（1）治疗癥瘕、疟母：鳖甲，乌扇，黄芩，柴胡，鼠妇，干姜，大黄，芍药，桂枝，葶苈子，石韦，厚朴，丹皮，瞿麦，紫葳，半夏，人参，阿胶，蜂窠，赤消，蜣螂，桃仁。（《金匮要略》鳖甲煎丸）

（2）治阴阳毒病：升麻、鳖甲、当归、蜀椒、甘草、雄黄。（《金匮要略》升麻鳖甲汤）

（3）治疗骨蒸：鳖甲、柴胡、知母、秦艽、当归、青蒿、乌梅、地骨皮。（《沈氏尊生书》）

（4）治疗温病暮热早凉，汗解渴饮，少阳疟偏于热重者：青蒿、鳖甲、生地、知母、丹皮。（《温病条辨》青蒿鳖甲汤）

【任老应用】

（1）在治疗肛痈，阴虚毒恋证中，应用《温病条辨》青蒿鳖甲汤，方中鳖甲滋阴退热，化肝血，入络搜邪，青蒿不能直入阴分，有鳖甲领之入也；鳖甲不能独出阳分，有青蒿领之出也。

（2）在治疗咳血，阴虚肺燥证中，应用《卫生宝鉴》秦艽鳖甲汤，方中鳖甲滋阴化肝血。

（3）在治疗骨折初期中，应用《医学发明》复元活血汤，方中穿山甲活血化瘀。

（八）凉肝血药

1. 牡丹皮

【性味】味辛、苦，性凉。《本经》曰：味辛，寒。《滇南本草》曰：性寒，味酸辛。《本草备要》曰：辛甘，微寒。

【归经】入心、肝、肾经。《珍珠囊》曰：手厥阴、足少阴。《纲目》曰：手足少阴、厥阴四经。

【炮制】拣去杂质，除去木心，洗净，润透，切片，晾干。

【禁忌】《本草经集注》曰：畏菟丝子。《古今录验方》曰：忌胡荽。《唐本草》曰：畏贝母、大黄。《日华子本草》曰：忌蒜。

【用法用量】内服：煎汤，6~12g。

【功效主治】牡丹皮具有清热，凉肝血，和血，消瘀之功效。《本草经疏》曰：牡丹皮，苦寒除血热，入血分，凉血热之要药也。《本草纲目》曰：牡丹皮，治手足少阴、厥阴四经血分伏火。《医学入门》曰：泻伏火，养真血气，破结蓄。《本草正》曰：能和血、凉血、生血，除烦热，善行血滞。《本草求真》曰：丹皮能泻阴中之火，使火退而阴生。《滇南本草》曰：除血分之热。

【方剂】

（1）主治温病后期，邪伏阴分证：青蒿6g，鳖甲15g，细生地12g，知母6g，丹皮9g。上药以水五杯，煮取二杯，日再服。方中佐以牡丹皮辛苦性凉，泻阴中之伏火，使火退而阴升。（《温病条辨》青蒿鳖甲汤）

（2）主治热入血分证，热伤血络证：水牛角30g，生地黄24g，赤芍12g，牡丹皮9g。上药四味，以水九升，煮取三升，分三服。（《备急千金要方》犀角地黄汤）

【配伍】

（1）配伍生地：清热散血。

（2）配伍赤芍：凉血清热、活血祛瘀。

（3）配伍地骨皮：除热。

【任老应用】

（1）在治疗肝衰，热毒内陷证中，应用《千金要方》犀角地黄汤，方剂中丹皮苦辛微寒，入心、肝、肾，清热凉血，活血散瘀，可收化斑之效。

（2）在治疗急性胃痛，胃热证中，应用化肝煎合左金丸加减，方中丹皮凉肝血，散肝热。

2. 生地黄

【性味】味甘、苦，性凉。《本经》曰：味甘，寒。《别录》曰：苦，无毒。

【归经】入心、肝、肾经。李杲曰：入手、足少阴，手、足厥阴。《雷公炮制药性解》曰：入心、肝、脾、肺四经。

【用法用量】一日15~30g。煎汤，煎膏滋，浸酒，入菜肴。

【炮制】用水稍泡，洗净泥砂杂质，捞出焖润，切片晒干或烘干。

【功效主治】生地黄具有凉肝血，滋阴，养血之功效。《药类法象》曰：凉血，补血。《本草新编》曰：凉头面之火，清肺肝之热，热血妄行，或吐血，或下血，宜用之为主。《汤液本草》曰：钱仲阳泻小肠火与木通同用，以导赤也。诸经之血热。《本草汇言》曰：凉血补血有功。

【方剂】

（1）治温热病热入营血：身热口干、舌绛或红等症状，如清营汤。

（2）用于热在血分，迫血妄行：吐血、尿血、崩漏下血等症状，如四生丸、犀角地黄汤。

（3）用于热病伤阴，舌干口干或口渴多饮以及消渴症的烦渴多饮等症状，如益胃汤、玉泉散。

（4）用于热甚伤阴劫液而至肠燥便秘，如增液汤。

【配伍】

（1）配伍阿胶：清热降火。

（2）配伍黄柏：养阴清热。

（3）配伍桂枝：滋阴养血。

（4）配伍牛膝：滋阴补肾。

（5）配伍乌梅：清热养阴。

【任老应用】

（1）在治疗急风（风痓），毒聚督髓证中，应用增损清滋脊髓汤：生地20g，生龟甲50g，知母10g，炙麻黄5g，僵蚕10g，乌蛇10g，全虫5g，制南星5g，猪脊髓50g，甲珠10g，甲龟头1个。

（2）在治疗急性血证，热入营血证中，应用清营凉血之犀角地黄汤，方中生地清热凉血，养阴滋液，阴滋火自熄。

（3）在治疗真心痛，阴血虚证中，应用养阴降覆汤，方中生地凉肝血、滋心阴。

3. 赤芍

【性味】味酸苦，性凉。《本经》曰：味苦，平。《别录》曰：酸，平，微寒，有小毒。

【归经】入肝、脾经。《本草经疏》曰：手足太阴引经药，入肝、脾血分。

【用法用量】内服：煎汤，6～12g。

【炮制】取原药材，除去杂质，分开大小，洗净，润透，切圆片或斜片，干燥，筛去碎屑。

【功效主治】赤芍具有凉肝血，行瘀，止痛，消肿之功效。《本草经疏》曰：木芍药色赤，赤者主破散，主通利，专入肝家血分，故主邪气腹痛。……凉肝故通顺血脉，肝主血，入肝行血，故散恶血，逐贼血。……肠风下血者，湿热肠血也，血凉则肠风自止矣。《药品化义》曰：赤芍，味苦能泻，带酸入肝，专泻肝火。盖肝藏血，用此清热凉血。《滇南本草》曰：泻肝火，降气，行血，破瘀，散血块，止腹痛，退血热，攻痈疮，治疥癞。

【方剂】

（1）治赤痢，腹痛不可忍：赤芍药二两，黄柏二两（以蜜拌合涂炙，令尽

第二讲　临床常用药物

锉）。上药捣筛为散，每服三钱，以淡浆水一中盏，煎至五分，去滓，不计时候稍热服。（《太平圣惠方》赤芍药散）

（2）治血痢腹痛：赤芍药、黄柏（去粗皮，炙）、地榆各一两。上三味捣筛，每服五钱匕，以浆水一盏，煎至七分，去滓，不拘时温服。（《圣济总录》芍药汤）

（3）治五淋：赤芍药一两，槟榔一个（面裹煨）。上为末，每服一钱，水煎空心服。（《博济方》）

【任老应用】

（1）在治疗急黄，毒陷心包证中，方用《太平圣惠方》犀角散，便血、紫斑者，加入赤芍等凉血止血。

（2）在治疗急性血液病，热入营血证中，应用《千金要方》犀角地黄汤，方剂中赤芍、丹皮凉血散血，辅助犀角、地黄，一方面增其清营凉血之用，另一方面又可防止用犀角、地黄寒凉太过而引起瘀血停滞的弊端，与本病甚为合拍。

4. 生槐花

【性味】 味苦，性凉。《日华子本草》曰：味苦，平，无毒。《滇南本草》曰：味苦涩，性寒。《纲目》曰：味苦，气凉。

【归经】 入肝、大肠经。《本草汇言》曰：入手阳明、足厥阴经。

【炮制】

（1）生槐花：除去杂质及灰屑。

（2）炒槐花：取净槐花，置预热炒制容器内，用文火加热，炒至深黄色，取出晾凉。

【用法用量】 内服：凉血止血宜炒用，清肝泻火宜生用。煎汤，10～25g；或入丸、散。外用：煎水熏洗或研末撒。

【功效主治】 生槐花具有凉肝血，清热止血的功效。《本草求原》曰：为凉血要药。《本草求真》曰：治大、小便血，舌衄。

【方剂】

（1）治大肠下血：槐花、荆芥穗等份。共为末，酒服一钱匕。

（2）治脏毒、酒病、便血：槐花一两（半两炒，半两生），山栀子一两（去皮，炒）。上为末，每服二钱，新汲水调下，食前服。（《经验良方》槐花散）

（3）治赤白痢疾：槐花（微炒）三钱，白芍药（炒）二钱，枳壳（麸炒）一钱，甘草五分。水煎服。（《本草汇言》）

（4）治暴热下血：生猪脏一条，洗净，控干，以炒槐花末填满扎定，米醋炒，锅内煮烂，擂，丸弹子大，晾干。每服一丸，空心，当归煎酒化下。（《永类钤方》）

【配伍】 槐花配伍栀子：槐花味苦性凉，功专凉血止血，清泄肠热兼泻肝经实火；栀子味苦性寒，双清气分、血分之热，利湿、止血；炒炭入药，则清热之中有凉血止血之效。二者合用，栀子清肺热，槐花清肠热，脏腑同治，共奏清热利湿、凉血止血之功效；如炒炭入药，则止血作用更强。用于治疗大肠火盛或湿热蕴结之大便下血、痔疮出血、血痢、崩漏。

【任老应用】

（1）在治疗真心痛，阴血虚证中，应用养阴降覆汤，方剂中生槐花凉血而清热。

（2）在治疗崩漏，血热证虚证中，应用《景岳全书》约营煎，方剂中生槐花凉血止血。

（3）在治疗便血，湿热蕴结证中，应用《仁斋直指方》地榆散，方剂中生槐花凉血止血。

（4）在治疗真心痛，气滞血瘀证中，应用理气化瘀汤，生槐花凉血而清热。

（九）温肝血药

1. 鹿角

【性味】味咸，性温。《本经》曰：温。《别录》曰：味咸，微温，无毒。

【归经】入肝、肾经。《要药分剂》曰：入肾经，兼入心、肝二经。

【炮制】

（1）鹿角片：锯成长段，用热水浸泡，取出镑成薄片后晒干。

（2）鹿角粉：取镑片研成细粉。《千金·食治》曰：鹿角，锉取屑一升，白蜜五升浸之，微火熬令小变色，暴干，更捣筛。

【用法用量】内服：煎汤，5～10g；研末，每次1～3g；或入丸、散。

【功效主治】鹿角具有温肝血，补肾，消肿之功效。《本草经疏》曰：温能通行散邪，故主恶疮痈肿，逐邪恶气，及留血在阴中，少腹血结痛，折伤恶血等证也。肝肾虚，则为腰脊痛，咸温入肾补肝，故主腰脊痛。气属阳，补阳故又能益气也。

【方剂】

（1）治腰痛：鹿角屑，熬令黄赤，研，酒服方寸匕，日五六服。（《产乳集验方》）

（2）治妊娠忽下血，腰痛不可忍：鹿角（锉）100g，当归（锉）50g。上二味作一服，以水二盏，煎至一盏，去滓，温服，食前。（《洪氏集验方》）

（3）治产后下血不尽，烦闷腹痛：鹿角，烧成炭，捣筛，煮豉汁，服方寸匕，日三夜再，稍加至二匕。不能用豉清，煮水作汤用之。（《千金方》）

（4）治筋骨疼痛：鹿角，烧存性，为末，酒服。一钱，日二。（《纲目》）

（5）治骨虚极，面肿垢黑，脊痛不能久立，气衰发落齿槁，腰脊痛，甚则喜唾：鹿角二两，川牛膝（去芦，酒浸，焙）一两半。上为细末，炼蜜为丸，

如梧桐子大。每服七十丸，空心盐汤送下。(《济生方》鹿角丸)

(6) 治妇人白浊，滑数虚冷者：鹿角屑，炒黄，为末，酒服二钱。(《妇人良方》)

(7) 治消中，日夜尿七八升：鹿角，炙令焦，末，以酒服五分匕，日二，渐加至方寸匕。(《千金方》)

【配伍】

(1) 配伍杜仲：补肾益精，强筋壮骨。《本草经集注》曰：杜仲为之使。

(2) 配伍肉桂：补肾温阳，补肾益精。

(3) 配伍当归：养血补血，肝肾并补。

(4) 配伍黄芪：行血活血，消瘀。

【任老应用】

(1) 在治疗瘫缓风，毒伏督髓证中，应用益髓活解汤，方中鹿角霜归肝肾，直通督脉，具有补肾养肝，强骨髓，壮阳益气之功。

(2) 在治疗瘫缓风，湿热蕴结证中，应用清热渗湿汤，方中鹿角性温，强骨髓，补绝伤，通督脉。

2. 延胡索

【性味】味辛、苦，性温。《海药本草》曰：味苦甘，无毒。《开宝本草》曰：味辛，温，无毒。

【归经】入肝、胃经。《本草求真》曰：专入心、肝。《本草蒙筌》曰：入太阴脾、肺，一云又走肝经。

【用法用量】内服：煎汤，15～25g；或入丸、散。

【炮制】拣去杂质，用水浸泡，润至内外湿度均匀，洗净，晒晾，切片或打碎。

【功效主治】延胡索具有温肝血，活血，散瘀，理气，止痛之功效。《本草求真》曰：以其性温，则于气血能行能畅，味辛则于气血能润能散，所以理一身上下诸痛，往往独行功多。《本草经疏》曰：温则能和畅，和畅则气行；辛则能润而走散，走散则血活。

【方剂】

(1) 主治肝郁有热，心腹胁肋诸痛，时发时止，口苦，舌红苔黄，脉弦数：金铃子、玄胡索各30g。(《素问病机气宜保命集》金铃子散)

(2) 活血行气，调经止痛，主治妇人室女七情伤感，遂使气与血并，心腹作痛，上下攻刺，经候不调，一切血气疼痛：每服4钱。(《济生方》延胡索散)

(3) 主治心腹刺痛：草查、延胡索、五灵脂、没药各等份。研细末，每服3钱，温酒调下。(《奇效良方》手拈散)

(4) 主治妇女经脉不通，气滞带下血瘕：三棱、延胡索。(《妇科准绳》三

棱丸）

（5）主治室女血气相搏，腹中刺痛，痛引心端，经行涩少，或经事不调，以致疼痛：橘红60g，延胡索（去地，醋煮）30g，当归（去芦，酒浸，锉，略炒）30g。（《济生方》三神丸）

（6）主治胃脘胀闷，嗳气频繁，大便不畅、疼痛：沉香、砂仁、甘草、香附、川楝子、延胡索。（《张氏医通》沉香降气散）

（7）主治少腹瘀血积块，疼痛或不痛，或痛而无积块，或少腹胀满，或经期腰酸、小腹胀，或崩或漏，兼少腹疼痛，或粉红兼白带者，或瘀血阻滞，久不受孕等证：炒小茴香7粒、干姜0.6g、延胡索3g、没药6g、当归9g、川芎6g、官桂3g、赤芍6g、蒲黄9g、五灵脂（炒）6g。（《医林改错》少腹逐瘀汤）

（8）主治膈下瘀阻气滞，形成痞块，痛处不移，卧则腹坠；肾泻久泻：炒灵脂6g，当归9g，川芎6g，桃仁9g，丹皮6g，赤芍6g，乌药6g，延胡索3g、甘草9g，香附4.5g，红花9g，枳壳4.5g。（《医林改错》膈下逐瘀汤）

【任老应用】

（1）在治疗真心痛，气滞血瘀证中，应用理气化瘀汤，方中延胡索温血活血而止痛。

（2）在治疗痛经，寒湿凝滞证中，应用《医林改错》之少腹逐瘀汤，方中延胡索温血化瘀止痛。

（3）在治疗肠痈，湿热蕴结证中，应用红藤煎剂，方中延胡索温肝血止痛。

3. 天仙藤

【性味】味苦，性温。《本草图经》曰：味苦，温，微毒。《纲目》曰：苦，温，无毒。

【归经】入肝、脾、肾经。《本草求真》曰：入肝、脾。《本草再新》曰：入肝、脾、肾三经。

【炮制】拣去杂质，洗净泥土，闷润，切段晒干。

【用法用量】内服：煎汤，6～10g。外用：适量，煎水洗或捣烂敷。

【功效主治】天仙藤具有温肝血，行气化湿，活血止痛之功效。《纲目》曰：行气活血。治心腹痛。《本草正义》曰：宣通经隧，导达郁滞，疏肝行气，止心胃痛。

【方剂】

（1）治产后腹痛不止及一切血气腹痛：天仙藤250g。炒焦，为细末。每服10g。腹痛，炒生姜、小便和酒调下；血气，温酒调服。（《普济方》天仙藤散）

（2）治疝气作痛：天仙藤50g，好酒一碗，煮至半碗服之。（《孙天仁集效方》）

（3）治癥瘕积聚及奔豚疝气：天仙藤（炒）50g，乳香、没药、玄胡索（醋

炒）、吴萸、干姜各 10g，小茴香 25g。共为末，每服 15g，好酒调服。（《本草汇言》）

（4）治妇人有水气而成胎，以致两腿足浮肿：天仙藤（洗，略炒）、香附子（炒）、陈皮、甘草、乌药（软白者、辣者，良）各 25g。为末，上每服 25g，生姜、木瓜、苏叶各 3 片，水煎，日三服。（《妇人良方》天仙藤散）

【任老应用】临床上任老常用此药与延胡索、川椒、白屈菜等药同用治疗心腹疼痛、疝气作痛、癥瘕积聚等。

4. 川芎

【性味】辛，温。《本经》曰：味辛，温。《唐本草》曰：味苦辛。《本草正》曰：味辛微甘，气温。

【归经】入肝、胆经。《汤液本草》曰：入手足厥阴经、少阳经。《药品化义》曰：入肝、脾、三焦三经。

【用法用量】内服：煎汤，3～10g；研末，每次 5～15g；或入丸、散。

【炮制】拣去杂质，分开大、小个，用水浸泡，闷润后切片，晒晾，干燥。

【功效主治】川芎具有温肝血，行气开郁，祛风燥湿，活血止痛之功效。《药性论》曰：治腰脚软弱，半身不遂，主胞衣不出，治腹内冷痛。《日华子本草》曰：治一切风，一切气，一切劳损，一切血，补五劳，壮筋骨，调众脉，破癥结宿血，养新血，长肉，鼻洪、吐血及溺血，痔瘘，脑痈发背，瘰疬瘿赘，疮疥，及排脓消瘀血。《医学启源》曰：补血，治血虚头痛。王好古曰：搜肝气，补肝血，润肝燥，补风虚。

【方剂】

（1）治产后血晕：当归 50g，川芎 25g，荆芥穗（炒黑）10g。水煎服。（《奇方类编》）

（2）治诸风上攻，头目昏重，偏正头痛，鼻塞声重，伤风壮热，肢体烦疼，肌肉蠕动，膈热痰盛，妇人血风攻疰，太阳穴疼，及感风气：薄荷叶（不见火）400g，川芎、荆芥（去梗）各 200g，香附子（炒）400g（别本作细辛去芦 50g），防风（去芦）75g，白芷、羌活、甘草（炙）各 100g。上药为细末，每服 10g，食后茶清调下，常服头目清。（《局方》川芎茶调散）

【任老应用】

（1）在治疗风头眩，痰瘀阻络证中，应用化痰通瘀平逆方，方中川芎辛温通瘀，且上达巅顶，直攻病所。

（2）在治疗痉病，瘀血内阻证中，应用《医林改错》通窍活血汤，方中川芎辛温通瘀。

（3）在治疗真心痛，气滞血郁证中，应用理气化瘀汤，方中川芎活血、养血、温血。

5. 刘寄奴

【性味】味苦，性温。《唐本草》曰：味苦，温。《日华子本草》曰：无毒。

【归经】入心、肝经。《本草再新》曰：入肝、肾二经。

【用法用量】内服：煎汤，5~10 g；消食积单味可用至 15~30g；或入散剂。

【炮制】

（1）拣净杂质，去根，用水洗净，稍浸，切段，晒干。

（2）《雷公炮炙论》曰：刘寄奴采得后去茎叶，只用实。凡使，先以布拭上薄壳皮令净，拌酒蒸，从已至申出，曝干用之。

【功效主治】刘寄奴具有温肝血，破血通经，敛疮消肿之功效。《唐本草》曰：主破血，下胀。《日华子本草》曰：治心腹痛，下气水胀、血气，通妇人经脉癥结，止霍乱水泻。

【方剂】

（1）活血通经，养阴清热，主治产后恶露不尽，脐腹㽲痛，壮热憎寒，咽干烦渴：刘寄奴 2 两半，赤芍 2 两，白茯苓 1 两，川芎 1 两半，当归 1 两半，艾叶（炒）4 两。（《圣济总录》刘寄奴汤）

（2）行血通经，主治经水不来，发热腹胀：紫葳、肉桂、赤芍、白芷、延胡索、当归、刘寄奴、丹皮各等份，红花少许。（《沈氏尊生书》紫葳散）

（3）止血止痛，主治创伤出血疼痛：刘寄奴 15g，甘草 3g，地龙（炒）7.5g。（《本事方》刘寄奴散）

【配伍】

（1）配伍川芎：破血散瘀之力增强，并可通经止痛，用于治疗血瘀经闭，小腹疼痛。

（2）配伍黄芪：刘寄奴破旧血，打开通道；黄芪可推动血的运行。气血同治，用于崩漏腹痛等血虚血瘀之证。

【任老应用】临床上任老常配伍四物汤，以活血化瘀、通经止痛，治疗妇女痛经、腹痛等症。

（十）平肝阳药

1. 天麻

【性味】味甘，性平。《本经》曰：味辛，温。《药性论》曰：无毒。味甘，平。《医学启源》曰：气平，味苦。

【归经】入肝经。《纲目》曰：入肝经气分。《雷公炮制药性解》曰：入肝、膀胱二经。《本草新编》曰：入脾、肾、肝、胆、心经。

【用法用量】煎服，3~10g。研末冲服，每次 1~1.5g。

【炮制】拣去杂质，大小分开，用水浸泡至七成透，捞出，稍晾，再润至内外湿度均匀，切片，晒干。

【功效主治】天麻具有平抑肝阳，熄风定惊之功效。《本草纲目》曰：乃肝经气分之药。《素问》云：诸风掉眩，皆属于肝。故天麻入厥阴之经而治诸病。按罗天益云：眼黑头眩，风虚内作，非天麻不能治。天麻乃定风草，故为治风之神药。今有久服天麻药，遍身发出红丹者，是其祛风之验也。《本草汇言》曰：主头风，头痛，头晕虚旋，癫痫强痉，四肢挛急，语言不顺，一切中风，风痰。张元素曰：治风虚眩晕头痛。《本草经疏》曰：凡头风眩晕与夫痰热上壅，以致头痛及眩，或四肢湿痹麻木，小儿风痫，惊悸等证，所必须之药。《药性切用》曰：诸风掉眩，天旋眼黑，属风痰滞伏者，非此（天麻）不除。《怡堂散记药性解》曰：天麻不独能治风，亦补肝肾之药也。血虚生风者宜之。妇人肝热生风，头眩眼黑者，四物汤中加用多效。

【任老应用】

（1）在治疗毒蛇咬伤，风毒证中，应用《外科正宗》玉真散，方剂中天麻平肝熄风止痉。

（2）在治疗卒中风，肝阳暴亢、风火上逆证中，应用《杂病证治新义》天麻钩藤饮和《伤寒论》抵挡汤，方剂中天麻合钩藤平肝潜阳熄风。

（3）在治疗绿风内障，痰火动风、上扰清窍证中，应用降火逐痰平肝熄风之《审视瑶函》将军定痛丸，方剂中天麻配合礞石平肝熄风。

（4）在治疗内伤头风，肝阳上亢证中，应用《杂病证治新义》天麻钩藤饮，方剂中天麻、钩藤、石决明有平肝熄风之效。

2. 羚羊角

【性味】味咸，性寒。《本经》曰：味咸，寒。《别录》曰：苦，微寒，无毒。

【归经】入肝、心经。《本草蒙筌》曰：走肝经。《本草经疏》曰：入手太阴、少阴，足厥阴经。

【用法用量】煎服，1～3g。单煎2小时以上，取汁服；磨汁或研粉服，每次0.3～0.6g。

【炮制】除去骨塞，入温水中浸渍，捞出，镑成纵向薄片，晾干即成。

【功效主治】羚羊角具有平肝熄风，清热镇惊，解毒之功效。《纲目》曰：平肝舒筋，定风安魂，散血下气，辟恶解毒，治子痫痉疾。《药性论》曰：主小儿惊痫，治山瘴，能散恶血。《医学衷中参西录》曰：善入肝经，以治肝火炽盛，至生眼疾及患吐衄者之妙药。

【方剂】

（1）治伤寒时气，寒热伏热，汗、吐、下后余热不退，或心惊狂动，烦乱不宁，或谵语无伦，人情颠倒，脉仍数急，迁延不愈：羚羊角磨汁半盏，以甘草、灯心各5g，煎汤和服。（《方脉正宗》）

（2）治中风手颤、弹曳语涩：羚羊角（镑）50g，犀角（镑）1.5g，羌活（去芦头）、防风（去叉）各75g，薏苡仁（炒）、秦艽（洗）各100g。共研细末，炼蜜丸，如梧桐子大。每服二十丸，煎竹叶汤下，渐加至三十丸。（《圣济总录》羚羊角丸）

（3）治偏风，手足不随，四肢顽痹：羚羊角（镑）50g，独活（去芦头）100g，乌头（炮裂，去皮、脐）1.5g，防风（去叉）0.5g。锉如麻豆。每服25g，以水二盏，煎取一盏，去滓，分温二服，空腹、夜卧各一。（《圣济总录》羚羊角汤）

（4）治阳厥气逆、多怒：羚羊角、人参各150g，赤茯苓100g（去皮），远志（去心）、大黄（炒）各25g，甘草（炙）0.5g。上为末。每服15g，水一盏半，煎至八分，去滓温服，不计时候。（《宣明论方》羚羊角汤）

【任老应用】

（1）在治疗疔毒走黄，气营两燔证中，应用《温病条辨》清营汤，若高热不退，热盛动风，拘急抽搐者，加羚羊角粉0.5～1.0g冲服，以清热、平肝、熄风、止痉。

（2）在急性肾衰的急救处理中，应用羚羊角粉，每次0.6g，每日2次，口服。

（3）在治疗卒中，风中脏腑、痰热内闭清窍证中，应用《通俗伤寒论》羚羊角汤，方中羚羊角平肝熄风解痉。在治疗薄厥，风火扰窍证中，应用羚羊角汤，方中羚羊角平肝熄风，清心泻火。

3. 牡蛎

【性味】味咸，性凉。《本经》曰：味咸，平。《别录》曰：微寒，无毒。

【归经】入肝、肾经。《本草经疏》曰：入足少阴、厥阴、少阳经。

【炮制】

（1）生牡蛎：洗净、晒干，碾碎用。

（2）煅牡蛎：将洗净的牡蛎，置无烟炉火上煅至灰白色，取出放凉，碾碎。

【用法用量】内服：煎汤，15～30g，先煎；或入丸、散。外用：适量，研末干撒或调敷。

【功效主治】牡蛎具有敛阴，平肝阳，止汗涩精，化痰软坚之功效。张元素曰：壮水之主，以制阳光，则渴饮不思，故蛤蛎之类能止渴也。《神农本草经》曰：主伤寒寒热，温疟洒洒，惊恚怒气。《海药本草》曰：能补养安神，治孩子惊痫。

【方剂】

（1）治心神不安，惊悸失眠：常与龙骨相须为用，如桂枝甘草龙骨牡蛎汤（《伤寒论》）。亦可配伍朱砂、琥珀、酸枣仁等安神之品。

（2）治肝阳上亢，头晕目眩：该品咸寒质重，入肝经，有平肝潜阳、益阴之功。用治水不涵木，阴虚阳亢，头目眩晕，烦躁不安，耳鸣者，常与龙骨、龟甲、白芍等同用，如镇肝熄风汤（《医学衷中参西录》）；亦治热病日久，灼烁真阴，虚风内动，四肢抽搐之症，常与生地黄、龟甲、鳖甲等养阴、熄风止痉药配伍，如大定风珠（《温病条辨》）。

【任老应用】

（1）在急性肾衰的急救处理中，应用化湿清热法，药物灌肠：生大黄（后下）15～30g，生牡蛎（先煎）30g，六月雪15g，徐长卿12g，皂荚子9g。浓煎取汁100ml，保留灌肠，每日1次，热甚者，可加蒲公英30g。

（2）在治疗痉病，风阳上亢证中，应用镇肝熄风汤，方剂中生牡蛎潜阳降逆。

4. 牛膝

【性味】味甘、苦酸，性平。《本经》曰：味苦酸。《本草正》曰：味苦甘，气微凉。

【归经】入肝、肾经。《纲目》曰：足厥阴，少阴。李时珍曰：牛膝乃足厥阴、少阴之药。

【炮制】拣去杂质，洗净，润软，去芦，切段，晒干。

【用法用量】内服：煎汤，5～15g；或浸酒；或入丸、散。

【功效主治】牛膝生用有平肝阳，散瘀血，消痈肿功用；熟用有补肝肾，强筋骨之功用。《本草衍义补遗》曰：能引诸药下行。《汤液本草》曰：强筋，补肝脏风虚。《本草通玄》曰：性主下行，且能滑窍。《医学衷中参西录》曰：牛膝，原为补益之品，而善引气血下注，是以用药欲其下行者，恒以之为引经。

【方剂】治肝风内动，肝阳上亢，其脉弦长有力，或上盛下虚，头目时常眩晕，或目胀耳鸣，或心中烦热，或时常噫气，或肢体渐觉不利，或口眼歪斜，或面色如醉，或眩晕至于颠仆，昏不知人，移时始醒，醒后不能复原。怀牛膝一两，生赭石一两（轧细），生龙骨五钱（捣碎），生龟板五钱（捣碎），生杭芍五钱，玄参五钱，天冬五钱，川楝子五钱（捣碎），生麦芽二钱，茵陈二钱，甘草一钱半。（《医学衷中参西录》镇肝熄风汤）

【任老应用】

（1）在治疗卒中风，肝阳暴亢风火上逆证中，应用天麻钩藤饮合抵挡汤，方剂中川牛膝平肝阳，引血下行。

（2）在治疗风头眩，肝阳上亢证中，应用《医学衷中参西录》镇肝熄风汤，方剂中怀牛膝味苦酸而平，归肝肾经，重以用引血下行，并可平肝阳。

（十一）祛肝湿药

1. 土茯苓

【性味】味甘、淡，性平。《本草图经》曰：味甘，性凉，无毒。《滇南本草》曰：性平，味苦微涩。

【归经】入肝、胃经。《本草通玄》曰：入胃、肝二经。《本草再新》曰：入肝、脾二经。

【用法用量】内服：煎汤，25～50g。外用：研末调敷。

【炮制】用水浸漂，夏季每日换水1次，春、秋每2日换水1次，冬季可3日换水1次，防止发臭，以泡透为度，捞出切片，及时干燥。

【功效主治】土茯苓具有除肝湿，解毒，通利关节之功效。《滇南本草》曰：健脾胃，强筋骨，去风湿，利关节。杨梅疮，服之最良。《本草再新》曰：祛湿热，利筋。《本草正义》曰：土茯苓，利湿去热，能入络，搜剔湿热之蕴毒。《纲目》曰：健脾胃，强筋骨，去风湿，利关节。《本草汇编》曰：此药长于去湿，不能去热，病久则热衰气耗而湿郁为多故也。《纲目》曰：土茯苓能健脾胃，去风湿，脾胃健则营卫从，风湿去则筋骨利。《常用中草药彩色图谱》曰：治风湿性关节炎，腹痛，消化不良，膀胱炎。

【方剂】

（1）治血淋：土茯苓、茶根各五钱。水煎服，白糖为引。（《江西草药》）

（2）治风湿骨痛，疮疡肿毒：土茯苓一斤，去皮，和猪肉炖烂，分数次连滓服。（《浙江民间常用草药》）

（3）治杨梅疮毒：土茯苓一两或五钱，水酒浓煎服。（《滇南本草》）

（4）治杨梅风十年二十年，筋骨风泡肿痛：土茯苓三斤，川椒二钱，甘草三钱，黑铅一斤，青藤三钱。将药用袋盛，以好酒煮服之妙。（《赤水玄珠》）

（5）治风气痛及风毒疮癣：土茯苓（不犯铁器）八两。石臼内捣为细末，糯米一斗，蒸熟，白酒酿造成醇酒用，酒与糟俱可食。（《万氏家抄方》土茯苓酒）

（6）治大毒疮红肿，未成即溃：土茯苓，为细末，好醋调敷。（《滇南本草》）

（7）治瘰疬溃烂：冷饭团，切片或为末，水煎服。或入粥内食之，须多食为妙。忌铁器、发物。（《积德堂经验方》）

（8）治皮炎：土茯苓二至三两。水煎，当茶饮。（《江西草药》）

【配伍】

（1）配伍萆薢：两药均有淡渗利湿、利关节、祛风湿之功。但土茯苓偏于解毒，萆薢长于利尿。二者配伍，有解毒除湿、通利关节之功效，用于治疗湿毒郁结之关节肿痛、小便浑浊不利等症。

（2）配伍金银花：土茯苓清热解毒以除湿，金银花清热解毒以消肿。二者配伍，可增强解毒之效，用于治疗火热毒邪所致之阳性疮疡。

（3）配伍薏苡仁：土茯苓解毒祛湿治筋骨挛痛；薏苡仁祛风湿除痹痛。二者伍用，除湿蠲痹止痛，用于治疗湿热毒邪滞留经络、关节所致之关节疼痛等。

（4）用于梅毒。治梅毒可单用大剂量水煎服用；若兼见肢体拘挛，常配伍木瓜、威灵仙、络石藤等同用。

（5）用于热淋，带下，湿疹。治湿热蕴结膀胱之热淋，多与车前子、木通、海金沙等利尿通淋药同用；治湿热下注之带下腥臭，常与白芷、黄柏、苦参等清热燥湿止带药同用；治湿疹，可与地肤子、蛇床子、白鲜皮等同用。

【任老应用】在治疗心动悸，邪毒犯心证中，咽痛甚者，加土茯苓解毒利咽，取其利湿祛热，入络搜剔湿热之蕴毒，专治咽喉痛溃之功。

2. 龙胆草

【功效主治】龙胆草具有祛肝湿，泻肝火的功效。《本草新编》曰：龙胆草，其功专于利水，消湿，除黄疸。《主治秘诀》曰：治下部风湿及湿热，脐下至足肿痛，寒湿脚气。《药品化义》曰：其气味厚重而沉下，善清下焦湿热，若囊痈、便毒、下疳，及小便涩滞，男子阳挺肿胀，或光亮出脓，或茎中痒痛，女人阴癃作痛，或发痒生疮，以此入龙胆泻肝汤治之，皆苦寒胜热之力也。《本草正义》曰：清泄肝胆有余之火，疏通下焦湿热之结，足以尽其能事。

【方剂】治肝经湿热下注证：阴肿，阴痒，筋萎阴汗，小便淋浊，或妇女带下黄臭等，舌红苔黄腻。龙胆草6g，黄芩9g，栀子9g，泽泻12g，木通9g，车前子9g，当归3g，生地黄9g，柴胡6g，生甘草6g。水煎服。亦可用丸剂，每服6～9g，日二次，温开水送下。方剂中龙胆草大苦大寒，泻火除湿，为君药。（《医方集解》龙胆泻肝汤）

3. 皂矾

【性味】味酸涩，性凉。《日华子本草》曰：凉，无毒。《品汇精要》曰：味酸，性寒，无毒。《本草再新》曰：味酸而涩，性凉，有毒。

【归经】入肝、肺、大肠经。《本草求真》曰：入脾、肝经。

【用法用量】入丸、散，0.2～0.6g。不入汤剂。外用：适量，研末撒或调敷；或为2%水溶液涂洗。

【炮制】

（1）煅绿矾：煅通红，取出放地上，出火毒。《疮疡经验全书》

（2）醋绿矾：用火煅通赤，取出，用酽醋淬过复煅，如此三度，细研。《集验方》

【功效主治】本品具有燥湿化痰，消积杀虫，止血补血，解毒敛疮之功效。《医学入门》曰：消水肿黄疸，小儿疳积，治甲疽肿痛出水。《纲目》曰：消积滞，燥脾湿，化痰涎，除胀满黄肿、疟利、风眼、口齿诸病。

【方剂】

（1）治黄肿病：五倍子半斤（炒黑），绿矾四两（姜汁炒白），针砂四两（醋炒红色），神曲半斤（炒微黄色）。上为细末，生姜汁煮枣肉为丸，和绿矾粉

末梧桐子大。每服六七十丸，温酒下，不能饮酒饮米汤亦可。终身忌食荞麦面，犯了再发难治。(《医学正传》绿矾丸)

(2) 治食劳黄病，身目俱黄：青矾，锅内煅赤，米醋拌为末，枣肉和丸梧子大。每服二三十丸，食后姜汤下。(《救急方》)

(3) 治耳生烂疮：枣子去核，包青矾煅研，香油调敷之。(《摘元方》)

【任老应用】任老常用此药研面，收敛消炎，解毒敛疮，治疗耳痈（中耳炎）久不敛口。

(十二) 治肝毒药

1. 青黛

【功效主治】青黛具有解肝毒，清热凉血之功用。《本经逢原》曰：治温毒发斑及产后热痢下重。《本草拾遗》曰：解毒。《本草经疏》曰：青黛，解毒除热，固其所长。《本草求真》曰：青黛，大泻肝经实火及散肝经火郁。故凡小儿风热惊痫，疳毒，丹热痛疮，蛇犬等毒，金疮血出，噎膈蛊食，并天行头痛，瘟疫热毒，发斑、吐血、咯血、痢血等症，或应作丸为衣。或用为末干掺，或用水调敷，或入汤同服，或作饼子投治，皆取苦寒之性，以散风郁燥结之义。

【方剂】

(1) 青黛，泻肝胆，散郁火，治温毒发斑及产后热痢下重，《千金》蓝青丸用之，天行寒热头痛，水研服之。与蓝同类，而止血拔毒杀虫之功，似胜于蓝。又治噎膈之疾，取其化虫之力也。和溺白、冰片，吹口疳最效。(《本经逢原》)

(2) 治一切热毒，脓窝疮：青黛一两，寒水石一两（煅过，酥为度）。上为细末，用香油调搽。(《普济方》青金散)

(3) 治烂弦风眼：青黛、黄连。泡汤日洗。(《明目经验方》)

【任老应用】临床上任老常用此药研面与黄连膏共同外用，以清热解毒，治疗蛇盘疮，疗效显著。

2. 野菊花

【性味】味苦辛，性凉。《本草汇言》曰：味苦辛，气凉，有小毒。《四川中药志》曰：性微寒，味甘苦，无毒。

【归经】入肺、肝经。《本草求真》曰：入肺、肝。

【炮制】秋、冬季花初开放时采摘，晒干或蒸后晒干。

【用法用量】9～15g，水煎服或外用。

【功效主治】野菊花具有解肝毒，疏风清热之功效。《本草汇言》曰：破血疏肝，解疔散毒。主妇人腹内宿血，解天行火毒丹疔。洗疮疥，又能去风杀虫。《苏州本产药材》曰：解毒疏风。治目疾眩晕。《浙江中药手册》曰：排脓解毒，消肿止痛。治痈肿疔毒，天疱湿疮。《山西中药志》曰：疏风热，清头目，降火解毒。治诸风眩晕，头痛，目赤，肿毒。《江西草药》曰：治白喉，口疮，小儿高热抽搐等症。

【方剂】

（1）治红眼病：金银花、连翘、野菊花、夏枯草各15g，竹叶、薄荷、桔梗、牛蒡子各9g，芦根18g，甘草3g。水煎分3次服，数剂可愈；

（2）治风火相煽所致的目赤肿痛：野菊化15g，金银花15g，密蒙花9g，夏枯草6g。煎汤内服或外用熏眼。

（3）预防感冒、脑炎、百日咳：野菊花6g。用沸水浸泡20分钟，煎30分钟，代茶饮。

（4）治热毒上攻所致的咽喉肿痛：野菊花、蒲公英、紫花地丁各15g，连翘10g。煎汤内服。

（5）治疔疮：野菊花和黄糖捣烂贴患处。如生于发际，加梅片、生地龙同敷。（《岭南草药志》）

（6）预防流脑：野菊花500g。将上药粉碎，加水10斤，熬煎至70%煎液，过滤去渣。在流脑流行期，用上药液滴鼻2~3滴，每日2次。（内蒙古《中草药新医疗法资料选编》）

【任老应用】

（1）在暴发火眼的急救处理中，用中药熏眼的方法，野菊花30g，黄连6g，水煎熏洗。

（2）在治疗肝衰，热毒炽盛证中，应用茵陈蒿汤、黄连解毒汤、五味消毒饮加减，方剂中野菊花、蒲公英清热解肝毒。

（3）在治疗卒口僻，热毒壅盛证中，应用《医方集解》龙胆泻肝汤合《医宗金鉴》五味消毒饮，方剂中野菊花、蒲公英清热解毒，直折火势。

（4）在治疗急淋、热淋中，应用黄连解毒汤和五味消毒饮，方剂中蒲公英、野菊花清热解毒。

（5）在治疗急性肾风，湿热证中，应用清热化湿、利水消肿之《医宗金鉴》五味消毒饮，方中野菊花、蒲公英清热解毒，消散痈肿。

3. 蒲公英

【性味】味苦、甘，性寒。《唐本草》曰：味甘，平，无毒。李杲曰：微苦，寒。

【归经】入肝、胃经。《本草经疏》曰：当是入肝入胃。《本草述》曰：入胃而兼入肝肾矣。

【用法用量】内服：煎汤，0.3~1两（大剂2两）；捣汁或入散剂。外用：捣敷。

【功效主治】蒲公英具有清热，解肝毒，利尿散结之功效。《医林纂要》曰：蒲公英能化热毒，解食毒，消肿核，疗疔毒乳痈，皆泻火安上之功。《本草衍义补遗》曰：化热毒，消恶肿结核，解食毒，散滞气。《滇南本草》曰：敷诸疮肿毒，疗癫癣疮；祛风，消诸疮毒，散瘰疬结核；止小便血，治五淋癃闭，利膀胱。《纲目拾遗》曰：疗一切毒虫蛇伤。

【方剂】

（1）治乳痈初起，肿痛未成脓者：用蒲公英春秋间开黄花似菊，取连根蒂叶二两捣烂，用好酒半斤同煎数沸，存渣敷肿上，用酒热服。盖睡一时许，再用连须葱白，一茶盅催之，得微汗而散。（《外科正宗》治乳便用方）

（2）治乳痈初起：蒲公英一两，忍冬藤二两，生甘草二钱。水二盅，煎一盅，食前服。（《洞天奥旨》英藤汤）

（3）治产后乳汁蓄积结作痈：蒲公英捣敷肿上，日三四度易之。（《梅师集验方》）

（4）治疳疮疔毒：蒲公英捣烂覆之，别更捣汁，和酒煎服，取汗。（《纲目》引《唐氏方》）

【现代临床】

（1）治疗烧伤合并感染：以鲜蒲公英捣烂，加入少许75%酒精调敷患处。（《中西医结合杂志》，1987，（5）：301）

（2）治疗胃痛：蒲公英20～30g，丹参25～30g，白芍15～30g，甘草10～30g，日1剂水煎服，1个月为一疗程。（《上海中医药杂志》，1984，（2）：33）

（3）治疗急性胆道感染：蒲公英30g，柴胡10g，郁金12g，川楝6g，刺针草30g。水煎服。（《新编常用中草药手册》）

（4）治疗腮腺炎：以鲜蒲公英30g捣碎，加入1个鸡蛋清中搅匀，加冰糖适量，捣成糊状，外敷患处，日换药1次。（《中药现代临床应用手册》1993：1）

【任老应用】

（1）在暴发火眼的急救处理中，用中药熏眼的方法，蒲公英30g，煎水熏眼。

（2）在治疗肝衰，热毒炽盛证中，应用茵陈蒿汤、黄连解毒汤、五味消毒饮加减，方剂中野菊花、蒲公英清热解肝毒。在治疗卒口僻，热毒壅盛证中，应用《医方集解》龙胆泻肝汤合《医宗金鉴》五味消毒饮，方剂中野菊花、蒲公英清热解毒，直折火势。

（3）在治疗急淋、热淋中，应用黄连解毒汤和五味消毒饮，方剂中蒲公英、野菊花清热解毒。

（4）在治疗急性肾风，湿热证中，应用清热化湿、利水消肿之《医宗金鉴》五味消毒饮，方中野菊花、蒲公英清热解毒，消散痈肿。

（5）在治疗肠痈，热毒炽盛证中，应用阑尾清解汤，方中蒲公英、金银花清热解毒。

（十三）化肝痰药

1. 胆矾（蓝矾）

【性味】味酸辛，性寒。有毒。《本经》曰：味酸，寒。《药性论》曰：有大毒。《日华子本草》曰：味酸涩，大毒。

【归经】入肝、胆经。《药品化义》曰：入肝、胆二经。胆矾是天然的含水硫酸铜，是五水硫酸铜（$CuSO_4 \cdot 5H_2O$）的俗称，是分布很广的一种硫酸盐矿物。

【用法用量】内服：温汤化，每次 0.3～0.6g；或入丸、散。外用：适量，研末撒或调敷；或水溶化外洗。体虚者禁服。不宜过量或久服。

【功效主治】胆矾具有化肝痰，催吐，祛腐，解毒之功效。《本草图经》曰：吐风痰。

【方剂】

（1）治缠喉风、急喉痹：鸭嘴胆矾二钱半，白僵蚕（炒、去丝嘴）半两。上为细末。每服少许，以竹管吹入喉中。（《济生方》二圣散）

（2）治梅核气：胆矾、硼砂、明矾、牙皂、雄黄各 3g。为末，红枣煮烂，取肉为丸，芡实大，空心含化 1 丸。（《外科正宗》含化丸）

【任老应用】在痫病的急救处理中，全蝎 50g，郁金 25g，胆矾 25g，胆南星 25g，共为细末。成人每晚服 10g，发作频繁者，每晨加服 5g，小儿酌减。主治风痰偏盛之癫痫。

2. 牛黄

【性味】味苦、甘，性凉。《本经》曰：味苦，平。《别录》：有小毒。《日华子本草》曰：凉。

【归经】入心、肝经。《本草蒙筌》曰：入肝经。

【功效主治】牛黄具有化肝痰，清心，利胆，镇惊之功用。《药性论》曰：小儿夜啼，主卒中恶。《日用本草》曰：治惊病搐搦烦热之疾，清心化热，利痰凉惊。《会药医镜》曰：疗小儿急惊，热痰壅塞，麻疹余毒，丹毒，牙疳，喉肿，一切实证垂危者。

【方剂】

（1）用于温热病及小儿惊风之壮热神昏，惊厥抽搐等症。牛黄清心、凉肝，有散风止痉、定惊安神之效。常与朱砂、全蝎、钩藤等配伍，如牛黄散。

（2）用于温热病热入心包，中风，惊风，疯痫等痰热蒙蔽心窍所致之神昏、口噤、痰鸣等症。本品既能清心热，又能化痰、开窍醒神。单用本品为末，淡竹沥化服即效，如《外台秘要》治婴儿口噤方；或与麝香、栀子、黄连等配伍，共奏清热化痰、开窍醒神之功，如安宫牛黄丸。

（3）用于咽喉肿痛，溃烂及痈疽疔毒等热毒壅滞郁结之证。本品清热解毒力强。治疗咽喉肿痛，口舌生疮，常与黄芩、雄黄、大黄等同用，如牛黄解毒丸；若咽喉肿痛、溃烂，可与珍珠为末吹喉，如珠黄散；用治痈疽、疔毒、乳岩、瘰疬等，又与麝香、乳香、没药等合用，以清热解毒、活血散结，如犀黄丸。

【任老应用】

（1）在肝衰的急救处理中，用灌肠的方法，牛黄承气汤，浓煎至60ml，保留灌肠，每6小时1次。

（2）在治疗暴喘，腑实肺痹证中，若暴发喘促气息，仓促之间，可先予《重订广温热论》牛黄散以急救，可1日数服。腑实肺痹兼邪陷心包见神昏者，改用《温病条辨》牛黄承气汤。

3. 前胡

【性味】味苦、辛，性凉。《雷公炮制论》曰：味甘微苦。《别录》曰：味苦，微寒，无毒。

【归经】入肺、肝、脾经。《雷公炮制药性解》曰：入肺、肝、脾、膀胱四经。

【用法用量】内服：煎汤，5~10g；或入丸、散。

【炮制】拣净杂质，去芦，洗净泥土，稍浸泡，捞出，润透，切片晒干。

【功效主治】前胡具有化肝痰，宣散风热，下气之功效。《纲目》曰：清肺热，化痰热，散风邪。《别录》曰：主疗痰满胸胁中痞，心腹结气，风头痛，去痰实，下气。《滇南本草》曰：解散伤风伤寒，发汗要药，止咳嗽，升降肝气，明目退翳，出内外之痰。

【方剂】

（1）治咳嗽涕唾稠黏，心胸不利，时有烦热：前胡（去芦头）50g，麦门冬（去心）75g，贝母（煨微黄）50g，桑根白皮（锉）50g，杏仁（汤浸，去皮尖，麸炒微黄）25g，甘草（炙微赤，锉）0.5g。上药捣筛为散。每服20g，以水一中盏，入生姜半分，煎至六分，去滓，不计时候，温服。（《圣惠方》前胡散）

（2）治肺热咳嗽，痰壅，气喘不安：前胡（去芦头）75g，贝母（去心）、白前各50g，麦门冬（去心，焙）75g，枳壳（去瓤、麸炒）50g，芍药（赤者）、麻黄（去根节）各75g，大黄（蒸）50g。上八味，细切，如麻豆。每服15g，以水一盏，煎取七分，去滓，食后温服，日二次。（《圣济总录》前胡饮）

（3）治小儿风热气啼：前胡（去芦）。上为末炼蜜和丸小豆大，日服一丸，熟水下，服至五六丸即瘥。（《小儿卫生总微论方》前胡丸）

【任老应用】在治疗暴发火眼，风重于热证中，应用《原机启微》羌活胜湿汤，方中前胡疏解少阳风邪，化肝痰。

（十四）散肝热药

1. 柴胡

【性味】味苦，性凉。《本经》曰：味苦，平。《别录》曰：微寒，无毒。

【归经】入肝、胆经。《珍珠囊》曰：入足少阳胆、足厥阴肝、手少阳三焦、手厥阴心包经。

【炮制】除去杂质及残茎，洗净，润透，切厚片，干燥。

【用法用量】煎服，3～10g。

【功效主治】柴胡具有散肝热，和解表里，疏肝，升阳之功效。《本草正》曰：柴胡，用此者用其凉散，平肝之热。其性凉，故解寒热往来，肌表潮热，肝胆火炎，胸胁痛结，兼治疮疡，血室受热。李杲云：柴胡泻肝火，须用黄连佐之。《纲目》曰：若劳在肝、胆、心及包络有热，或少阳经寒热者，则柴胡乃手足厥阴、少阳必用之药。

【方剂】

(1) 治伤寒五六日，中风，往来寒热，胸胁苦满，嘿嘿不欲食，心烦喜呕，或胸中烦而不呕，或渴，或腹中痛，或胁下痞，或心下悸，小便不利，或不渴，身有微热，或咳嗽：柴胡半斤，黄芩三两，人参三两，半夏（洗）半升，甘草（炙）、生姜（切）各三两，大枣（擘）十二枚。上七味，以水一斗二升，煮取六升，去滓，再煎取三升。温服一升，日三服。（《伤寒论》小柴胡汤）

(2) 治伤寒初觉发热，头疼脚痛：柴胡（去苗）半两，黄芩（去黑心）、荆芥穗各一分。上三味，锉如麻豆大。每服五钱匕，水一盏半，生姜一枣大（拍碎），煎至八分，去滓，入生地汁一合，白蜜半匙，更煎三五沸，热服。（《圣济总录》解毒汤）

(3) 治外感风寒，发热恶寒，头疼身痛，疟疾初起：柴胡5～15g，防风5g，陈皮7.5g，芍药10g，甘草5g，生姜3～5片。水一钟半，煎七八分。热服。（《景岳全书》正柴胡饮）

(4) 治伤寒壮热，头痛体疼，口干烦渴：石膏、黄芩、甘草、赤芍药、葛根各50g，麻黄（去节）、柴胡（去苗）各25g。上捣罗为散。三岁小儿每服5g，水一小盏，入生姜少许，葱白三寸，豉二十粒，同煎至五分，滤去滓。温服，不计时候，汗出为效。量儿大小加减。（《局方》柴胡散）

(5) 治胁肋疼痛，寒热往来：柴胡10g，川芎、枳壳（麸炒）、芍药各7.5g，甘草（炙）2.5g，香附7.5g。水一钟半，煎八分。食前服。（《景岳全书》柴胡疏肝散）

(6) 治黄疸：柴胡（去苗）50g，甘草0.5g。上都细锉作一剂，以水一碗，白茅根一握，同煎至七分，绞去滓。任意时时服，一日尽。（《孙尚药方》）

(7) 治肝黄，面色青，四肢拘急，口舌干燥，言语謇涩，爪甲青色：柴胡（去苗）50g，甘草（炙微赤，锉）25g，决明子25g，车前子25g，羚羊角屑半两。上五件药，捣罗为散。每服15g，以水一中盏，煎至五分，去滓，不计时候温服。（《圣惠方》柴胡散）

【任老应用】在治疗热入血室，少阳邪热证中，应用清热凉血、和解少阳之

《伤寒论》小柴胡汤，方剂中柴胡散邪透表，使半表之邪得以外宣。

2. 野菊花

【性味】味苦、辛，性凉。《本草汇言》：味苦辛，气凉，有小毒。《四川中药志》曰：性微寒，味甘苦，无毒。

【归经】入肺、肝经。《本草求真》曰：入肺、肝。

【炮制】秋、冬季花初开放时采摘，晒干或蒸后晒干。

【用法用量】9～15g，水煎服或外用。

【功效主治】野菊花具有散肝热，疏风解毒之功效。《山西中药志》曰：疏风热，清头目，降火解毒。《江西草药》曰：治白喉，口疮，小儿高热抽搐等症。

【方剂】

（1）治肝热型高血压：野菊花15g，夏枯草15g，草决明15g。水煎服。（《四川中药志》，1982年）

（2）治红眼病：金银花、连翘、野菊花、夏枯草各15g，竹叶、薄荷、桔梗、牛蒡子各9g，芦根18g，甘草3g。水煎分3次服，数剂可愈。

【任老应用】

（1）治风火相煽所致的目赤肿痛：野菊花15g，金银花15g，密蒙花9g，夏枯草6g。煎汤内服或外用熏眼。

（2）治热毒上攻所致的咽喉肿痛：野菊花、蒲公英、紫花地丁各15g，连翘10g。煎汤内服。

（十五）搜肝络药

1. 全蝎

【性味】味咸辛，性平。有毒。《开宝本草》曰：味甘辛，有毒。《医林纂要》曰：辛酸咸，寒。

【归经】入肝经。《纲目》曰：入足厥阴经。

【炮制】清水漂去盐质，晒干，或微火焙用。

【用法用量】内服：煎汤，全蝎3～6g，蝎尾1～2g；或入丸、散，每次0.5～1g。外用：研末调敷。

【功效主治】全蝎具有搜肝络，祛风，止痉，解毒之功效。《山东中草药手册》曰：熄风通络，镇痉。治血栓闭塞性脉管炎，淋巴结结核，骨关节结核，流行性腮腺炎。《开宝本草》曰：疗诸风瘾疹，及中风半身不遂，口眼歪斜，语涩，手足抽掣。《玉楸药解》曰：穿筋透骨，逐湿除风。《纲目》曰：治大人疟疾，耳聋，疝气，诸风疮，女人带下，阴脱。《本草图经》曰：治小儿惊搐。《本草会编》曰：破伤风宜以全蝎、防风为主。《本草正》曰：开风痰。

【方剂】

（1）治小儿惊风：蝎一个，不去头尾，薄荷四叶裹合，火上炙令薄荷焦，

同研为末，作四服，汤下。大人风涎只一服。(《经验方》)

(2) 治天钓惊风，翻眼向上：干蝎一个（瓦炒好），朱砂三绿豆大。为末，泛丸，绿豆大，外以朱砂少许，同酒化下一丸。(《圣惠方》)

(3) 治乙型脑炎抽搐：全蝎一两，蜈蚣一两，僵蚕二两，天麻一两。共研细末，每服三至五分；严重的抽搐痉厥，可先服一钱，以后每隔 4~6 小时，服三、五分。（湖北《中草医药经验交流》)

(4) 治小儿风痫：蝎三十枚，取一大石榴，割头去子作盆子，纳蝎于中，以纸筋和黄泥封裹，初炙干，渐烧令通赤，良久，去皮放冷，取其中焦黑者，细研成散。每服以乳汁调下一字。儿稍大，以防风汤调下半钱。(《圣惠方》)

(5) 治癫痫：全蝎、郁金、明矾各等量。研粉混匀，每服五分，日三次。（内蒙古《中草药新医疗法资料选编》)

(6) 治中风，口眼歪斜，半身不遂：白附子、白姜蚕、全蝎（去毒）各等份（并生用）。上为细末，每服一钱，热酒调下，不拘时候。(《杨氏家藏方》牵正散)

【任老应用】

(1) 在治疗痫病的急救处理中，全蝎 50g，郁金 25g，白矾 25g，胆南星 25g，共为细末。成人每晚服 10g，发作频繁者，每晨加服 5g，小儿酌减。主治风痰偏盛之癫痫。

(2) 在治疗痉病，热甚动风证中，应用《温病条辨》增液承气汤，若抽搐频发者，加全蝎、地龙熄风活络。治疗痉病，瘀血内阻证中，应用《医林改错》通窍活血汤，方剂中全蝎通络止痉。

(3) 在痫病的急救处理中，应用三虫镇痫方：全蝎 7.5g，僵蚕 15g，蜈蚣 2.5g，生石决明（先煎）25g，龟板（先煎）25g，桃仁 10g，石菖蒲 10g，郁金 15g，水煎服。每日早晚各服一次。用于风痰痹阻型痫证。

(4) 在治疗头面痛，风痰阻络证中，应用《杨氏家藏方》牵正散，方剂中全蝎、白僵蚕祛风止痛通络。

2. 僵蚕

【性味】味辛、咸，性平。《本经》曰：味咸，平。《药性论》曰：微温，有小毒。

【归经】入肝、肺、胃经。《纲目》曰：入厥阴、阳明。《雷公炮制药性解》曰：入心、肝、脾、肺四经。

【炮制】炒僵蚕：用麸皮撒于热锅中，候烟冒起，倒入僵蚕，炒至黄色，取出筛去麸皮。放凉。（每 50kg 僵蚕，用麸皮 5kg）

【用法用量】内服：煎汤，3~10g；研末，1~3g；或入丸、散。

【功效主治】僵蚕具有搜肝络，祛风解痉，化痰散结之功效。《玉楸药解》

曰：活络通经，祛风开痹。《本草思辨录》曰：劫痰湿而散肝风，故主之。《纲目》曰：散风痰结核，瘰疬，头风，风虫齿痛，皮肤风疮，丹毒作痒，痰疟癥结，妇人乳汁不通，崩中下血，小儿疳蚀鳞体，一切金疮，疔肿风痔。《本草图经》曰：治中风，急喉痹，捣筛细末，生姜自然汁调灌之。《医学启源》曰：去皮肤间诸风。

【方剂】

（1）治破伤风角弓反张者：僵蚕与全蝎、蜈蚣、钩藤等配伍。（《证治准绳》撮风散）

（2）治急惊风，痰喘发痉者：以僵蚕同全蝎、天麻、朱砂、牛黄、胆南星等配伍。（《寿世保元》千金散）

（3）治瘫缓风，手足不遂、言语不正：白僵蚕（炒）、乌头（炮裂，去皮、脐）、没药各50g，蜈蚣（炙）25g。上四味捣罗为末，酒面煮糊为丸，梧桐子大。每服十丸，薄荷酒下，日三。（《圣济总录》僵蚕丸）

【任老应用】

（1）在治疗痫病的急救处理中，应用三虫镇痫方：全蝎7.5g，僵蚕15g，蜈蚣2.5g，生石决明25g（先煎），龟板25g（先煎），桃仁10g，石菖蒲10g，郁金15g。水煎服。每日早晚各服一次。用于风痰痹阻型痫证。

（2）在治疗急性胆胀，少阳经证中，应用《悬壶漫录》增损小柴胡汤，方剂中僵蚕通络平肝熄风，以防热极动风。

（3）在急惊风的急救处理中，应用外治法，通关散（又名开关散）：僵蚕3g，蜈蚣1条，南星3g，猪牙皂角3g，麝香0.3g。烧存性为末，以手点姜汁蘸药少许擦牙，或用药引滴入口中，涎出牙关自开。用于急惊风实证，牙关紧闭者。

（4）在治疗卒口僻，风热阻络证中，应用《素问病机气宜保命集》大秦艽汤，方中白附子合僵蚕搜风通络以解痉。

（5）在治疗头面痛，风痰阻络证中，应用《杨氏家藏方》牵正散，方中全蝎、白僵蚕祛风止痛通络。

3. 白附子

【性味】味辛甘，性大温。有毒。

【归经】入胃、肝经。

【用法用量】内服：煎汤，3～6g；研末服，0.5～1g。内服宜制用。外用：生品适量，捣烂外敷。

【炮制】

（1）生白附子：除去杂质。

（2）制白附子：取净白附子，分开大小个，浸泡，每日换水2～3次，数日后如起黏沫，换水后加白矾（每白附子100g，用白矾2g），泡一日后再换水，至口尝微有麻舌感为度，取出。将生姜片、白矾粉置锅内加适量水，煮沸后，倒入白附子共煮至无干心，捞出，除去生姜片，晾至六至七成干，切厚片，干燥。（每100g白附子，用生姜、白矾各12.5g）

【功效主治】白附子具有祛风痰，搜肝络，定惊，止痛之功。《四川中药志》曰：镇痉止痛，祛风痰，治面部病，中风失音，心痛血痹，偏正头痛，喉痹肿痛，破伤风。《中草药学》曰：镇痛，解毒，通络。

【方剂】

（1）治毒蛇咬伤：白附子全草和水少许，杵烂敷伤处。

（2）治瘰疬：白附子全草杵烂，稍加鸡蛋白混匀，敷患处，一日换一次。

（3）治跌打扭伤青紫肿痛：鲜白附子全草适量，同酒酿糟或烧酒杵烂，敷伤处，一日换一次。（《江西民间草药》）

【任老应用】

（1）在治疗痫病，阴痫中，应用《和剂局方》二陈汤送服《验房》五生丸，方中白附子搜风通络，且具温化寒痰之功。

（2）在治疗毒蛇咬伤，风毒证中，应用祛风解毒、和营止痉之《外科正宗》玉真散，方中白附子具有祛风化痰，通络解痉之功效。

二、心病用药

《古方选注》曰：补心者，补心之用也。心藏神，而神之所用者，魂、魄、意、智、精与志也。补其用而心能任物矣。《本神篇》曰：随神往来者谓之魂，当归、柏子仁、丹参流动之药，以悦其魂；心之所忆谓之意，人参、茯神调中之药，以存其意；因思虑而处物谓之智，以枣仁静招乎动而益其智；并精出入者谓之魄，以天冬、麦冬、五味子宁静之药而安其魄；生之来谓之精，以生地、元参填下之药定其精；意之所存谓之志，以远志、桔梗动生于静而通其志。若是，则神之阳动而生魂，魂之生而为意，意交于外而智生焉；神之阴静而生魄，魄之生而为精，精定于中而志生焉，神之为用不穷矣，故曰补心。

（一）补心血药

1. 当归

【性味】味甘、辛，性温。

【归经】入心、肝、脾经。

【功效主治】当归有补血活血，调经止痛，润肠通便之能。《汤液本草》曰：入手少阴，以其心主血也。《本草新编》曰：味甘辛，气温，可升可降，阳中之阴，无毒。虽有上下之分，而补血则一。入心、脾、肝三脏。但其性甚动，入之补气药中则补气，入之补血药中则补血，无定功也。《本草正》曰：其味甘而重，故专能补血，其气轻而辛，故又能行血，补中有动，行中有补，诚血中之气药，亦血中之圣药也。大约佐之以补则补，故能养营养血，补气生精，安五脏，强形体，益神志，凡有形虚损之病，无所不宜。《注解伤寒论》曰：脉者血之府，诸血皆属心，凡通脉者必先补心益血，故张仲景治手足厥寒，脉细欲绝者，用当归之苦温以助心血。"《主治秘诀》云：其用有三：心经本药一也，和血二也，治诸病夜甚三也。又云：血壅而不流则痛，当归身辛温以散之，使气血各有所归。《本草汇编》曰：治心痛，酒调末服，取其浊而半沉半浮也。《医方考》曰：人参养心气，当归养心血。现代医者言：一味当归补心血。

【任老应用】

（1）症见心前区隐隐作痛，气短、乏力、神疲自汗，兼见面色无华，纳差胃胀，苔薄白，舌质淡，脉沉细或代、促之心脾气虚之厥心痛，常用《济生方》之归脾汤。方中就是秉承当归甘辛之性，温养肝而生心血。

（2）见隐痛忧思，五心烦热，口干多梦，兼见眩晕耳鸣，惊惕潮热，苔薄或少苔，或苔微黄，舌质红，脉细数或代、促之心阴不足之厥心痛，喜用《世医得效方》中天王补心丹，亦取当归补血活血之效。

2. 柏子仁

【性味】味甘，性平。

【归经】入心、肾、大肠经。

【功效主治】柏子仁有养心安神，润肠通便之功。在中国，柏子仁入药尤早，其气微弱，味甘性平无毒。柏子仁粥在中国医药古籍中早有记载，宋《太平圣惠方》：治骨蒸不眠，心烦：用柏子仁一两，水二盏，研绞取汁，下粳米二合，煮粥候熟，下地黄汁一合，再煮匀食。《神农本草经》曰：柏实，味甘平，主惊悸，安五脏，益气……。心腹寒热，邪结气聚，四肢酸痛湿痹。久服安五脏，轻身延年。《药品化义》曰：柏子仁，香气透心，体润滋血。同茯神、枣仁、生地、麦冬，为浊中清品，主治心神虚怯，惊悸怔忡，颜色憔悴，肌肤燥痒，皆养心血之功也。

【任老应用】任老认为柏子养心汤，手少阴药也，方中用柏子仁补心血而宁心神，全方润以滋之，温以补之，酸以敛之，香以舒之，则心血得其养矣。

3. 丹参

【性味】味苦，性微寒。

【归经】入心、肝经。

【功效主治】丹参有活血调经，祛瘀止痛，凉血消痈，清心除烦，养血安神之功。《本草新编》曰：味苦，气微寒，无毒。入心、脾二经。《本草纲目》曰：活血，通心包络。《本草求真》曰：书载能入心包络破瘀一语，已尽丹参功效矣。《神农本草经》曰：主心腹邪气，肠鸣幽幽如走水，寒热积聚；破癥除瘕，止烦满，益气。《吴普本草》曰：治心腹痛。《别录》曰：养血，去心腹痼疾结气。《重庆堂随笔》曰：丹参，至补心之说，亦非如枸杞、龙眼，真能补心之虚者，以心藏神而主血，心火太动则神不安，丹参清血中之火，故能安神定志；神志安，则心得其益矣。

【方剂】天王补心丹有滋阴养血，补心安神之功，主治阴虚血少，神志不安证。运用丹参、当归用作补血、养血之助，从而调养心血。《摄生秘剖》评此丹中有一言道破：当归、丹参、玄参生心血者也。《医方集解》亦曰：丹参、当归所以生心血，血生于气。清·张秉成曰："夫心为离火，中含真水，凡诵读吟咏，思虑过度，伤其离中之阴者，则必以真水相济之。故以生地、元参壮肾水，二冬以滋水之上源，当归、丹参虽能入心补血，毕竟是行走之品，必得人参之大力驾驭其间，方有阳生阴长之妙。"

【任老应用】心痹见心悸气短，动则尤甚，头晕神疲，胸闷，或咳喘，咳血，胃脘痞满，畏寒肢冷，面色㿠白，两颧暗红，舌淡红，苔薄白，脉沉迟，或结或代之阳虚证，任老善用《医醇賸义》中的通阳抑阴煎。方中丹参就养血活血，滋营养心，即丹参一味功同四物之意。

4. 熟地黄

【性味】味甘、微苦，性微温。

【归经】入心、肝、肾经。

【功效主治】熟地能补血养阴，填精益髓。《本草正言》曰：性平，气味纯静，故能补五脏之真阴，而又于多血之脏为最要，得非脾胃经药耶？且夫人之所以有生者，气与血耳。气主阳而动，血主阴而静，补气以人参为主，而芪、术但可为之佐辅；补血以熟地为主，而芎、归但可为之佐。然在芪、术、芎、归，则又有所当避，而人参、熟地，则气血之必不可无，故凡诸经之阳气虚者，非人参不可，诸经之阴血虚者，非熟地不可。人参有健运之功，熟地禀静顺之德，此熟地之与人参，一阴一阳，相为表里，互主生成，性味中正，无逾于此，诚有不可假借而更代者矣。《药品化义》曰：藉酒蒸熟，味苦化甘，性凉变温，专入肝脏补血。因肝苦急，用甘缓之，兼主温胆，能益心血，更补肾水。《珍珠囊》曰：大补血虚不足，通血脉，益气力。临床凡血虚心脾失养，面色萎黄，眩晕，心悸，失眠者，宜与当归相须为用。

【任老应用】任老应用桃红四物汤时，重用熟地黄，助桃仁、红花之活血化瘀之力，专治血虚血瘀导致的月经过多，还能治疗先兆流产、习惯性流产。于八珍汤中重用熟地黄，双补气血，专治虚劳、气血双亏之慢性虚损性疾病。

（二）补心气药

1. 龙眼肉

【性味】味甘，性温。

【归经】入心、脾经。

【功效主治】龙眼肉具有补益心脾、养血宁神、健脾止泻、利尿消肿等功效。早在汉朝时期，龙眼就已作为药用。《本草纲目》曰：龙眼大补；食品以荔枝为贵，而滋益则龙眼为良。《日用本草》曰：益智宁心。《得配本草》曰：益脾胃，保心血，润五脏，治怔忡。《药品化义》曰：大补阴血，凡上部失血之后，入归脾汤同莲肉、芡实以补脾阴，使脾旺统血归经。如神思劳倦，心经血少，以此助生地、麦冬补养心血。又筋骨过劳，肝脏空虚，以此佐熟地、当归，滋补肝血。至今，龙眼仍然是一味补血安神的重要药物。气为血之帅、血为气之母。血是气的载体，同时也是气的营养来源。因此，气不可能在没有血的情况下独自存在。临床上血虚会使气的营养无源，导致气亦虚；血脱则使气无所依附，从而气也随之而脱。故任老常用此药补心气，以求气血同补。

【任老应用】若见心悸不宁，胸中烦热，口干舌燥，头晕颧红，口唇红干，舌质红赤，舌苔薄黄，脉沉数或结或代，任老用《医学衷中参西录·治心病方》之定心汤。方以龙眼肉补心血，酸枣仁、柏子仁补心气。取效妙至。

2. 炙甘草

【性味】味甘，性平。

【归经】入心、肺、脾、胃经。

【功效主治】炙甘草有补脾益气，清热解毒，祛痰止咳，缓急止痛，调和诸药之效，为补虚药中的补气药。《医方考》曰：心动悸者，动而不自安也，亦由真气内虚所致。补虚可以去弱，故用人参、甘草、大枣；温可以生阳，故用生姜、桂枝；润可以滋阴，故用阿胶、麻仁；而生地、麦冬者，又所以清心而宁悸也。炙甘草临床应用多为炙甘草汤。

【方剂】治伤寒重证或大病久病之后，阴血耗伤，心血不足，心阳不振，而见心动悸、脉结代之症：甘草（炙）四两，生姜（切）三两，人参二两，生地黄一斤，桂枝（去皮）三两，阿胶二两，麦门冬（去心）半斤，麻仁半升，大枣（擘）三十枚。上以清酒七升，水八升，先煮八味，取三升，去滓，纳胶烊消尽，温服一升，一日三次。（《伤寒论》炙甘草汤）

【任老应用】任老遇心胸闷痛时作，形寒心悸，面白肢凉，兼有精神倦怠，汗多肿胀，舌淡胖，苔薄白，脉沉细弱，或沉迟，或结、代，甚则脉微欲绝之心阳不足之厥心痛，好用《伤寒论》中有温阳宣痹之用的炙甘草汤。药用炙甘草益气补心，全方具有通阳复脉之功，使气血流通，脉道通利，共奏益气通阳，滋阴复脉之功。

3. 人参

【性味】味甘、微苦，性平，微温。

【归经】归心、脾、肺经。

【功效主治】人参具有大补元气，复脉固脱，补脾益肺，生津止渴，安神益智的作用。《神农本草经》曰：主补五脏，安精神，止惊悸，除邪气，明目，开心益智。《主治秘要》曰：补元气，止泻，生津液。《本草经疏》曰：人参能回阳气于垂绝，却虚邪于俄顷……。其主治也，则补五脏。盖脏虽有五，以言乎生气之流通则一也，益真气，则五脏皆补矣。……邪气之所以久留而不去者，无他，真气虚则不能敌，故留连而不解也，兹得补而元气充实，则邪自不能容。

【方剂】柯琴曰：一人而系一世之安危者，必重其权而专任之，一物而系一人之死生者，当大其服而独用之。故先哲于气几息、血将脱之证，独用人参二两，浓煎顿服，能挽回性命于瞬息之间，非他物所可代也。世之用者，恐或补助邪气，姑少少以试之，或加消耗之味以监制之，其权不重力不专，人何赖以得生乎。如古方霹雳散、大补丸，皆用一物之长而取效最捷，于独参汤何疑耶。《经》云："阳欲脱者，补阴以留之"，独参汤是也。至于阴盛逼阳于外者，用参实以速其阳亡也。凡用参以冀回阳，总非至当不易之理，学者宜知。若此症所现，乃阳旺阴虚之甚，正当用参以扶立极之元阴，元阴盛而周身之阴血自盛，血盛而虚者不虚，病者不病矣。

【任老应用】任老在治疗气脱时善用《景岳全书》的独参汤。药用人参。生之本源，在乎于气。气长，气聚，气旺，气行则生；气消，气衰，气亡则死。故以人参大补元气，元气生，则五脏之气长。

（三）滋心阴药

1. 熟地黄

【性味】味甘，性温。

【归经】入肝、肾经。

【功效主治】《药品化义》曰：熟地，藉酒蒸熟，味苦化甘，性凉变温，专入肝脏补血。因肝苦急，用甘缓之，兼主温胆，能益心血，更补肾水。凡内伤不足，苦志劳神，忧患伤血，纵欲耗精，调经胎产，皆宜用此。安五脏，和血脉，润肌肤，养心冲，宁魂魄，滋补真阴，封填骨髓，为圣药也，取其气味浓厚，为浊中浊品，以补肾，故凡生熟地黄、天冬、麦冬、炙龟板、当归身、山茱萸、枸杞、牛膝皆黏腻濡润之剂，用滋阴血，所谓阴不足者，补之以味也。论阴亏血少诸证宜用熟地。《本草汇言》倪朱谟曰：熟地入少阴肾经，为阴分之药，宜熟而不宜生。是以阴虚不足，血气有亏，情欲斫丧，精髓耗竭，肾水干涸，或血虚劳热，或产后血分亏损，或大病之后足膝乏力，诸证当以补血滋阴、益肾填精之剂，熟地黄足以补之。熟地黄主滋阴养血，善补真阴，可治疗诸劳虚损，阴虚阳虚俱可应用。张景岳堪为善用熟地黄之第一人。他从维护人体元阴与元阳之理，推崇熟地黄。提出人体"阳非有余，阴本不足"，并强调了"阳虚多寒，宜补而兼温；阴虚有热，宜补而兼清"，且景岳有"善补阳者，必于阴中求阳，则阳得阴助，而生化无穷"的著名论断。惟熟地黄"味厚气薄""阴中有阳"，"能补五脏之真阴、补肾中之元气"，又因其属阴性缓，故倡"非多，难以奏效"。景岳不论温阳或益阴时每多重用熟地黄，或用熟地补虚以治形，或阴中以求阳。

【任老应用】心位居上，故心火（阳）必须下降于肾，使肾水不寒；肾位居下，故肾水（阴）必须上济于心，使心火不亢。肾无心火之温煦则水寒，心无肾阴之滋润则火炽。根据阴阳交感和互藏的机理，肾气分为肾阴与肾阳，肾阴上济依赖肾阳的鼓动；心气分为心阴与心阳，心火的下降需要心阴的凉润。肾阴在肾阳的鼓动作用下化为肾气以上升济心，心火在心阴的凉润作用下化为心气以下助肾。心藏神，为人体生命活动的主宰，神全可以益精。肾藏精，精舍志，精能生髓，髓汇于脑。积精可以全神，使精神内守。精能化气生神，为神气之本；神能驭精役气，为精气之主。人的神志活动，不仅为心所主，而且与肾也密切相关。所以"心以神为主，阳为用；肾以志为主，阴为用。阳则气也、火也。阴则精也、水也。凡乎水火既济，全在阴精上承，以安其神；阳气下藏，以安其志"（《推求师意》）。总之，精是神的物质基础，神是精的外在表现，神生于精，志生于心，亦心肾交济之义。故任老常秉此点滋心阴、补心血，而益肾精，充填骨髓。

2. 五味子

【性味】味酸、甘，性温。

【归经】入肺、心、肾经。

【功效主治】中医论证认为，五味子性酸温无毒。《神农本草经》提出该品有益气补虚强阴等作用。历代文献记述五味子补虚劳，壮筋骨，专补肺肾，兼补五脏，益气生津。《别录》曰：养五脏，除热，生阴中肌者，五味子专补肾，兼补五脏，肾藏精，精盛则阴强，收摄则真气归元，而丹田暖，腐熟水谷，蒸糟粕而化精微，则精自生，精生则阴长，故主如上诸疾也。水火既济，五行相生相克，滋心阴而滋肾精。

【任老应用】任老认为五味子对改善老年心血不足、心气虚、心肾不交之失眠心悸均有良好作用，常在生脉散中重用五味子，治疗心悸、怔忡；与夜交藤、柏子仁、酸枣仁同用，治疗失眠、脉结代、多梦；与败酱、茵陈、大黄、虎杖同用，治疗胁痛、腹胀。

3. 百合

【性味】味甘，性微寒。

【归经】入心、肺经。

【功效主治】养阴清热，滋补精血。《本草经疏》曰：百合得土金之气，而兼天之清和，故味甘平，亦应微寒无毒。入手太阳、阳明，亦入手少阴。《神农本草经》曰：味甘，平。主治邪气腹胀，心痛，利大、小便，补中益气。《日华子本草》曰：安心，定胆，益志，养五藏，治癫邪、啼泣、狂叫、惊悸。《药性论》曰：使，有小毒。主百邪鬼魅，涕泣不止，除心下急满痛，治脚气热咳逆。古籍中多有记载，本药用于急、癫等证，心阴和肺阴、肾阴等的消长盈亏有关，故有百合滋心阴之用。

【任老应用】任老常用百合固金丸治疗痰中带血、心悸证。百合与郁金、远志、胆南星、石菖蒲同用，治疗郁证。

4. 玉竹

【性味】味甘，性平。

【归经】入肺、胃经。

【功效主治】养阴润肺，清心安神。《本草新编》曰：入心、肾、肺、肝、脾五脏。《神农本草经》曰：主中风暴热，不能动摇，跌筋结肉，诸不足。久服去面黑䵟，好颜色，润泽，轻身不老。《别录》曰：主心腹结气，虚热，湿毒腰痛，茎中寒，及目痛眦烂，泪出。《本草经疏》曰：葳蕤，详味诸家所主，则知其性本醇良，气味和缓，故可长资其利，用而不穷。正如斯药之能补益五脏，滋养气血，根本既治，余疾自除。夫血为阴而主驻颜，气为阳而主轻身。阴精不足，则发虚热；肾气不固，则见骨痿及腰脚痛；虚而火炎，则头痛不安，目痛眦烂泪出；虚而热壅，则烦闷消渴；上盛下虚，则茎中寒，甚则五劳七伤，精髓日枯，而成虚损之证矣。以一药而所主多途，为效良伙，非由滋益阴精，增长阳气，其能若是乎？迹其所长，殆亦黄精之类欤。其主中风暴热，不能动摇，跌筋结肉湿毒等证，皆是女萎之用，以《本经》二物混同一条故耳。现代药理研究示，玉竹煎剂和酊剂小剂量可使离体蛙心搏动迅速增强，大剂量则使心跳减弱甚至停止。另有报道表明，对离体蛙心心脏的收缩力先抑制而后增强，对心率无影响。对兔在体心脏的收缩力和心率均无明显作用，对垂体后叶素所致的兔急性心肌缺血有一定的保护作用，并有降糖作用。

【任老应用】《本草新编》曰：葳蕤性纯，其功甚缓，不能救一时之急，必须多服始妙。用之于汤剂之中，冀目前之速效难矣。且葳蕤补阴，必须人参补阳，则阴阳有既济之妙，而所收之功用实奇。故中风之证，葳蕤与人参并服，必无痿废之忧；惊狂之病，葳蕤与人参同饮，断少死亡之痛。盖人参得葳蕤而益力，葳蕤得人参而鼓勇也。故任老常与人参同用，用于心阴不足所致胸痹、心痛、心悸、怔忡，治消渴及消渴引发各病症。

（四）温心阳药

1. 肉桂心

【性味】味辛、甘，性大热。

【归经】入脾、肾、心、肝经。

【功效主治】补火助阳，引火归元，散寒止痛，活血通经。《本草纲目》曰：

肉桂下行，益火之原。《名医别录》曰：主心痛，胁风，胁痛，温筋，通脉，止烦，出汗。主温中，利肝肺气，心腹寒热、冷疾，霍乱转筋，头痛，腰痛，止唾、咳嗽、鼻衄；能堕胎，坚骨节，通血脉，理疏不足；宣导百药，无所畏。《药性论》曰：主治九种心痛。王好古曰："补命门不足，益火消阴。"《汤液本草》曰：诸桂数等，皆大小老壮之不同。……此药能护荣气而实卫气，则在足太阳经也，桂心入心，则在手少阴也。若指荣字立说，止是血药，故《经》言通血脉也。《药性类明》曰：桂，导引阳气，调和荣卫之气，只是辛热助气上行阳道。血为营，气为卫，营卫不相合谐，桂能导引阳气宣通血脉，使气血同行。《局方》十全大补汤用四君子与黄芪补气，四物汤补血，内加桂者，是要其调和营卫之气，使四君子、四物皆得以成补之之功也。《圣惠方》言：桂心入心，引血化汗、化脓。盖手少阴君火，厥阴相火，与命门同气者也。《别录》云：桂通血脉是矣。《本草经疏》曰：味厚甘辛大热，而下行走里，故肉桂、桂心治命门真火不足，阳虚寒动于中，及一切里虚阴寒，寒邪客里之为病。盖以肉桂、桂心甘辛而大热，所以益阳；甘入血分，辛能横走，热则通行，合斯三者，故善行血。《本草汇言》曰：肉桂，治沉寒痼冷之药也。凡元虚不足而亡阳厥逆，或心腹腰痛而吐呕泄泻，或心肾久虚而痼冷怯寒，或奔豚寒疝而攻冲欲死，或胃寒蛔出而心膈满胀，或气血冷凝而经脉阻遏，假此味厚甘辛大热，下行走里之物，壮命门之阳，植心肾之气，宣导百药，无所畏避，使阳长则阴自消，而前诸证自退矣。《本草求真》曰：肉桂，气味甘辛，其色紫赤，有鼓舞血气之能，性体纯阳，有招导引诱之力。昔人云此体气轻扬，既能峻补命门，复能窜上达表，以通营卫，非若附子气味虽辛，复兼微苦，自上达下，止固真阳，而不兼入后天之用耳。故凡病患寒逆，既宜温中，及因气血不和，欲其鼓舞，则不必用附子，惟以峻补血气之内，加以肉桂，以为佐使，如十全大补、人参养荣之类用此，即是此意。《本草新编》曰：肉桂，味辛、甘、香、辣，气大热，沉也，阳中之阴也，有小毒。肉桂数种，卷筒者第一，平坦者次之，俱可用也。入肾、脾、膀胱、心胞、肝经。养精神，和颜色，兴阳耐老，坚骨节，通血脉，疗下焦虚寒，治秋冬腹痛、泄泻、奔豚，利水道，温筋暖脏，破血通经，调中益气，实卫护营，安吐逆疼痛。此肉桂之功用也，近人亦知用之，然而肉桂之妙，不止如斯。

【任老应用】当症见心动悸、虚里跳跃不止、虚羸少气、胸中闷胀、口干咽燥、喜热饮、腹胀纳呆、脊背畏寒、手足心热、精神不振、颧赤、唇绛红而干、舌赤有裂无苔、脉急促或数疾，细思本病属心痹之阴阳俱虚，任老常用《内外伤辨惑论》之生脉饮。任老活用此方，觉药简力单，在此方中加鹿角胶、附子、桂心温心肾之阳，加丹参养血活血以助阴。

2. 紫石英

【性味】味甘、辛，性温。无毒。

【归经】入心、肝、肺、肾经。

【功效主治】镇心安神，降逆气，暖子宫。《本草纲目》曰：紫石英上能镇心，重以去怯也。下能益肝，湿以去枯也。心主血，肝藏血，其性暖而补，故心神不安，肝血不足及女子血海虚寒不孕者宜之。《别录》言：其补心气，甄权言其养肺者，殊味气阳血阴营卫之别，惟《本经》所言诸症，甚得此理。《本草经疏》曰：紫石英，心属阳而本热，虚则阳气衰而寒邪得以乘之，或为上气咳逆，或为气结寒热、心腹痛，此药温能除寒，甘能补中，中气足，心得补，诸证无不瘳矣。惊悸属心虚，得镇坠之力，而心气有以镇摄，即重以去怯之义也。补中气，益心肝，通血脉，镇坠虚火使之归元，故又能止消渴，散痈肿。

【任老应用】任老认为紫石英其性镇而重，其气暖而补，故心神不安，肝血不足及女子血海寒虚不孕者，诚为要药。然只可暂用，不宜久服，凡系石类皆然，不独石英一物也。

3. 骨碎补

【性味】味苦，性温。

【归经】入肾、肝经。

【功效主治】现常用于活血续伤，补肾强骨。《本草求真》曰：入肾，兼入心。又曰：骨碎补，虽与补骨脂相似，然总不如补骨脂性专固肾通心，而无逐瘀破血之治也。张寿颐曰："骨碎补，甄权谓主骨中毒气，风血疼痛，上热下冷。盖温养下元，能引升浮之热，藏于下焦窟宅，是以可治上热下冷。"

【任老应用】任老认为现虽没有本药归心经之说，然因有温补肾阳、益虚损之功，古籍记载也有归心经一说，故可温心阳，常用于心阳不振之心悸、胸痛、胸痹、喘脱等证。

4. 安息香

【性味】味辛、苦，性平。

【归经】归心、脾经。

【功效主治】《新修本草》曰：安息香，味辛，香、平、无毒。主心腹恶气鬼。缪希雍云："安息香，气平而芬芳，性无毒，气厚味薄，阳也。入手少阴经。少阴主藏神，神昏则邪恶鬼气易侵，芬香通神明而辟诸邪，故能主鬼疰恶气也。"《唐本草》曰：主心腹恶气。《本经逢原》曰：止卒然心痛、呕逆。《本草便读》曰：治卒中暴厥，心腹诸痛。

【任老应用】安息香能宣通气血，温通心阳，豁痰辟秽。治中风、惊痫、痰壅气闭，突然昏迷等，常与麝香、苏合香、冰片等制丸散服，以芳香辟秽，豁痰开窍。任老常用于心腹疼痛。可单味研末服。

（五）泻心火药

1. 黄连

【性味】味苦，性寒。无毒。

【归经】归心、脾、胃、肝、胆、大肠经。

【功效主治】《本草纲目》曰：黄连大苦大寒，用之降火燥湿，中病即当止。岂可久服，使肃杀之气常行，而伐其发生冲和之气乎？歧伯言：五味入胃，各归所喜攻。久而增气，物代之常也。气增而久，夭之由也。《本草分经》曰：大苦大寒。入心泻火。《药性赋》曰：味苦，平，气寒，无毒。沉也，阴也。其用有四：泻心火，消心下痞满之状；主肠澼，除肠中混杂之红；治目疾暴发宜用，疗疮疡首尾俱同。《药类法象》曰：泻心火，除脾胃中湿热，治烦躁恶心，郁热在中焦，兀兀欲吐。治心不痞满必用药也。仲景治九种心下痞，五等泻心汤皆用之。《心》云：泻心经之火，眼暴赤肿及诸疮，须用之。《液》云：入手少阴，苦燥，故入心，火就燥也。然泻心其实脾也，为子能令母实，实则泻其子。治血防风为上使，黄连为中使，地榆为下使。《本草新编》曰：黄连，味苦，寒，可升可降，阴也，无毒。入心与胞络。最泻火，亦能入肝。大约同引经之药，俱能入之，而入心，尤专经也。或问苦先入心，火必就燥，黄连味苦而性燥，正与心相同，似乎入心相宜矣，何以久服黄连，反从火化，不解心热，而反增其焰者，何也？曰：此正见用黄连之宜少，而不宜多用。盖心虽属火，必得肾水以相济，用黄连而不能解火热者，原不可再泻火也。火旺则水益衰，水衰则火益烈，不下治而上治，则愈增其焰矣。譬如釜内无水，止成焦釜，以水投之，则热势上冲而沸腾矣。治法当去其釜下之薪，则釜自寒矣。故正治心火而反热者，必从治心火之为安，而从治心火者，又不若大补肾水之为得。盖火得火而益炎，火得水而自息耳。或问黄连泻火，何以谓之益心，可见寒凉未必皆是泻药。曰：夫君之论，是欲扬黄柏、知母也。吾闻正寒益心，未闻正寒益肾。夫心中之火，君火也；肾中之火，相火也。正寒益心中之君火，非益心中之相火。虽心中君火，每藉心外相火以用事，然而心之君火则喜寒，心之相火则喜热。以黄连治心之君火，而相火宜从治也。夫相火在心火之中，尚不用寒以治热，况相火在肾之内，又乌可用寒以治寒乎。昔丹溪用黄柏、知母，入于六味丸中，未必不鉴正寒益心，亦可用正寒益肾也。谁知火不可以水灭，肾不可与心并论哉。

【任老应用】任老常用三黄解毒汤治疗心火亢盛证，黄连阿胶鸡子黄汤治疗心火不济失眠证，黄连泻心汤治疗痞满证，交泰丸治疗消渴病。

2. 栀子

【性味】味苦，性寒。

【归经】入心、肝、肺、胃、三焦经。

【功效主治】能泻火除烦，清热利湿，凉血解毒。《药性赋》曰：味苦，性大寒，无毒。沉也，阴也。其用有二：疗心中懊憹颠倒而不得眠，治脐下血滞小便而不得利。易老云：轻飘而象肺，色赤而象火，又能泻肺中之火。该品苦寒清降，能清泻三焦火邪、泻心火而除烦，为治热病心烦、躁扰不宁之要药。又曰：

"治心烦，懊憹而不得眠，心神颠倒欲绝。"又曰："去心中客热，除烦躁，与豉同用。"又曰："止渴，去心懊憹烦躁。洁古云：性寒味苦，气薄味厚，轻清上行，气浮而味降，阳中阴也。其用有四：去心经客热，除烦躁，去上焦虚热，疗风热，是为四也。"

【任老应用】任老常用栀子治心烦懊憹，烦不得眠，常用栀子治热病心烦、躁扰不宁之证，与淡豆豉同用治疗心烦、不寐证。正如《伤寒论》的栀子豉汤，此方就凭栀子苦寒，色赤入心，泄热除烦，降中有宣，以为君。

3. 灯心草

【性味】味甘、淡，性微寒。

【归经】入心、肺、小肠、膀胱经。

【功效主治】利水通淋，清心降火。《本草纲目》曰：降心火。《本草经疏》曰：灯心草，其质轻通，其性寒，味甘淡，故能通利小肠热气，下行从小便出，小肠为心之腑，故亦除心经热也。《西藏常用中草药》曰：清肺，降火，利尿。治心烦不寐。《药品化义》曰：灯心，气味俱轻，轻者上浮，专入心肺；性味俱淡，淡能利窍。使上部郁热下行，从小便而出。《本草述》曰：灯心草，降心火，通气，为此味专长。心火降，则肺气下行而气通，故曰泻肺。心主血，火降气通，则血和而水源畅矣。小肠以下水分穴，下合膀胱水腑，使气化出焉，故主五淋，利阴窍。阴窍，肝所主也，肺气降则肝气和而阴窍利矣。其治喉痹最捷者，降心火，下肺气，和血散气之义也。

【任老应用】任老常用单味灯心草治疗心烦、失眠等症，取得满意疗效。

4. 水牛角

【性味】味苦、咸，性寒。

【归经】入心、肝、脾、胃经。

【功效主治】水牛角属清热类药物，能清热、凉血、解毒。本品咸寒，专入血分，善清心、肝、胃三经之火而有凉血解毒之功。常配石膏，气营两清，祛热泻火。《子母秘录》记载用水牛角烧末治血上逆心，烦闷刺痛。

【任老应用】本药虽无泻心火方面的详细记载，但尊其归经、功效及临床应用，泻心火之功不言而明也。任老用药之奇、新、活，得以其看书之广、细、专也，令众晚辈不得不佩服。任老常用水牛角50g代替犀牛角，先煎30分钟，与黄连、芍药、丹皮同用治疗心火亢盛、血热妄行之紫斑、月经过多等出血、衄血等证。

5. 香薷

【性味】味辛、甘，性温。无毒。

【归经】入肺、胃、脾经。

【功效主治】多用于发汗解暑，行水散湿，温胃调中。《日华子本草》曰：

无毒，下气，除烦热。史书也有记载香薷能泻心火而除烦热，虽不多，但却实是有据可查。

【任老应用】任老常用此药泻心火，曾用香薷捣汁一二升服治疗心烦胁痛。可见名医名家之高，在于取其攻其不备之效也。

6. 莲子心

【性味】味苦，性寒。无毒。

【归经】入心、肺、肾三经。

【功效主治】清心，去热，止血，涩精。《本草纲目》言莲子心"清心去热"。《大明一统志》亦有同样记载。《医林纂要》曰：泻心，坚肾。《本草再新》曰：清心火，平肝火，泻脾火，降肺火。《温病条辨》曰：莲心，由心走肾，能使心火下通于肾，又回环上升，能使肾水上潮于心。有史料记载，乾隆皇帝每到避暑山庄总要用荷叶露珠炮制莲子心茶，以养心益智，调整元气，清心火与解毒。民间亦常用莲子心泡茶饮，有清心火、止遗精的作用，对心肾不交、阴虚火旺的失眠患者，食之最宜。《本草化义》亦指出：甘草，生用凉而泻火。两药合用，直泻心火，则烦躁可除，睡眠得安。

【任老应用】任老常用莲子心、夜交藤、柏子仁、酸枣仁、茯神治疗心经有热、烦躁失眠等证。

（六）开心窍药

1. 麝香

【性味】味苦、性温。无毒。

【归经】入心、脾、肝经。

【功效主治】有开窍、辟秽、通络、散瘀之功。主治中风、痰厥、惊痫、中恶烦闷、心腹暴痛、跌打损伤、痈疽肿毒。麝香被称为"百药之王"，一旦麝香消失，将造成270种传统急救中成药的停产，从而引发整个中成药精华部分的"雪崩"，那是中国中药业的一场大灾难。《本草纲目》云：……盖麝香走窜，能通诸窍之不利，开经络之壅遏。《医学入门》中谈"麝香，通关透窍，上达肌肉，内入骨髓……"。《疡科遗编》中用麝香、月石、牙皂、明矾、雄精共研匀制丸，用治痰迷心窍。

【任老应用】任老认为麝香辛温，气极香，走窜之性甚烈，有极强的开窍通闭醒神作用，为醒神回苏之要药，最宜闭证神昏，无论寒闭、热闭，用之皆效。任老用麝香0.1g温水冲服，治疗温病热陷心包，痰热蒙蔽心窍，小儿惊风及中风痰厥等热闭神昏。

2. 冰片

【性味】味辛、苦，微寒。

【归经】入心、肺经。

【功效主治】《本草纲目》曰：通诸窍，散郁火。缪希雍曰："冰片，其香为百药之冠。凡香气之甚者，其性必温热，李珣言温，元素言热是矣。气芳烈，味大辛，阳中之阳，升也散也，性善走窜开窍，无往不达，芳香之气，能辟一切邪恶，辛热之性，能散一切风湿，故主心腹邪气及风湿积聚也。"倪朱谟曰："冰片，开窍辟邪之药也，性善走窜，启发壅闭，开达诸窍，无往不通，然芳香之气能辟一切邪恶，辛烈之性能散一切风热。此药辛香芳烈，善散善通，为效极捷，一切卒暴气闭，痰结神昏之病，非此不能治也。"黄钰曰："冰片，辛温香烈，宣窍散气。凡一切风痰，诸中内闭等证，暂用以开闭搜邪。然辛香走窜之极，服之令人暴亡。"

【任老应用】任老临床遇热闭神昏者，与麝香、牛黄、黄连、郁金等配伍，以清热开窍。冰片亦可配伍天南星用于治疗热入心包、中风痰厥或惊痫等症见神志昏迷、牙关禁闭者。取其冰片苦辛性凉，开窍醒神、清热止痛，功擅通诸窍、散郁火、辟秽浊、去翳明目、清热消肿止痛。二者合用，其醒脑通窍、祛风开闭之功效更著。

3. 苏合香

【性味】味辛，性温。

【归经】归心、脾经。

【功效主治】能开窍、辟秽、止痛。《本草纲目》曰：气香窜，能通诸窍脏腑，故其功能辟一切不正之气。《玉楸药解》曰：入手太阴肺、足厥阴肝经。《本经逢原》曰：苏合香，聚诸香之气而成，能透诸窍脏，辟一切不正之气。"《本草备要》曰：走窜，通窍开郁，辟一切不正之气。

【任老应用】任老认为苏合香丸是"芳香温通"开窍剂的代表，可温通开窍、行气止痛。方中运用诸香药中醒脑力量最强的苏合香、安息香透窍开闭，诸药合力辛香通窍、温中行气，为醒脑之剂。但中病即止，不可久服，必要时可以重复服用。

（七）镇心神药

1. 朱砂

【性味】味甘，性微寒。有小毒。

【归经】入心经。

【功效主治】有清心镇惊，安神解毒之效。《神农本草经》曰：养精神，安魂魄。《药性论》曰：镇心，主抽风。《本草经疏》曰：丹砂，味甘微寒而无毒，盖指生砂而言也。《药性论》云：丹砂君，清镇少阴君火之药。安定神明，则精气自固。火不妄炎，则金木得平，而魂魄自定，气力自倍。《本草正言》曰：朱砂，入心可以安神而走血脉，入肺可以降气而走皮毛，入脾可逐痰涎而走肌肉，入肝可行血滞而走筋膜，入肾可逐水邪而走骨髓，或上或下，无处不到，故可以镇心逐痰，祛邪降火。清·叶仲坚曰："《经》曰：神气舍心，精神毕具。又曰：心者，生之本，神之舍也。且心为君主之官，主不明则精气乱，神太劳则魂魄散，所以痛痒不安，淫邪发梦，轻则惊悸征忡，重则痴妄癫狂耳。朱砂具光明之体，赤色通心，重能镇怯，寒能胜热，甘以生津，抑阴火浮游，以养上焦之元气，为安神之第一品。"朱砂甘寒质重，专入心经，寒能清热；重能镇怯。所以朱砂既可重镇安神，又能清心安神。临床用于心神不宁、心悸、失眠。《医学发明》中的朱砂安神丸镇心安神，泻火养心。明·吴昆对于此药言："忧愁思虑，则火起于心，心伤则神不安，故苦惊；心主血，心伤则血不足，故喜忘；心愈伤则忧愁思虑愈不能去，故夜不能寐。苦可以泻火，故用黄连；重可以镇心，故用朱砂。"

【任老应用】任老常与琥珀同用，朱砂 10g、琥珀 10g，共研末分 20 包，睡前 20 分钟温水冲服 1 包，治疗重症失眠。

2. 磁石

【性味】味辛咸，性平。无毒。

【归经】入肾、肝、肺经。

【功效主治】平肝潜阳，安神镇惊，聪耳明目，纳气平喘。此药色黑味咸，体重而降，重能安神镇惊，常与朱砂配合应用，以治各种心神不安的病症，亦常与茯神、酸枣仁、远志等养心安神之药同用。

【任老应用】任老根据《圣济总录》中的磁石炼水饮既可安神，亦可镇惊的论述，以平肝潜阳，常用于眩晕证；以安神镇静，用于失眠证。

3. 生铁落

【性味】味辛，性凉。

【归经】入肝、心经。

【功效主治】能镇潜浮躁之神气，使心有所主，故有镇惊安神之功效。

【任老应用】任老常用《素问》生铁落饮方治疗重症失眠以及癫、狂、痫等证，疗效显著。

（八）活心血药

1. 蒲黄

【性味】味甘、微辛，性平。

【归经】入肝、心、脾经。

【功效主治】蒲黄，专入血分，以治香之气，兼行气分。《本草纲目》曰：《本事方》云，有士人妻舌忽胀满口，不能出声，以蒲黄频掺，比晓乃愈。又《芝隐方》云，宋度宗，一夜忽舌肿满口，用蒲黄、干姜末等份，干渗而愈。据此二说，则蒲黄之凉血活血可证矣。盖舌乃心之外候，而手厥阴相火乃心之臣使，得干姜是阴阳能相济也。《本草汇言》曰：蒲黄，性凉而利膀胱之源，清小肠之气，故小便不通，前人所必用也。至于治血之方，血之上者可清，血之下者可利，血之滞者可行，血之行者可止。凡生用则性凉，行血而兼消；炒用则味涩，调血而且止也。

【任老应用】任老在临床实践中总结了经验方——理气化瘀汤，是治疗真心痛之验方。症见心区痞闷刺痛，气促，心悸，左肩胛臂内酸麻痛，痛极发厥，口唇爪甲青暗，舌红，两侧瘀斑，苔少或淡灰而腻，脉多沉涩，或结、促、代，或有雀啄之象。方中蒲黄、灵脂、三七活血化瘀，川楝子、青皮、沉香行气导滞，元胡活血而止痛，川芎活血养血，槐花、鹿衔草凉血而清热，葛根解肌通络。

2. 丹参

【性味】味苦，性微寒。

【归经】入心、肝经。

【功效主治】活血调经，祛瘀止痛，凉血消痈，清心除烦，养血安神。《本草纲目》曰：活血，通心包络。《本草汇言》曰：丹参，善治血分，去滞生新。《本草求真》曰：丹参，书载能入心包络破瘀一语，已尽丹参功效矣。《日华子本草》曰：养神定志，通利关脉。

【任老应用】任老根据《重庆堂随笔》中"丹参，降而行血，血热而滞者宜之……即使功同四物，则四物汤原治血分受病之药，并非补血之方，石顽先生已辨之矣。至补心之说，亦非如枸杞、龙眼，真能补心之虚者，以心藏神而主血，心火太动则神不安，丹参清血中之火，故能安神定志；神志安，则心得其益矣。"把丹参作为活血药之要药。

3. 苏木

【性味】味甘、咸，性平。

【归经】入心、肝、脾经。

【功效主治】《本草纲目》曰：苏枋木，少用则和血，多用则破血。《本草经疏》曰：苏枋木，凡积血与妇产后血胀闷欲死，无非心、肝二经为病，此药咸主入血，辛能走散，败浊瘀积之血行，则二经清宁，而诸证自愈。

【任老应用】任老取苏木入血行血、辛咸消散、软坚润下，能祛一切凝滞留结之血之功，临证时，常配丹参、延胡索、白芍、白屈菜、全蝎、桃仁等治心腹瘀痛，以活心血，止瘀痛，又常用于关节红肿疼痛。

4. 桃仁

【性味】味苦、甘，性平。

【归经】入心、肝、大肠经。

【功效主治】活血祛瘀，润肠通便，止咳平喘。《用药心法》曰：桃仁，苦以泄滞血，甘以生新血，故凝血须用。《本经逢原》曰：桃仁，为血瘀血闭之专药。苦以泄滞血，甘以生新血。毕竟破血之功居多，观《本经》主治可知。"

《本草经疏》曰：夫血者阴也，有形者也，周流夫一身者也，一有凝滞则为癥瘕，瘀血血闭，或妇人月水不通，或击扑损伤积血，及心下宿血坚痛，皆从足厥阴受病，以其为藏血之脏也。桃核仁苦能泄滞，辛能散结，甘温通行而缓肝，故主如上等证也。心下宿血去则气自下，咳逆自止。

【任老应用】任老常用桃红四物汤、补阳还五汤治疗血瘀引起的心病、中风病等。

（九）逐心瘀药

1. 水蛭

【性味】味咸、苦，性平。有毒。

【归经】入肝经。

【功效主治】本品气腥善行，入血破散。《神农本草经》谓其"主逐恶血、瘀血、月闭、破血消积聚……"。张仲景用其祛邪扶正，治疗"瘀血""水结"之症，显示了其独特的疗效。后世张锡纯赞此药"存瘀血而不伤新血，纯系水之精华生成，于气分丝毫无损，而血瘀默然于无形，真良药也"。《本草汇言》曰：水蛭，逐恶血、瘀血之药也。《汤液本草》曰：水蛭，苦走血，咸胜血，仲景抵当汤用虻虫、水蛭，咸苦以泄蓄血，故《经》云有故无殒也。该品苦降开泄，味咸入血，善破血分瘀滞而消肿，为作用强烈的破血逐瘀药，主治血瘀重症。对于本品虽无明确指出有逐心瘀之功，但其为虫类药，善走窜，可逐五脏之瘀。现代对于水蛭的研究也大有进展，尤其是抗凝血和抗血栓作用尤其突出。水蛭逐心瘀之效呼之即出。

【任老应用】任老常用水蛭单味药 10～20g 水煎，治疗心痛、厥心痛；与活血化瘀药同用，3～5g 研面冲服，治疗瘀血性中风。

2. 五灵脂

【性味】味苦、甘，性温。

【归经】入肝、脾经。

【功效主治】本品苦泄温通，"通利气脉"，"通则不痛"，故《本草经疏》谓之"血滞经脉，气不得行，攻刺疼痛等症，在所必用。"《本草衍义补遗》曰：能行血止血。治心腹冷气，妇人心痛，血气刺痛。《本草经疏》曰：五灵脂，其功长于破血行血，故凡瘀血停滞作痛，产后血晕，恶血冲心，少腹儿枕痛，留血经闭，瘀血心胃间作痛，血滞经脉，气不得行，攻刺疼痛等证，在所必用。《药品化义》曰：五灵脂，苦寒泄火，生用行血而不推荡，非若大黄之力迅而不守。以此通利血脉，使浊阴有归下之功。《太平惠民和剂局方》中有失笑散，主要用于心腹刺痛。方中五灵脂、蒲黄相须合用，活血祛瘀，通利血脉，而止瘀痛。用酽醋煎熬，取其活血脉、行药力，加强活血祛瘀止痛之效。古谓病此"心腹痛欲死"之人，服药后，"不觉诸症悉除，只可以一笑而置之矣"，故以失笑为名。

【任老应用】任老常用十九畏药，五灵脂与人参同用，治疗心痛、腹痛、胃脘痛等证。

3. 没药

【性味】味苦，性平。

【归经】入肝、脾、心、肾经。

【功效主治】散血去瘀，消肿定痛。《本草经疏》曰：没药味苦平无毒。然平应作辛，气应微寒。凡恶疮痔漏，皆因血热瘀滞而成，外受金刃及杖伤作疮，亦皆血肉受病。血肉伤则瘀而发热作痛，此药苦能泄，辛能散，寒能除热。水属阴，血亦属阴，以类相从，故能入血分，散瘀血。"《药性论》曰：主打扑损，心腹血瘀。《赤水玄珠》有没药散治血气不行，心腹疼痛记载。

【任老应用】任老常与乳香同用治疗心痛、腹痛、骨痛、关节痛。

4. 土鳖虫

【性味】味咸，性寒。有毒。

【归经】入心、肝、脾经。

【功效主治】本品咸寒入血软坚，故主心腹血积。《寿世新编》曰：治跌打损伤，瘀血攻心。本品为虫药，逐瘀血，善入心，力虽强，久不可用。

【任老应用】任老常用土鳖虫、水蛭、丹参、三棱、莪术治疗出血性中风，以达破血、化瘀、止血之功效。

（十）凉心血药

1. 紫草

【性味】味甘、咸，性寒。

【归经】归心、肝经。

【功效主治】本品凉血、活血、解毒透疹。《本草纲目》曰：紫草，其功长于凉血活血，利大小肠。《本草经疏》曰：紫草为凉血之要药，故主心腹邪热之气。《本草正义》曰：紫草，气味苦寒，而色紫入血，故清理血分之热。《素问·痿论》曰：心生身之血脉。《素问·六节脏象论》有"心者，……其充在血脉"，心的功能和血脉之间有不可分割的联系。心是推动血液运行的动力，脉管是血液运行的通道。故紫草凉心血之功不言而喻。

【任老应用】任老善用紫草治疗各种出血证，并常用于紫癜肾病。

2. 水牛角

【性味】是中药犀角的代用品，味苦、咸，性寒。

【归经】入心、肝、脾、胃经。

【功效主治】本品清热、凉血、定惊、解毒。专入血分，善清心、肝、胃三经之火而有凉血解毒之功，为治血热毒盛之要药。其清热凉血解毒之功与犀角相似而药力较缓，可作犀角的代用品，但用量较犀角为大。约为犀角10倍。心主血，又主神明，热入血分，一则热扰心神，致躁扰昏狂；二则热邪迫血妄行，致使血不循经，溢出脉外而发生吐血、衄血、便血、尿血等各部位之出血，离经之血留阻体内又可出现发斑、蓄血；三则血分热毒耗伤血中津液，血因津少而浓稠，运行涩滞，渐聚成瘀，故舌紫绛而干。此时不清其热则血不宁，不散其血则瘀不去，不滋其阴则火不熄，正如叶天士所谓"入血就恐耗血动血，直须凉血散血。"治当以清热解毒，凉血散瘀为法。方用犀角地黄汤，就是用苦咸寒之犀角为君，凉血清心而解热毒，使火平热降，毒解血宁。

【任老应用】任老以水牛角代替犀角，50g 先煎，治疗出血、瘀斑、月经过多、月经前期、崩漏；与羚羊角同用治疗心悸、昏睡、惊厥、中风热闭证；与羚羊角、朱砂同用常用于中风，醒神开窍；与安宫丸同用，治疗白细胞增高。

3. 童子尿

【性味归经】味咸，性寒。无毒。

【功效主治】元代名医朱震亨医案中记载："小便（童子尿）降火甚速。"童子尿性偏凉，据现有医书上记载，多作为药引之用。在古代医案中还有记载用童子尿治疗头痛、咽痛、腹痛、发热、肺痿咳嗽、痔疮等证。有直接饮用、煎煮后饮用、与药同煎服、作酒服、送药饮等，也还有古人遇急腹症和中暑昏厥时让童子坐腹溺其脐中的做法。

【任老应用】任老治疗少阴经病格阳于外，干呕而烦时，常用白通加人尿猪胆汁汤，疗效显著。

4. 生地

【性味】味甘，性寒。

【归经】入心、肝、肾经。

【功效主治】本品有清热凉血、益阴生津之功效。李时珍评价生地黄"服之百日面如桃花，三年轻身不老。"《本草衍义》曰：凉血补血。《液》云：手少阴，又为手太阳之剂，故钱氏泻丙火与木通同用，以导赤也。诸经之血热，与他药相随，亦能治之。《主治秘诀》云：性寒，味苦，气薄味厚，沉而降，阴也。其用有三：凉血，一也；除皮肤燥，二也；去诸湿涩，三也。又云：阴中微阳，酒浸上行。

【任老应用】任老常用此药于温热病热入营血，壮热神昏，口干舌绛。方常用清营汤。营气通于心，热扰心营，故本方以生地凉血养阴，使入营之邪透出气分而解，诸症自愈。常跟熟地、知母同用，达到凉心血、清心热之功，善治消渴。

（十一）化心痰药

1. 石菖蒲

【性味】味辛、苦，性温。

【归经】入心、胃经。

【功效主治】本品辛温行散，苦温除湿，主入心、胃二经，既能除痰利心窍，又能化湿以和中。《神农本草经》曰：主风寒湿痹，咳逆上气，开心孔，补五脏，通九窍，明耳目，出音声。《广西中草药》曰：治癫狂、惊痫、痰厥昏迷、胸腹胀闷或疼痛。《本草汇言》曰：石菖蒲，利气通窍，如因痰火二邪为眚，致气不顺、窍不通者，服之宜然。《本草正义》曰：菖蒲味辛气温，故主风寒湿邪之痹着。治咳逆上气者，以寒饮湿痰之壅塞膈上，气室不通者言之。辛能开泄，温胜湿寒，凡停痰积饮，湿浊蒙蔽，胸痹气滞，舌苔白腻垢秽或黄厚者，非此芬芳利窍，不能疏通，非肺胃燥咳及肾虚之咳逆上气可比。开心孔，补五脏者，亦以痰浊壅塞而言；荡涤邪秽，则九窍通灵，而脏气自得其补益，非温燥之物，能补五脏真阴也。而俗谓菖蒲能开心窍，及反以导引痰涎，直入心包，比之开门迎贼者，过矣。且清芬之气，能助人振刷精神，故使耳目聪明，九窍通利。

【任老应用】任老根据《重庆堂随笔》中"石菖蒲，舒心气、畅心神、怡心情、益心志，妙药也。清解药用之，赖以祛痰秽之浊而卫宫城，滋养药用之，借以宣心思之结而通神明。"常用石菖蒲、生姜共捣汁灌下，治痰迷心窍，疗效确切。

2. 郁金

【性味】味辛、苦，性寒。

【归经】入肝、心、肺经。

【功效主治】本品芳香透达，可升可降。《本草纲目》则言：入心及包络。《本草汇言》曰：郁金，清气化痰，散瘀血之药也。其性轻扬，能散郁滞，顺逆气，上达高巅，善行下焦，心、肺、肝、胃，气、血、火、痰，郁遏不行者最验。此药能降气，气降则火降，而痰与血，亦各循其所安之处而归原矣。

【任老应用】《普济本事方》中载有白金丸，白矾、郁金3：7比例为丸，任老亦常用此方治忧郁气结，痰涎上壅，癫痫痰多，口吐涎沫，痰涎阻塞包络、心窍所致癫狂证。方中白矾能化顽痰，郁金开郁散痰结，则痰去窍开，神清病愈。

3. 远志

【性味】味苦、辛，性温。

【归经】入心、肾、肺经。

【功效主治】本品具有安神益智、祛痰、消肿的功能。味辛通利，能利心窍、逐痰涎，故可用治痰阻心窍所致之癫痫抽搐，惊风发狂等症。《本草再新》曰：行气散郁，并善豁痰。《本草正义》曰：远志，味苦入心，气温行血，而芳香清冽，又能通行气分，其专主心经者。《滇南本草》曰：养心血，镇惊，宁心，散痰涎。《药品化义》曰：远志，味辛重大雄，入心开窍，宣散之药。

【任老应用】任老在临床上凡遇痰涎伏心，壅塞心窍，致心气实热，为昏聩神呆、语言謇涩，为睡卧不宁，为恍惚惊怖，为健忘，为梦魇，为小儿客忤，均以豁痰利窍，使心气开通，则善用远志，神魂自宁也。

（十二）渗心湿药

1. 木通

【性味】味苦，性微寒。

【归经】入心、小肠、膀胱经。

【功效主治】本品泻火行水，通利血脉。木通下行，泄小肠火，利小便，与琥珀同功，无他药可比。《本草纲目》曰：木通，上能通心清肺，治头痛，利九窍，下能泄湿热，利小便，通大肠，治遍身拘痛。《本经》及《别录》皆不言及利小便治淋之功，甄权、日华子辈始发扬之，盖其能泄心与小肠之火，则肺不受邪，能通水道，水源既清，则津液自化，而诸经之湿与热，皆由小便泄去，故古方导赤散用之。杨仁斋《直指方》言：人遍身胸腹隐热，疼痛拘急，足冷，皆是伏热伤血，血属于心，宜木通以通心窍，则经络流行也。《雷公炮制药性解》曰：木通利便，专泻小肠，宜疗五淋等症。其惊悸等症，虽属心经，而心与小肠相为表里，故并治之。《本草经疏》曰：木通，《本经》主除脾胃寒热者，以其通气利湿热也。其曰通利九窍血脉关节，以其味淡渗而气芬芳也。令人不忘者，心主记，心家之热去，则心清而不忘矣。《本草汇言》曰：木通，利九窍，除郁热，导小肠，治淋浊，定惊痫狂越，为心与小肠要剂。所以治惊之剂，多用木通，惊由心气郁故也，心郁既通，则小便自利，而惊痫狂越之病亦安矣。《药品化义》曰：木通，导脾胃积热下行，主治火泻、热泻，盖为利小肠火郁，行膀胱水闭，使水火分，则脾气自实也。且心移热于小肠而脏病由腑结，腑通则脏安。

【任老应用】任老临床，凡为惊病，由心气郁及嗜卧心烦者，以此直彻下行。古人立方，心火为邪，用木通导赤，肺火为邪，用桑皮泻白，良有深意也。任老用药总有出其不意之感。

2. 茯神

【性味】味甘、淡，性平。

【归经】归心、脾经。

【功效主治】《别录》谓：茯神平，其气味与性应是茯苓一体，茯苓入脾肾之用多，茯神入心之用多。《药性论》曰：主惊痫，安神定志，补劳乏；主心下急痛坚满，小肠不利。《本草纲目》曰：《神农本草》止言茯苓，《名医别录》始添茯神，而主治皆同。

【任老应用】任老治心病必用茯神，洁古张氏谓风眩心虚非茯神不能除，然茯苓未尝不治心病也。本品味甘、淡，性平缓，入心之用多，且有利水之功，故亦能从心而渗湿，水湿得运则小肠通。

3. 瞿麦

【性味】味苦，性寒。

【归经】归心、小肠经。

【功效主治】该品苦寒泄降，能清心与小肠火，导热下行，有利尿通淋之功，为治淋常用药。《本草备要》曰：降心火，利小肠，逐膀胱邪热，为治淋要药。有云："利小便，为君主之用。"《本草正言》曰：瞿麦，性滑利，能通小便，降阴火，除五淋，利血脉。《医略六书》言八正散中瞿麦清热利水道。

【任老应用】任老根据史料记载，临床上常与八正散。若心经虽有热而小肠虚者服之，则心热未退，而小肠别作病矣。料其意者，不过为心与小肠为传送，故用此入小肠药。瞿麦并不治心热。若心无大热，则当止治其心。若或制之不尽，须当求其属以衰之。用八正散者，其意如此。

4. 苦参

【性味】味苦，性寒。

【归经】归肝、肾、大肠、小肠、膀胱、心经。

【功效主治】《本草经百种录》曰：苦参，专治心经之火，与黄连功用相近。但黄连似去心脏之火为多，苦参似去心腑小肠之火为多，则以黄连之气味清，而苦参之气味浊也。按补中二字，亦取其苦以燥脾之义也。《珍珠囊》曰：去湿。

【任老应用】苦参渗心湿之说总觉稍有勉强，但中医讲整体观，任老运用中药亦是如此。常苦参与防风、蝉蜕同用，治疗湿热蕴结；与白僵蚕同用，治疗过敏性疾病。

（十三）解心毒药

1. 黄连

【性味】味苦，性寒。无毒。

【归经】归心、脾、胃、肝、胆、大肠经。

【功效主治】本品大苦、大寒，清热燥湿，泻火解毒。苦先入心，火必就燥。黄连苦燥，乃入心经。泻心脾，凉肝胆，清三焦，解热毒。《本草求真》曰：大泻心火实热。《本草乘雅》曰：苦寒凌冬，寒水之；有节色黄，中土之制，判为心之用药也。热气上炎，即以炎上作苦之品，异以人之，变易其性，以致和平。

【任老应用】任老认为黄连解心毒之功，力推黄连解毒汤。黄连解毒汤以黄连为君，泻火以解热毒，侧重于导三焦火热下行，黄连尤以上焦为主。

2. 山豆根

【性味】味苦，性寒。有毒。

【归经】归肺、胃经。

【功效主治】《本草经疏》曰：山豆根，甘所以和毒，寒所以除热，凡毒必热必辛，得清寒之气，甘苦之味，则诸毒自解，故为解毒清热之上药。《本草求真》曰：山豆根，功专泻心保肺，及降阴经火逆，解咽喉肿痛第一要药。缘少阴之脉，上循咽喉，咽喉虽处肺上，而肺逼近于心，故凡咽喉肿痛，多因心火挟其相火交炽，以致逼迫不宁耳。治常用此以降上逆之邪，俾火自上达下，而心气因尔以除。

【任老应用】任老认为本品苦降泄热，循咽喉，走经络，达心脉，解心毒。

3. 射干

【性味】味苦，性寒。

【归经】入肺、肝经。

【功效主治】《本草纲目》曰：射干，能降火，故古方治喉痹咽痛为要药。《本草经疏》曰：射干，苦能下泄，故善降；兼辛，故善散。

【任老应用】任老认为此又为一清热解毒、利咽喉之要药，咽喉为经脉循行之要冲。十二经脉中除手厥阴心包经和足太阳膀胱经外，其余经脉均或直接抵达咽喉，或于咽喉旁经过。至于督脉、任脉、冲脉等奇经，也分别循行于咽喉。借助众多经脉的作用，咽喉与全身的脏腑气血发生联系，维持着咽喉正常的生理功能。故解心毒之意，尽在其中。

三、脾病用药

（一）益脾补气药

1. 党参

【性味】味甘，性平。

【归经】入脾、肺经。

【炮制】除去杂质，洗净，润透，切厚片，干燥。

【功效主治】本品补中益气、生津、养血。用于脾肺虚弱，气短心悸，食少便溏，虚喘咳嗽，内热消渴等。《本草从新》曰：补中益气，和脾胃，除烦渴。《本草正义》曰：党参力能补脾养胃，润肺生津，健运中气，本与人参不甚相远。

【方剂】补中益气汤中党参补脾益气，为君药。健脾丸中党参与白术配伍共奏健脾益气之效。

【任老应用】任老在临床实践中常用补中益气汤来治疗气虚发热及中气下陷证，方中党参补中益气、升阳举陷。

2. 黄芪

【性味】味甘，性微温。

【归经】入肺、脾、肝、肾经。

【炮制】切片，生用或蜜炙用。

【功效主治】黄芪有益气固表、敛汗固脱、托疮生肌、利水消肿之功效。用于治疗气虚乏力，中气下陷，久泻脱肛，便血崩漏，表虚自汗，痈疽难溃，久溃不敛，血虚萎黄，内热消渴等。炙黄芪益气补中。《药品化义》曰：黄芪，性温能升阳，味甘淡，用蜜炒又能温中，主健脾，故内伤气虚，少用以佐人参，使补中益气，治脾虚泄泻，疟痢日久，吐衄肠血，诸久失血后，及痘疹惨白。《本草正义》曰：补益中土，温养脾胃，凡中气不振，脾土虚弱，清气下陷者最宜。《本草汇言》曰：黄芪，补肺健脾，实卫敛汗，祛风运毒之药也。

【方剂】补中益气汤中黄芪与党参、白术共奏健脾益气之效。芪术膏中黄芪与白术配伍健脾益气。黄芪建中汤中黄芪补中益气。

【任老应用】任老在痉病之气血亏虚证的治疗中用圣愈汤，方剂中黄芪补卫气。

3. 白术

【性味】味苦、甘，性温。

【归经】入脾、胃经。

【炮制】冬季采挖，除去泥沙，烘干或晒干，再除去须根。

【功效主治】本品健脾益气、燥湿利水、止汗、安胎。用于脾虚食少、腹胀泄泻、痰饮眩悸、水肿、自汗、胎动不安。《医学启源》记载：除湿益燥，和中益气，温中，去脾胃中湿，除胃热，强脾胃，进饮食，止渴，安胎。《本草汇言》曰：白术，乃扶植脾胃，散湿除痹，消食除痞之要药也。脾虚不健，术能补之，胃虚不纳，术能助之。《本草通玄》曰：白术，补脾胃之药，更无出其右者。《本草求真》曰：白术缘何专补脾气？盖以脾苦湿，急食苦以燥之，脾欲缓，急食甘以缓之；白术味苦而甘，既能燥湿实脾，复能缓脾生津。且其性最温，服则能以健食消谷，为脾脏补气第一要药也。

【方剂】补中益气汤中与党参、黄芪配伍共奏健脾益气之效。健脾丸中与党参、茯苓配伍健脾益气。

【任老应用】任老在薄厥之气逆神闭证的治疗中用苏合香丸，方中白术健脾和中；厥心痛之心脾两虚证用归脾汤，白术以补脾益气。

4. 扁豆

【性味】味甘，性平。

【归经】入脾、胃经。

【炮制】拣净杂质，置沸水中稍煮，至种皮鼓起、松软为度，捞出，浸入冷水中，脱去皮，晒干。

炒扁豆：取净扁豆仁，置锅内微炒至黄色，略带焦斑为度，取出放凉。

【功效主治】本品健脾和中，消暑化湿。治暑湿吐泻，脾虚呕逆，食少久泄，水停消渴，赤白带下，小儿疳积。《别录》曰：主和中下气。《滇南本草》曰：治脾胃虚弱，反胃冷吐，久泻不止，食积痞块，小儿疳疾。《会约医镜》曰：生用清暑养胃，炒用健脾止泻。

【方剂】参苓白术散中扁豆健脾化湿。

【任老应用】任老临床实践中常用参苓白术散来治疗脾虚湿盛证，方中扁豆助茯苓、白术健脾渗湿。

5. 大枣

【性味】味甘，性温。

【归经】入脾、胃经。

【炮制】晒干，生用或破开去核。

【功效主治】本品补中益气，养血安神。用于脾虚食少，乏力便溏，妇人脏躁。《本经》曰：主心腹邪气，安中养脾，助十二经。平胃气，通九窍，补少气、少津液，身中不足，大惊，四肢重，和百药。《别录》曰：补中益气，强力，除烦闷，疗心下悬，肠澼。李杲言："温以补脾经不足，甘以缓阴血，和阴阳，调营卫，生津液。"《本草再新》曰：补中益气，滋肾暖胃，治阴虚。

【方剂】归脾汤、平胃散中大枣健脾益气。

【任老应用】任老在临床实践中常用归脾汤来治疗心脾气血两虚及脾不统血证，方中大枣调和脾胃，以资化源。

6. 炙甘草

【性味】味甘，性平。

【归经】入心、肺、脾、胃经。

【炮制】切片，蜜炙。

【功效主治】本品补脾和胃，益气复脉。用于脾胃虚弱，倦怠乏力，心动悸，脉结代，可解附子毒。《本草汇言》曰：甘草，和中益气，补虚解毒之药也。健脾胃，固中气之虚羸，协阴阳，和不调之营卫。《本草通玄》曰：甘草，甘平之品，独入脾胃，李时珍曰能通入十二经者，非也。稼穑作甘，土之正味，故甘草为中宫补剂。《药品化义》曰：甘草，生用凉而泻火，主散表邪，消痈肿，利咽痛，解百药毒，除胃积热，去尿管痛，此甘凉除热之力也。炙用温而补中，主脾虚滑泻。

【方剂】完带汤中甘草健脾益气，调和诸药。炙甘草汤中炙甘草益心气、补脾气。

【任老应用】任老在痉病之虚风内动证的治疗中用大定风珠，方中炙甘草益气和中。

（二）升脾气药

1. 升麻

【性味】味辛、微甘，性微寒。

【归经】入肺、脾、胃、大肠经。

【炮制】除去杂质，略泡，洗净，润透，切厚片，干燥。

【功效主治】本品发表透疹、清热解毒、升举阳气。用于风热头痛，齿痛，口疮，咽喉肿痛，麻疹不透，阳毒发斑；脱肛，子宫脱垂。李杲言："升麻，发散阳明风邪，升胃中清气，又引甘温之药上升，以补卫气之散而实其表，故元气不足者，用此于阴中升阳。"《纲目》曰：升麻引阳明清气上行，柴胡引少阳清气上行，此乃禀赋素弱、元气虚馁及劳役饥饱、生冷内伤，脾胃引经最要药也。《本草正》曰：升麻，凡痈疽痘疹，阳虚不能起发及泻痢崩淋，梦遗脱肛，阳虚下陷之类，用佐补剂，皆所宜也。《本草正义》曰：升麻，其性质颇与柴胡相近，金、元以来亦恒与柴胡相辅并行，但柴胡宣发半表半里之少阳而疏解肝胆之抑遏；升麻宣发肌肉腠理之阳明而升举脾胃之郁结，其用甚近，而其主不同，最宜注意。

【方剂】补中益气汤中升麻升阳举陷，升提下陷中气。升陷汤中升麻升阳举陷。举元煎中升麻升阳举陷。

【任老应用】任老在临床实践中常用补中益气汤来治疗气虚发热及中气下陷证，方中升麻升阳举陷，提升下陷之中气。

2. 柴胡

【性味】味苦、辛，性微寒。

【归经】入肝、胆经。

【炮制】除去杂质及残茎，洗净，润透，切厚片，干燥。

【功效主治】透表泄热，疏肝解郁，升举阳气。治感冒发热、寒热往来、疟疾，肝郁气滞，胸肋胀痛，脱肛，子宫脱落，月经不调。《医学启源》曰：柴胡，少阳、厥阴引经药也。妇人产前产后必用之药也。善除本经头痛，非此药不能止。治心下痞，胸膈中痛……。引胃气上升，以发散表热。李杲曰："柴胡泻肝火，须用黄连佐之。欲上升则用根，酒浸；欲中及下降，则生用根。"《纲目》曰：劳有五劳，病在五脏。若劳在肝、胆、心及包络有热，或少阳经寒热者，则柴胡乃手足厥阴、少阳必用之药；劳在脾胃有热，或阳气下陷，则柴胡乃引消气退热必用之药。"《药品化义》曰：柴胡，性轻清，主升散，味微苦，主疏肝。若多用二、三钱，能祛散肌表。属足少阳胆经药，治寒热往来，疗疟疾，除潮热。若少用三、四分，能升提下陷，佐补中益气汤，提元气而左旋，升达参芪以补中气。

【方剂】补中益气汤中配伍升麻共奏升阳举陷之功。升陷汤中柴胡升阳举陷。举元煎中柴胡升阳举陷。

【任老应用】任老在薄厥之风火扰窍证治疗中用羚羊角汤，其中柴胡以疏解郁滞、透邪外达。急性胃痛中气滞证用柴胡舒肝散，其中柴胡以疏肝理气解郁。任老临床上常灵活应用小柴胡汤，辨证用药，得心应手，治疗多种疾病，多达30余种。

3. 葛根

【性味】味甘、辛，性凉。

【归经】入脾、胃经。

【炮制】用盐水、白矾水或淘米水浸泡，再用硫黄熏后晒干，色较白净。

【功效主治】升阳解肌，透疹止泻，除烦止渴。治伤寒、温热头痛项强，烦热消渴，泄泻，痢疾，斑疹不透，高血压，心绞痛，耳聋。李杲曰："干葛，其气轻浮，鼓舞胃气上行，生津液，又解肌热，治脾胃虚弱泄泻圣药也。"《本经逢原》：葛根轻浮，生用则升阳生津，熟用则鼓舞胃气，故治胃虚作渴，七味白术散用之。

【方剂】七味白术散中配伍党参、白术补气健脾。

【任老应用】任老根据《本草正义》之"葛根，气味皆薄，最能升发脾胃清阳之气"，常用葛根来升发脾胃清阳之气。亦用葛根与厚朴同用治疗阴虚燥热之消渴。

（三）健脾益气药

1. 砂仁

【性味】味辛，性温。

【归经】入脾、胃、肾经。

【炮制】晒干或低温干燥，用时打碎，生用。

【功效主治】化湿开胃，温脾止泻，理气安胎。用于湿浊中阻，脘痞不饥，脾胃虚寒，呕吐泄泻，妊娠恶阻，胎动不安。《本草汇言》曰：砂仁，温中和气之药也。若上焦之气梗逆而不下，下焦之气抑遏而不上，中焦之气凝聚而不舒，用砂仁治之，奏效最捷。《本草新编》曰：砂仁，止可为佐使，以行滞气，所用不可过多，用之补虚丸中绝佳，能辅诸补药，行气血于不滞也。补药味重，非佐之消食之药，未免过于滋益，反恐难于开胃，入之砂仁，以苏其脾胃之气，则补药尤能消化，而生精生气，更易之也。《纲目》曰：补肺醒脾，养胃益肾，理元气，通滞气。《医林纂要》曰：润肾，补肝，补命门，和脾胃，开郁结。

【方剂】主治气滞、妊娠恶阻及胎动不安。该品能行气和中而止呕安胎。若妊娠呕逆不能食，可单用，如缩砂散（《济生方》），或与苏梗、白术等配伍同用。若气血不足，胎动不安者，可与人参、白术、熟地等配伍，以益气养血安胎，如泰山磐石散（《古今医统》）。若脾胃虚弱之证，可配健脾益气之党参、白术、茯苓等，如香砂六君子汤（《和剂局方》）。

【任老应用】任老在临床实践中常用香砂六君子汤来治疗脾胃气虚，痰阻气滞证，方中砂仁助人参、白术、茯苓益气健脾。

2. 苍术

【性味】味辛、苦，性温。

【归经】入脾、胃、肝经。

【炮制】晒干，切厚片，生用或者麸炒用。

【功效主治】燥湿健脾，祛风散寒，明目。主湿困脾胃，倦怠嗜卧，脘痞腹胀，食欲不振，呕吐泄泻，痰饮，湿肿，表证夹湿，头身重痛，风湿痹证，肢节酸痛重着，痿躄。朱震亨曰："苍术治湿，上、中、下皆有可用。又能总解诸郁，痰、火、湿、食、气、血六郁，皆因传化失常，不得升降，病在中焦，故药必兼升降，将欲升之，必先降之，将欲降之，必先升之，故苍术为足阳明经药，气味辛烈，强胃健脾，发谷之气，能径入诸药，疏泄阳明之湿，通行敛涩，香附乃阴中快气之药，下气最速，一升一降，故郁散而平。"《珍珠囊》曰：能健胃安脾，诸湿肿非此不能除。

【方剂】平胃散中苍术健脾除湿，为君药。苍术芍药汤中苍术健脾渗湿。

【任老应用】任老在急性肾风之寒湿证的治疗中用胃苓汤，苍术以运脾化湿利水。

3. 白豆蔻

【性味】味辛，性温。

【归经】入肺、脾、胃经。

【炮制】拣净杂质，筛去皮屑，打碎，或剥去果壳，取仁打碎用。

【功效主治】化湿行气，温中止呕。行气，暖胃，消食，宽中。治气滞，食滞，胸闷，腹胀，噫气，噎膈，吐逆，反胃，疟疾。《开宝本草》曰：主积冷气，止吐逆，反胃，消谷下气。

【方剂】三仁汤中白豆蔻芳香化湿，行气宽中。

【任老应用】任老根据王好古之"补肺气，益脾胃，理元气"说，常在临床中用白豆蔻以补益脾胃。

4. 莲子肉

【性味】味甘，性微凉。无毒。

【归经】入脾、肾、心经。

【炮制】晒干，去心，生用。

【功效主治】清心醒脾，补脾止泻，养心安神，明目、补中养神，健脾补胃，止泻固精，益肾涩精止带，滋补元气。治心烦失眠，脾虚久泻，大便溏泄，久痢，腰疼，男子遗精，妇人赤白带下。还可预防早产、流产、孕妇腰酸。《纲目》曰：莲子味甘，气温而性涩，禀清芳之气，得稼穑之味，乃脾之果也。《玉楸药解》：莲子甘平，甚益脾胃，而固涩之性，最宜滑泄之家，遗精便溏，极有良效。

【方剂】参苓白术散中白豆蔻配伍人参、白术、茯苓健脾益气、涩肠止泻。

【任老应用】任老临床实践中常用参苓白术散来治疗脾虚湿盛证，方中莲子肉助人参、茯苓、白术健脾益气，兼能止泻。

（四）温中散寒药

1. 饴糖

【性味】味甘，性温。

【归经】入脾、胃、肺经。

【炮制】以米、大麦、小麦、粟或玉米等粮食经发酵糖化制成的糖类食品。又称饧、胶饴。有软、硬之分，软者为黄褐色黏稠液体；硬者系软饴糖经搅拌，混入空气后凝固而成，为多孔之黄白色糖块。药用以软饴糖为好。

【功效主治】缓中，补虚，生津，润燥。治劳倦伤脾，里急腹痛，肺燥咳嗽，吐血，口渴，咽痛，便秘。《长沙药解》曰：补脾精，化胃气，生津，养血，缓里急，止腹痛。《本草蒙筌》曰：和脾，润肺，止渴，消痰。

【任老应用】任老在临床实践中常用小建中汤来治疗中焦虚寒，肝脾不和证，方中饴糖温补中焦，缓急止痛。

2. 干姜

【性味】味辛，性热。

【归经】入脾、胃、心、肺经。

【炮制】除去杂质，略泡，洗净，润透，切厚片或块，干燥。

【功效主治】温中散寒，回阳通脉，燥湿消痰，温肺化饮。治脘腹冷痛，呕吐，泄泻，亡阳厥逆，寒饮喘咳，寒湿痹痛。《本经》曰：主胸满咳逆上气，温中，止血，出汗，逐风湿痹，肠澼下痢。生者尤良。王好古曰："主心下寒痞，目睛久亦。""经炮则温脾燥胃。"《长沙药解》曰：燥湿温中，行郁降浊，下冲逆，平咳嗽，提脱陷，止滑泄。

【方剂】小建中汤中饴糖温补中焦、缓急止痛，为君药。黄芪建中汤中饴糖温补中焦。大建中汤饴糖温补中焦。

【任老应用】任老在临床实践中总结的经验为急性胃痛之寒凝证中，用良附丸温中散寒、和胃止痛，寒重者加干姜以温散脾胃之寒。

3. 高良姜

【性味】味辛，性热。

【归经】入脾、胃经。

【炮制】夏末秋初采挖，除去须根及残留的鳞片，洗净，切段，晒干。可入药。

【功效主治】温胃散寒，消食止痛。用于脘腹冷痛，胃寒呕吐，嗳气吞酸。《本草汇言》曰：高良姜，祛寒湿、温脾胃之药也。《珍珠囊》曰：温通脾胃。《本草求真》曰：良姜，同姜、附则能入胃散寒。

【方剂】二姜丸中高良姜与炮姜配伍温中散寒止痛。良附丸中高良姜与香附同用温中理气。治卒心腹绞痛如刺，两胁支满，烦闷不可忍。

【任老应用】任老在急性胃痛之寒凝证的治疗中，用良附丸温中散寒、和胃止痛，方中高良姜既能温补脾胃，又能散去脾胃之寒。

4. 吴茱萸

【性味】味辛、苦，性热。有小毒。

【归经】入肝、脾、胃、肾经。

【炮制】吴茱萸：除去杂质。

制吴茱萸：取甘草捣碎，加适量水，煎汤，去渣，加入净吴茱萸，闷润吸尽后，炒至微干，取出，晒干。每100kg吴茱萸，用甘草6kg。

【功效主治】散寒止痛，降逆止呕，助阳止泻。用于厥阴头痛，寒疝腹痛，寒湿脚气，痛经，经行腹痛，脘腹胀痛，呕吐吞酸，五更泄泻，外治口疮、高血压。《本经》曰：主温中下气，止痛，咳逆寒热，除湿血痹，逐风邪，开腠理。《别录》曰：主痰冷，腹内绞痛，诸冷实不消，中恶，心腹痛，逆气，利五脏。《药性论》曰：主心腹疾，积冷，心下结气，疰心痛；治霍乱转筋，胃中冷气，吐泻腹痛不可胜忍者；疗遍身顽痹，冷食不消，利大肠拥气。

【方剂】吴茱萸汤中吴茱萸、生姜温中散寒止痛，为君药。温经汤中吴茱萸温经散寒、健脾益气。

【任老应用】

（1）任老在临床实践中常用吴茱萸汤来治疗肝胃虚寒，浊阴上逆证，方中吴茱萸味辛苦而性热，既能温脾胃暖肝以祛寒，又能和胃降逆止呕。

（2）常同炮附子、透骨草、怀牛膝、急性子、青葙子、罗布麻共用，水煎外用浴足以降血压。

（五）燥脾湿药

1. 苍术

【性味】味辛、苦，性温。

【归经】入脾、胃、肝经。

【炮制】晒干，切厚片，生用或者麸炒用。

【功效主治】燥湿健脾，祛风散寒，明目。用于脘腹胀满，泄泻水肿，脚气痿躄，风湿痹痛，风寒感冒，夜盲。《本草纲目》曰：治湿痰留饮，或挟瘀血成窠囊，及脾湿下流，浊沥带下，滑泻肠风。《玉楸药解》曰：燥土利水，泄饮消痰，行瘀，开郁，去漏，化癖，除症，理吞酸去腐，辟山川瘴疠，回筋骨之痿软，清溲溺之混浊。《本草求原》曰：止水泻飧泄，伤食暑泻，脾湿下血。《医学启源》曰：苍术，主治与白术同，若除上湿发汗，功最大，若补中焦除湿，力少。朱震亨曰："苍术治湿，上、中、下皆有可用。"

【方剂】平胃散中苍术健脾渗湿，为君药。苍术膏中苍术渗脾经湿气。

【任老应用】任老在急性肾风之寒湿证的治疗中用胃苓汤，方中苍术运脾化湿利水。

2. 藿香

【性味】味辛，性微温。

【归经】入肺、脾、胃经。

【炮制】切断，生用。

【功效主治】祛暑解表，化湿和胃。用于夏令感冒，寒热头痛，胸脘痞闷，呕吐泄泻，妊娠呕吐，鼻渊，手、足癣。《本草述》曰：散寒湿、暑湿、郁热、湿热。治外感寒邪，内伤饮食，或饮食伤冷湿滞，山风瘴气，不伏水土，寒热作疟等症。《本草正义》曰：藿香，清分微温，善理中州湿浊痰涎，为醒脾快胃，振动消阳妙品。凡芳香行气，醒脾胜湿诸芳草，皆有同情，不仅藿香、木香一类为然也。《本草再新》曰：解表散邪，利湿除风，清热止渴。治呕吐霍乱，疟，痢，疮疥。可治喉痹，化痰、止咳嗽。

【方剂】不换金正气散中藿香与苍术、厚朴同用醒脾化湿。六和汤中藿香渗利脾湿。

【任老应用】任老在暴吐之风寒犯胃证的治疗中，用藿香正气散以辛温疏表、和胃降逆，方中藿香化湿解表，常与竹茹、半夏同用治疗水毒蓄积，浊毒内蕴之水毒证。症见浮肿，恶心呕吐，乏力，头晕，口咸或黏，舌苔白腻或黄腻而垢。

3. 甘松

【性味】味辛、甘，性温。

【归经】入脾、胃经。

【炮制】除去茎及细根，晒干或阴干。

【功效主治】行气止痛，开郁醒脾。外用祛湿消肿。用于中焦寒凝气滞，脾胃不和，食欲不振，呕吐，外用治牙痛。《纲目》曰：甘松，芳香能开脾郁，少加入脾胃药中，甚醒脾气。

【方剂】松香丸中甘松醒脾渗湿。

【任老应用】任老根据《本草汇言》之"甘松，醒脾畅胃之药也"，在临床实践中常用甘松来醒脾化湿和胃。

4. 大蒜

【性味】味辛，性温。

【归经】入脾、胃、肺经。

【炮制】通风晾干或烘烤至外皮干燥。

【功效主治】解毒杀虫，消肿止痛，止泻止痢，治肺，驱虫，此外还有温脾暖胃的作用。治痈疽肿毒，白疕癣疮，痢疾泄泻，肺痨顿咳，蛔虫蛲虫，饮食积滞，脘腹冷痛，水肿胀满。

【任老应用】任老常用于防治外感，提倡平日要多食用大蒜。临床上多用于治疗咳嗽、腹泻、虫积后期。任老还专门致力于研究大蒜油，常用于外科疾病，如痈疽。将大蒜捣碎后，用量5～10g，内服用于鼻渊、头痛、风湿痛。任老反复强调不能生用，要反复炮制。

5. 半夏

【性味】味辛，性温。

【归经】入脾、胃、肺经。

【炮制】生半夏：半夏拣去杂质，筛去灰屑。

法半夏：取净半夏，用凉水浸漂，避免日晒，根据其产地质量及其颗粒大小，斟酌调整浸泡日数。

姜半夏：取拣净的半夏，照上述"法半夏"项下的方法浸泡至口尝稍有麻辣感后，另取生姜切片煎汤，加白矾与半夏共煮透，取出，晾至六成干。

清半夏：取拣净的半夏，照上述"法半夏"项下的方法浸泡至口尝稍有麻辣感后，加白矾与水共煮透，取出，晾至六成干，闷润后切片，晾干。

【功效主治】燥湿化痰。用于痰多咳喘，痰饮眩悸，风痰眩晕，痰厥头痛。《药性论》曰：消痰涎，开胃健脾，止呕吐，去胸中痰满，下肺气，主咳结。《医学启源》曰：治寒痰及形寒饮冷伤肺而咳，大和胃气，除胃寒，进饮食。治太阳痰厥头痛，非此不能除。《主治秘要》云：燥胃湿，化痰，益脾胃气，消肿散结，除胸中痰涎。

【方剂】二陈汤中半夏与陈皮、茯苓配伍燥脾湿。半夏白术天麻汤中与白术同用健脾化痰。

【任老应用】任老在卒中风之中经络中风痰瘀血、痹阻经脉证的治疗中，用星蒌抵挡汤，方中用清半夏化痰通络。在头眩之痰瘀阻络证中，用化痰通瘀平逆汤，方中清半夏清化痰热。

（六）消脾积药

1. 阿魏

【性味】味苦、辛，性温。

【归经】入肾、胃经。

【炮制】拣去杂质，切成小块。

【功效主治】消积，散痞，杀虫。用于肉食积滞，瘀血癥瘕，腹中痞块，虫积腹痛。朱震亨曰："消肉积。"

【方剂】阿魏丸中阿魏消食积、气积、肉积。

【任老应用】任老根据《唐本草》之"主杀诸小虫，去臭气，破癥积，下恶气。"在临床中常用阿魏来消脾胃之积。

2. 苍耳子

【性味】味苦、甘、辛，性温。小毒。

【归经】入肺、肝经。

【炮制】苍耳子：取原药材，除去杂质。用时捣碎。

炒苍耳子：取苍耳子，置预热炒制容器内，用中火加热，炒至表面深黄色刺焦，内部浅黄色时取出，晾凉，碾去刺，筛净。用时捣碎。

【功效主治】散风寒，通鼻窍，祛风湿，止痒。治鼻渊，风寒头痛，风湿痹痛，风疹，湿疹，疥癣。《本草汇言》曰：苍耳实，通巅顶，去风湿之药也。甘能益血，苦能燥湿，温能通畅，故上中下一身风湿众病不可缺也。《本草正义》曰：苍耳子，温和疏达，流利关节，宣通脉络，遍及孔窍肌肤而不偏干燥烈，乃主治风寒湿三气痹著之最有力而驯良者。又独能上达巅顶，疏通脑户之风寒，为头风病之要药。而无辛香走窜，升泄过度，耗散正气之虑。以视细辛、羌活等味，功用近似，而异其态度；即例以川芎、白芷等物之以气为胜者，犹难同日而语，但和缓有余，恐未易克日奏功耳。

【任老应用】任老常用于治疗风湿痛、头痛、鼻渊、湿疹、疥癣、外感等证。

3. 皂矾

【性味】味酸、涩，性寒。无毒。

【归经】入肺、肝、脾、大肠经。

【功效主治】燥湿杀虫，补血消积，解毒敛疮。主血虚萎黄，疳积，腹胀痞满，肠风便血，疮疡溃烂，喉痹口疮，烂弦风眼，疥癣瘙痒。《医学入门》曰：消水肿黄疸，小儿疳积，治甲疽肿痛出水。《纲目》曰：既能入血分伐木，又能燥湿化涎，利小便，消食积。

【方剂】牙皂（三钱，切碎炒研细末），白矾（三钱，生研），真干蟾酥（一两，切片，火酒化和丸如绿豆大），麝香（三分，和入）。每服一丸，以葱白裹药，黄酒送服，势重者，每日服二次。此药每次只可服一粒，如服二粒，恐致呕吐，慎之慎之！治大毒初起，疔疮走黄，黑陷昏愦呕恶之症。

【任老应用】常用于小儿疳积、食积、便血以及舌疮。

（七）消脾滞药

1. 厚朴

【性味】味苦、辛，性温。

【归经】入脾、胃、大肠经。

【炮制】用水浸泡，润透后刮去粗皮，洗净，切丝，晾干。

【功效主治】行气消积，燥湿除满，降逆平喘。治食积气滞，腹胀便秘，湿阻中焦，脘痞吐泻，痰壅气逆，胸满喘咳。《本经》谓：消痰下气者是也。朱震亨曰："厚朴，气药也。温而能散，消胃中之实也。厚朴能治腹胀，因其味辛以提其气。"《别录》曰：又主温中、消痰、下气。《本草汇言》曰：厚朴，宽中化滞，平胃气之药也。凡气滞于中，郁而不散，食积于胃，羁而不行，或湿郁积而不去，湿痰聚而不清，用厚朴之温可以燥湿，辛可以清痰，苦可以下气也。

【方剂】厚朴三物汤中厚朴与大黄、枳实同用消脾胃之积滞。大承气汤中厚朴消积导滞。厚朴温中汤中厚朴消脾胃之气滞。

【任老应用】任老根据《药性论》中"主疗积年冷气，腹内雷鸣，虚吼，宿食不消"，用厚朴来消除大肠之积滞。任老还灵活应用达原饮，方中厚朴与槟榔、草果共用治疗消渴肾病。

2. 山楂

【性味】味酸、甘，性微温。

【归经】入脾、胃、肝经。

【炮制】原药材，除去杂质及脱落的核和果柄。

【功效主治】消食健胃，活血化瘀，收敛止痢。治肉积痰饮，痞满吞酸，泻痢肠风，腰痛疝气，产后儿枕痛，恶露不尽，小儿乳食停滞等。朱震亨曰："山楂，大能克化饮食。若胃中无食积，脾虚不能运化，不思食者，多服之，反克伐脾胃生发之气也。"《本草经疏》曰：山楂，《本经》云：味酸，气冷。然观其能消食积，行瘀血，则气非冷矣。《本草通玄》曰：山楂，味中和，消油垢之积，故幼科用之最宜。《本草求真》曰：山楂，所谓健脾者，因其脾有食积，用此酸咸之味，以为消磨，俾食行而痰消，气破而泄化，谓之为健，止属消导之健矣。《纲目》曰：化饮食，消肉积、癥瘕、痰饮痞满吞酸、滞血痛胀。

【方剂】健脾丸中山楂与神曲、麦芽共同消食和胃，除已停之积。保和丸中山楂为君，消一切饮食积滞，长于消肉食油腻之积。大山楂丸中山楂消食化积。大和中饮中山楂配伍陈皮、枳实等以行气消食化积。

【任老应用】任老在临床实践中总结的经验为：急性胃痛之食积证中，用保和丸以消食导滞、和胃止痛，方中山楂善消油腻肉质。

3. 枳实

【性味】味苦、辛，性寒。

【归经】入脾、胃、肝、心经。

【炮制】拣净杂质，用水浸泡至八成透，捞出，润至内无硬心，切片，晾干。

【功效主治】积滞内停，痞满胀痛，大便秘结，泻痢后重，结胸，胃下垂，子宫脱垂，脱肛。《用药心法》曰：枳实，洁古用去脾经积血，故能去心下痞，脾无积血，则心下不痞。《汤液本草》曰：枳实，益气则佐之以人参、干姜、白术；破气则佐之以大黄、牵牛、芒硝；此《本经》所以言益气而复言消痞也。非白术不能去湿，非枳实不能除痞。壳主高而实主下，高者主气，下者主血，主气者在胸膈，主血者在心腹。《本草衍义补遗》曰：枳实泻痰，能冲墙倒壁，滑窍泻气之药也。

【方剂】小承气汤中枳实行气消痞。枳术丸中枳实健脾消痞。枳实导滞丸中枳实行气消积，除脘腹之胀满。枳实消痞丸中枳实行气消痞，为君药。任老在卒中风中脏腑之痰湿蒙塞心神证的治疗中用涤痰汤，方中枳实行气导滞。

【任老应用】常与小柴胡汤合用治疗水毒证。

4. 陈皮

【性味】味辛、苦，性温。

【归经】入脾、胃、肺经。

【炮制】晒干或低温干燥，切丝用。

【功效主治】理气健脾，调中，燥湿，化痰。主治脾胃气滞之脘腹胀满或疼痛、消化不良，湿浊阻中之胸闷腹胀、纳呆便溏，痰湿壅肺之咳嗽气喘。《本草经疏》曰：辛能散，苦能泻，温能通行，则逆气下，呕嗽止。脾为运动磨物之脏，气滞则不能消化水谷，为吐逆、霍乱、泄泻等证，苦温能凿脾家之湿，使滞气运行，诸证自疗矣。《本草汇言》曰：味辛善散，故能开气；胃苦开泄，故能行痰；其气温平，善于通达，故能止呕、止咳，健脾和胃者也。东垣曰："夫人以脾胃为主，而治病以调气为先，如欲调气健脾者，橘皮之功居其首焉。"《日用本草》曰：能散能泻，能温能补，能消膈气，化痰涎，和脾止嗽，通五淋。

【方剂】平胃散中陈皮助苍术、厚朴以理气和胃，燥湿醒脾。异功散中陈皮益气健脾，行气化滞。痛泻药方中陈皮理气燥湿，醒脾和胃。

【任老应用】任老在卒中风中脏腑之痰湿蒙塞心神证的治疗中用涤痰汤，方中陈皮燥湿化痰。

5. 莱菔子

【性味】味辛、甘，性平。

【归经】入肺、脾、胃经。

【炮制】晒干，生用或炒用，用时捣碎。

【功效主治】消食除胀，降气化痰。用于饮食停滞，脘腹胀痛，大便秘结，积滞泻痢，痰壅喘咳。入脾、胃、肺经，能消食除胀，功效显著，有"冲墙倒壁"之称。《医林纂要》曰：生用，吐风痰，宽胸膈，托疮疹；熟用，下气消痰，攻坚积，疗后重。《医学衷中参西录》曰：莱菔子，无论或生或炒，皆能顺气开郁，消胀除满，此乃化气之品，非破气之品。

【方剂】保和丸中莱菔子下气消食除胀，长于消谷面之积。大安丸中莱菔子消食化积，行气除胀。

【任老应用】任老在临床治疗急性胃痛之食积证中，用保和丸以消食导滞、和胃止痛，方中莱菔子能消面食积滞。还可与天麻钩藤饮同用治疗眩晕、头痛等。

（八）解脾毒药

1. 白矾

【性味】味酸涩，性寒。无毒。

【归经】入肺、脾、肝、大肠、膀胱经。

【炮制】矿物质中药，捣碎，生用或煅用。

【功效主治】消痰，燥湿，止泻，止血，解毒，杀虫。治癫痫，喉痹，久涎壅甚，肝炎，黄疸，黄肿，胃、十二指肠溃疡，子宫脱垂，白带，泻痢，衄血，口舌生疮，疮痔疥癣，水、火、虫伤。《本草经疏》曰：矾石，味酸气寒而无毒，其性燥急收涩，解毒除热坠浊。《医林纂要》曰：生用解毒，煅用生肌却水。《本草经疏》曰：矾石，味酸气寒而无毒，其性燥急收涩，解毒除热坠浊。

【方剂】二味拔毒散中白矾解毒杀虫，收湿止痒。玉关丸中白矾收敛止血，涩肠止泻。白金丸中白矾涌吐痰涎，祛痰开闭。

【任老应用】任老认为矾石之用有四：吐利风热之痰涎，取其酸苦涌泄也；治诸血痛，脱肛，阴挺，疮疡，取其酸涩而收也；治痰饮，泄痢，崩、带、风眼，取其收而燥湿也；治喉痹痈疽，蛇虫伤螫，取其解毒也。

2. 地龙

【性味】味咸，性寒。

【归经】入肝、脾、膀胱经。

【炮制】除去内脏及泥沙，洗净，晒干或低温干燥。

【功效主治】清热，镇痉，利尿，解毒。治热病惊狂，小儿惊风，咳喘，头痛目赤，咽喉肿痛，小便不通、风湿关节疼痛，半身不遂等症。外用涂丹毒、漆疮等症。

【方剂】小活络丹中地龙通经活络。补阳还五汤中地龙通经活络，力专善走，周行全身。

【任老应用】临床上任老常用补阳还五汤治疗中风，并善于与黄芪配伍。

3. 射干

【性味】味苦，性寒。

【归经】入肺、肝经。

【炮制】除去杂质，洗净，润透，切薄片，干燥。

【功效主治】清热解毒，利咽喉，消痰涎。用于感受风热，或痰热壅盛所致的咽喉肿痛，咳嗽气喘等症。《日华子本草》曰：消痰，破癥结、胸膈满、腹胀、气喘、痃癖，开胃下食，消肿毒，镇肝明目。"《滇南本草》曰：治咽喉肿痛、咽闭喉风、乳蛾、疟腮红肿、牙根肿烂、攻散疮痈一切热毒等症。

【方剂】射干麻黄汤中射干祛痰利肺，止咳平喘。射干兜铃汤中射干清肺祛痰。

【任老应用】任老常用射干麻黄汤，治疗咽喉疼痛及外感咳嗽。

四、肺病用药

肺居胸腔，在诸脏腑中，其位最高，故称"华盖"。肺叶娇嫩，不耐寒热，易被邪侵，故又称"娇脏"。肺与大肠相为表里。其主要生理功能有：肺主气、司呼吸，肺主宣发和肃降，肺主通调水道。肺开窍于鼻，在体合皮，其华在毛。

（一）补肺气药

1. 黄芪

【性味】味甘，性微温。

【归经】入肺、脾、肝、肾经。

【功效主治】《本草新编》曰：补肺益气、固表，托毒排脓，利尿，生肌。《医学启源》曰：治虚劳自寒（"寒"一作"汗"），补肺气，实皮毛，泻肺中火，脉弦自汗，善治脾胃虚弱，内托阴证疮疡必用之药。李杲曰："《灵枢》云，卫气者，所以温分肉而充皮肤，肥腠理而司开合。黄芪既补三焦，实卫气，与桂同功，特比桂甘平，不辛热为异耳。但桂则通血脉，能破血而实卫气，芪则益气也。又黄芪与人参、甘草三味，为除燥热、肌热之圣药。脾胃一虚，肺气先绝，必用黄芪温分肉、益皮毛、实腠理，不令汗出，以益元气而补三焦。"《汤液本草》曰：黄芪，治气虚盗汗并自汗，即皮表之药，又治肤痛，则表药可知。又治咯血，柔脾胃，是为中州药也。又治伤寒尺脉不至，又补肾脏元气，为里药。是上中下内外三焦之药。《本草汇言》曰：黄芪，补肺健脾，实卫敛汗，祛风运毒之药也。故阳虚之人，自汗频来，乃表虚而腠理不密也，黄芪可以实卫而敛汗；伤寒之证，行发表而邪汗不出，乃里虚而正气内乏也，黄芪可以济津以助汗；贼风之痾，偏中血脉，而手足不随者，黄芪可以荣筋骨；痈疡之脓血内溃，阳气虚而不愈者，黄芪可以生肌肉；又阴疮不能起发，阳气虚而不溃者，黄芪可以托脓毒。

【任老应用】任老预防感冒常用玉屏风散，老年气虚感冒黄芪用到50g。治疗肺气虚衰的患者时常用参桂鹿茸汤，方中黄芪有补气升阳的功效。用补阳还五汤治疗中风、中风后遗症、痿证、重症肌无力等。

2. 蛤蚧

【性味】味咸，性平。

【归经】入肺、肾经。

【功效主治】补肺益肾，纳气平喘，助阳益精。《海药本草》曰：疗折伤，主肺痿上气，咯血咳嗽。《日华子本草》曰：治肺气，止嗽，并通月经，下石淋及治血。《开宝本草》曰：主久肺痨，疗咳嗽，下淋沥，通水道。《本草衍义》曰：补肺虚劳嗽有功。《纲目》曰：补肺气，益精血，定喘止嗽，疗肺痈消渴，助阳道。昔人言补可去弱，人参、羊肉之属。蛤蚧补肺气，定喘止渴，功同人参，益阴血，助精扶赢，功同羊肉。近世治劳损痿弱，许叔微治消渴，皆用之，俱取其滋补也。刘纯云："气液衰，阴血竭者宜用之。"何大英云："定喘止嗽，莫佳于此。"《本草经疏》曰：蛤蚧，其主久肺劳咳嗽、淋沥者，皆肺肾为病，劳极则肺肾虚而生热，故外邪易侵，内证兼发也。蛤蚧属阴，能补水之上源，则肺肾皆得所养，而劳热咳嗽自除；肺朝百脉，通调水道，下输膀胱。肺气清，故淋沥水道自通也。

【现代研究】蛤蚧体、尾的乙醇提取物肌肉注射，能增强血清中溶菌酶活性和提高抗体效价，并可提高小鼠淋巴细胞转化率，还可显著提高小鼠碳粒廓清速率；增强网状内皮系统功能；增加抗体形成。

【任老应用】任老常用此药治疗慢性支气管炎、支气管扩张等证属虚喘而兼痰热者。主要的方剂有人参蛤蚧散，本方治证属肺肾虚衰，痰热内蕴，气逆不降。久病不已，肺虚不降，肾虚不纳，故喘咳俱甚；痰热阻肺，故咯痰色黄且稠，胸中痰热，甚则损伤血络，以致咳吐脓血。方中蛤蚧有补肺纳肾，定喘止咳的作用。

3. 人参

【性味】味甘、微苦，性温。

【归经】入肺、脾、心经。

【功效主治】大补元气，固脱生津，安神。《本经》曰：主补五脏，安精神，止惊悸，除邪气，明目，开心益智。《药性论》曰：消胸中痰，主肺痿吐脓及痫疾，冷气逆上，伤寒不下食，患人虚而多梦纷纭，加而用之。《医学启源》曰：治脾胃阳气不足及肺气促，短气、少气，补中缓中，泻肺脾胃中火邪。补元气，止泻，生津液。《滇南本草》曰：治阴阳不足，肺气虚弱。总之，该品为补肺要药，可改善短气喘促、懒言声微等肺气虚衰症状。治肺气咳喘、痰多者，常与五味子、苏子、杏仁等药同用，如补肺汤。

【任老应用】任老认为正虚则卫外功能减弱，易受外邪之侵袭。所以治疗肺衰重用人参以补正气，常用方有参桂鹿茸汤、生脉饮、参麦注射液。常用于阴阳双补，双向调节。

(二) 滋肺阴药

1. 麦门冬

【性味】味甘、微苦，性寒。

【归经】入肺、胃、心经。

【功效主治】养阴润肺，清心除烦，益胃生津。主治肺燥干咳，吐血，咯血，肺痿，肺痈，阴虚劳嗽。《本草衍义》曰：治心肺虚热。《珍珠囊》曰：治肺中伏火，生脉保神。《别录》曰：疗身重目黄，心下支满，虚劳客热，口干燥渴，止呕吐，愈痿蹶，强阴益精，消谷调中，保神，定肺气，安五脏，令人肥健。《本草衍义》曰：治心肺虚热。《珍珠囊》曰：治肺中伏火，生脉保神。

【配伍】

(1) 配元参，一清一滋，金水相生，养阴润肺，生津止渴，用治小儿阴伤咳嗽，不食，苔花剥者有效。

（2）配半夏，止咳降逆，生津益胃之功悉具，宜于肺胃阴伤，气火上炎，咳吐涎沫咽干而渴等症。

（3）配五味子，酸甘化阴，守阴所以留阳，阳留汗自止。功能养阴敛汗，用治阴虚汗多，心悸，肺虚久咳，少痰或痰黏不爽等。

（4）配沙参，肺胃同治，具有清肺凉胃，养阴生津之良好效用，用于阴虚肺燥或热伤肺阴所致的干咳少痰，咽喉干燥等症。

【任老应用】任老在《中医急诊学》中治疗肺衰（外伤气托证），方药以桃仁承气汤合生脉饮，行通腑逐瘀、益气救肺之功。方中麦冬甘寒，清热养阴。

2. 人乳

【性味】味甘、咸，性平。

【归经】入肺、心、胃经。

【功效主治】润肺养阴，除烦止咳，补血，润燥。《本草通玄》曰：补真阴。《本草再新》曰：补心益智，润肺养阴，除烦止渴，清热利水，止虚劳咳嗽，治眼目昏红。

【任老应用】任老主张婴儿当用人乳调服中药，因婴儿时期各脏腑娇嫩，人乳补益诸脏。

3. 阿胶

【性味】味甘，性平。

【归经】入肺、肝、肾经。

【功效主治】滋阴润肺止咳，补血，止血。《纲目》曰：虚劳咳嗽喘急，肺痿唾脓血及痈疽肿毒。和血滋阴，除风润燥，化痰清肺，利小便，调大肠。阿胶能清肺益阴而治诸证。陈自明云："补虚用牛皮胶，去风用驴皮胶"。成无己云："阴不足者，补之以味，阿胶之甘，以补阴血"。杨士瀛云："凡治喘嗽，不论肺虚、肺实，可下可温，须用阿胶以安肺润肺，其性和平，为肺经要药。小儿惊风后瞳仁不正者，以阿胶倍人参煎服最良，阿胶育神，人参益气也。又痢疾多因伤暑伏热而成，阿胶乃大肠之要药，有热毒留滞者，则能疏导，无热毒留滞者，则能平安。数说足以发明阿胶之蕴矣。"中医认为心主血，心的功能需要血的充养。阿胶为补血要药，经常服用阿胶，可以增强心功能。

【现代研究】阿胶是补肺要药。现代有人用内毒素休克狗做实验，证明阿胶有明显降低血液黏稠度的作用，可改善微循环，使升高的动脉血压能较快地恢复到常态。有人用猫做实验，也证实了阿胶的这种抗休克作用。实验表明，阿胶能够显著提高动物的耐缺氧能力和耐寒能力；可减轻肺血管的渗出性病变，长期服用可滋养肺阴，提高肺功能，增强防御呼吸道疾病的能力。

【方剂】在众多的中医方剂中，以阿胶为主要成分的补肺阿胶汤、炙甘草汤、加减复脉汤等，均是著名的补心补肺的验方，在祛病强身中发挥着独特的作用。

【任老应用】任老在脱证之血脱，症见面色苍白、出血、人事不知者加川军炭、阿胶、仙鹤草、地榆等以和血滋阴，养血止血。常用黄连阿胶汤治疗心肾不交之失眠、多梦。

4. 沙参

【性味】味甘、微苦，性凉。

【归经】入肺、肝经。

【功效主治】养阴清肺，祛痰止咳。《玉楸药解》曰：清肺气，生肾水，涤心胸烦热，凉头目郁蒸，治瘰疬斑疹，鼻疮喉痹，疡疮热痛，胸膈燥渴，溲便红涩，膀胱癃闭。《饮片新参》曰：清肺养阴，治虚劳咳呛痰血。《卫生易简方》治肺热咳嗽，用沙参半两，水煎服之。张元素曰："肺寒者用人参，肺热者用沙参代之，取其味甘也。"《纲目》曰：人参甘苦温，其体重实，专补脾胃元气，因而益肺与肾，故内伤元气者宜之。沙参甘淡而寒，其体轻虚，专补肺气，因而益脾与肾，故金受火克者宜之。一补阳而生阴，一补阴而制阳，不可不辨之也。《本草经百种录》曰：肺主气，故肺家之药，气胜者为多。但气胜之品必偏于燥，而能滋肺者，又腻滞而不清虚。惟沙参为肺家气分中理血之药，色白体轻，疏通而不燥，润泽而不滞，血阻于肺者，非此不能清也。《重庆堂随笔》曰：沙参清肺，肺气肃则下行自顺，气化咸借以承宣，故清肺药皆通小水。喻氏谓有肺者有溺，无肺者无溺，可以勘破机关。总之，沙参功在补虚，止惊烦，益心肺，并一切恶疮疥癣及身痒，排脓，消肿毒；清肺火，治久咳肺痿。

【现代研究】据黎月恒等报道，药用沙参、生熟地、百合等组成复方治疗原发性支气管肺癌78例，症状改善、病灶稳定者55例，瘤体稳定率达70%。许继平等用南北沙参配伍麦冬、女贞子等与化疗组对比治疗中晚期支气管肺癌32例，结果生存1年者13例，2年者5例，3年者2例，4年者1例，5年者1例，均优于化疗组。有报道，以养阴清肺法，方用沙参麦冬汤加减（南北沙参各15g，麦冬、白薇各12g等）治疗肺癌105例，咳嗽等症状明显减轻，生存半年者31例，1年以内32例，2年以内31例，3年以内3例，5年以内3例，9年以内2例，9年以上3例。

【任老应用】临床上常用一贯煎治疗阴虚胁痛。任老临床经验方止咳宁嗽汤中沙参与川贝、海浮石、冬花等配伍治疗咳嗽，症见有痰、色白或微黄，胸闷，咽痒等。

5. 百合

【性味】味甘、微苦，性平。

【归经】入肺、心经。

【功效主治】养阴润肺，清心安神。《医学入门》曰：治肺痿，肺痈。《纲目拾遗》曰：清痰火，补虚损。《上海常用中草药》曰：治肺热咳嗽，干咳久咳，热病后虚热，烦躁不安。《圣惠方》中治肺脏壅热烦闷，用新百合四两，用蜜半叠，拌和百合，蒸令软，时时含如枣大，咽津。

【现代研究】

（1）镇咳作用：对二氧化硫致咳的小鼠有明显的镇咳作用。

（2）祛痰作用：用酚红比色法，结果示有显著的祛痰作用。对小鼠肺气虚模型游泳实验表明，百合能显著的延长游泳时间。

【任老应用】任老常用百合固金丸治疗肺肾阴虚，燥热内扰所致的咳嗽；对于久伤咳嗽，用百合固金丸也是最佳的选择，因它有很好的滋养肺阴的功效；还可用于治疗燥咳少痰，咽干喉痛；肺结核稳定期，气管炎干咳无痰者；肺炎恢复期；支气管扩张者等。

（三）温肺寒药

1. 胡桃肉

【性味】味辛、甘，性温。

【归经】入肺、肾经。

【功效主治】温肺定喘，补肾固精，润肠。《纲目》曰：补气养血，润燥化痰，益命门，利三焦，温肺润肠。治虚寒喘嗽，腰脚重痛，心腹疝痛，血痢肠风，散肿毒，发痘疮，制铜毒；《续传信方》治湿伤于内外，阳气衰绝，虚寒喘嗽，腰脚疼痛，用胡桃肉二十两（捣烂），补骨脂十两（酒蒸）。研末，蜜调如饴服。《医林纂要》曰：胡桃，昔人云，留皮则入肾、命，去皮则入肺。愚按凡仁皆润而多入心，下行则入命门。肾命得补，精气坚固，则阳气自行于三焦以上达膻中，肺自得其温润而寒嗽除矣，不必以留皮去皮分上下，但连皮则能固能补，去皮则止于能行能润耳。《本草求真》曰：胡桃，味甘则三焦可利，皮涩则气可敛而喘可定，肉润则肺得滋而肠可补。疮肿、鼠瘘、痰核，取其能通郁解结。惟肺有热痰，暨命门火炽者切忌。养血去皮用，敛涩连皮用。《本草经疏》曰：肺家有痰热、命门火炽、阴虚吐衄等证皆不得施。

【任老应用】任老常与全蝎同用，治疗关节疼痛等。

2. 饴糖

【性味】味甘，性温。

【归经】入脾、胃、肺经。

【功效主治】温肺止咳，补中缓急，解毒。《千金》曰：补虚冷，益气力，止肠鸣、咽痛，除唾血，却咳嗽。《本草汇言》有方用萝卜蒸饴糖：萝卜500g，捣烂，绞取汁液，盛碗中，加饴糖15～30g，蒸化，乘热徐徐饮用。本方取萝卜清热化痰，饴糖润肺止咳。用于痰热咳嗽，咽干口渴。《本草蒙筌》曰：和脾，润肺，止渴，消痰。

【任老应用】任老常用饴糖调和诸药治疗脾胃虚弱性胃痛，以补中缓急。

3. 燕窝

【性味】味甘，性平。

【归经】入肺、胃、肾经。

【功效主治】温润肺气，益气补中。曹炳章曰："燕窝，《饮食辨录》云，性能补气，凡脾肺虚弱，及一切虚在气分者宜之，又能固表，表皮漏汗畏风者，服之最佳。每枚可重在一两以上，色白如银，琼州人呼为崖燕，力尤大。一种色红者，名血燕，能治血痢，兼补血液。"《本草从新》曰：大养肺阴，化痰止嗽，补而能清，为调理虚损痨瘵之圣药，一切病之由于肺虚，不能清肃下行者，用此皆可治之。开胃气，已痨痢，益小儿痘疹。又云：燕窝脚，能润下，治噎膈甚效。

【现代研究】对呼吸系统疾病的治疗作用，可以说是燕窝的经典疗效了。从古至今，各种医籍无不强调燕窝对呼吸系统（古时称为肺系）疾病的治疗作用，如痨瘵、咳嗽、咯血、痰喘等，相当于今天所说的肺结核、气管炎、支气管炎等病。另外，对于有吸烟的不良嗜好的人来说，燕窝是不可多得的"洗肺"佳品。在中国曾有学者报道，用燕窝为主要药物制成的复方燕窝汤，治疗了 500 余位慢性支气管炎病人，取得了非常显著的临床疗效，也进一步验证了古书中对燕窝疗效的描述。

【任老应用】任老认为燕窝能清肺化痰，常用于肺痨恢复期、尿毒症后期。与虾米、枸杞、海狗肾同用而补肾。

4. 干姜

【性味】味辛，性热。

【归经】入肺、脾、胃经。

【功效主治】温中逐寒，回阳通脉。《本经》曰：主胸满咳逆上气，温中，止血，出汗，逐风湿痹，肠澼下痢。生者尤良。《药性论》曰：治腰肾中疼冷，冷气，破血，去风，通四肢关节，开五脏六腑，去风毒冷痹，夜多小便。治嗽，主温中，霍乱不止，腹痛，消胀满冷痢，治血闭。病人虚而冷，宜加用之。

【任老应用】任老用补虚汤合蛤蚧散治疗肺胀之肺肾气虚证。方中人参、黄芪、茯苓、甘草补益肺脾之气，蛤蚧、五味子补肺纳肾，干姜、半夏温肺化饮，厚朴、陈皮行气化痰，降逆平喘。

5. 百部

【性味】味甘、苦，性微温。

【归经】入肺经。

【功效主治】温润肺气，止咳，杀虫。《抱朴子》曰：治咳及杀虫。《别录》曰：主咳嗽上气。《药性论》曰：治肺家热，上气，咳嗽，主润益肺。

【方剂】

（1）百部丸：治肺寒壅嗽，微有痰，药用百部三两（炒），麻黄三两（去节），杏仁四十个。上为末，炼蜜丸如芡实大，热水化下，加松子仁肉五十粒，糖为丸，含化大妙。（《小儿药证直诀》）

止嗽散：治寒邪侵于皮毛，连及于肺，令人咳：药用桔梗一钱五分，甘草（炙）五分，白前一钱五分，橘红一钱，百部一钱五分，紫菀一钱五分。（《医学心悟》）

【任老应用】任老认为本药除有较强的止咳作用外，杀虫之效亦不可忽视，在临床上常与苦参、土茯苓、双花、连翘、公英、地丁同煎外用熏洗，治疗一切奇痒、湿热淋等。

（四）泻肺热药

1. 桑白皮

【性味】味甘，性寒。

【归经】入肺、脾经。

【功效主治】泻肺平喘，行水消肿。用于肺热咳喘，面目浮肿，小便不利等症。《别录》曰：去肺中水气，唾血，热渴，水肿，腹满胪胀，利水道，去寸白，可以缝金疮。《药性论》曰：治肺气喘满，水气浮肿，主伤绝，利水道，消水气，虚劳客热，头痛，内补不足。《滇南本草》曰：止肺热咳嗽。《纲目》曰：泻肺，降气，散血。李杲曰：桑白皮，甘以固元气之不足而补虚，辛以泻肺气之有余而止嗽。又桑白皮泻肺，然性不纯良，不宜多用。"《药品化义》曰：桑皮，散热，主治喘满咳嗽，热痰唾血，皆由实邪郁遏，肺窍不得通畅，借此渗之散之，以利肺气，诸证自愈。故云泻肺之有余，非桑皮不可。以此治皮里膜外水气浮肿及肌肤邪热，浮风燥痒，悉能去之。同甘菊、扁豆通鼻塞热壅，合沙参、黄芪止肠红下血皆效。

【任老应用】任老治疗痰瘀阻肺证兼热证者加桑白皮以清肺定喘。肺痈恢复期用桔梗汤益气养阴，扶正托邪，方中桑白皮有清热肃肺之功效。

2. 黄芩

【性味】味苦，性寒。

【归经】入心、肺、胆、大肠经。

【功效主治】泻肺火，除湿热，止血，安胎。《滇南本草》曰：上行泻肺火，下行泻膀胱火，（治）男子五淋，女子暴崩，调经清热，胎有火热不安，清胎热，除六经实火实热。《本草正》曰：枯者清上焦之火，消痰利气，定喘嗽，止失血，退往来寒热，风热湿热，头痛，解瘟疫，清咽，疗肺痿肺痈，乳痈发背，尤祛肌表之热，故治斑疹、鼠瘘、疮疡、赤眼；实者凉下焦之热，能除赤痢、热蓄膀胱、五淋涩痛、大肠闭结、便血、漏血。"《丹溪心法》中清金丸，功在泻肺火，降膈上热痰，药用片子黄芩，炒，为末，糊丸，或蒸饼丸梧子大。服五十丸。《医学启源》曰：黄芩，治肺中湿热，疗上热目中肿赤，瘀血壅盛，必用之药。泄肺中火邪上逆于膈上，补膀胱之寒水不足，乃滋其化源。《主治秘诀》云：其用有九：泻肺经热，一也；夏月须用，二也；上焦及皮肤风热，三也；去诸热，四也；妇人产后，养阴退阳，五也；利胸中气，六也；消膈上痰，七也；除上焦热及脾湿，八也；安胎，九也。单制、二制、不制，分上中下也。酒炒上行，主上部积血，非此不能除，肺苦气上逆，急食苦以泄之，正谓此也。张元素曰："下痢脓血稠黏，腹痛后重，身热久不可者，黄芩与芍药、甘草同用。肌热及去痰用黄芩，上焦湿热亦用黄芩，泻肺火故也。疮痛不可忍者，用苦寒药，如黄芩、黄连，详上下，分梢根，及引经药用之。"李杲曰："黄芩，味苦而薄，故能泄肺火而解肌热，手太阴剂也。细实而中不空者，治下部妙。"朱震亨曰："黄芩降痰，假其降火也。凡去上焦湿热，须以酒洗过用。片芩泻肺火，须用桑白皮佐之。若肺虚者，多用则伤肺，必先以天门冬保定肺气，而后用之。黄芩、白术乃安胎圣药，俗以黄芩为寒而不敢用，盖不知胎孕宜清热凉血，血不妄行，乃能养胎，黄芩乃上、中二焦药，能降火下行，白术能补脾也。"《纲目》曰："洁古张氏言黄芩泻肺火，治脾湿。"总之，用于热病高热烦渴，或肺热咳嗽，或热盛迫血外溢以及热毒疮疡等。治热病高热，常与黄连、栀子等配伍；治肺热咳嗽，可与知母、桑白皮等同用。

【现代研究】用50%黄芩煎液治疗小儿急性呼吸道感染。经治急性上呼吸道感染51例，急性支气管炎11例，急性扁桃体炎1例。治后体温降至正常、症状消失者51例，无效12例。体温多在3天内恢复正常，症状消失多为4天。治疗慢性气管炎35例，临床治愈19例，显效16例。对单纯型疗效较好。

【任老应用】任老治疗肺胀之痰热壅肺证，以桑白皮汤，方中黄芩、桑白皮、黄连、栀子清泻肺热，杏仁、贝母、法夏、苏子降气化痰。

3. 金银花

【性味】味甘，性寒。

【归经】入肺、胃经。

【功效主治】清热，解毒。《滇南本草》曰：清热，解诸疮，痈疽发背，丹毒瘰疬。《生草药性备要》曰：能消痈疽疔毒，止痢疾，洗痔疮，去皮肤血热。

【方剂】治太阴风温、温热，冬温初起，但热不恶寒而渴者：连翘50g，银花50g，苦桔梗30g，薄荷30g，竹叶20快，生甘草25g，荆芥穗20g，淡豆豉25g，牛蒡子30g。上杵为散，每服30g，鲜苇根汤煎服。(《温病条辨》银翘散)

【现代研究】腹腔注射金银花提取液，能抑制大鼠角叉菜胶性、蛋清性脚肿。腹腔注射金银花提取液8g/kg，2次/天，连续6天，对大鼠巴豆油性肉芽囊，也有明显抗渗出和抗增生的作用。

【任老应用】任老清热泻肺汤中重用金银花清热解毒，化痰降逆。

4. 海蛤壳

【性味】味咸，性平。

【归经】入肺、心、肾经。

【功效主治】清热，利水，化痰，软坚。《本经》曰：主咳逆上气，喘息，烦满，胸痛寒热。《药性论》曰：治水气浮肿，下小便，治嗽逆上气，项下瘤瘿。《山东中草药手册》中治咳喘痰多：海蛤壳、半夏、桑皮、苏子、贝母各三钱，栝楼五钱。水煎服。

【配伍】

（1）配黄芩：黄芩清热燥湿，泻火解毒，善入肺经，为清利上焦湿热的要药；海蛤壳清肺热，化热痰，调气机。二药合用，清热泻火，化痰止咳喘，用于痰火气闭之咳嗽效佳。

（2）配栝楼：栝楼清肺化痰，利气宽胸；海蛤壳清肺泻热，祛湿化痰。二药合用，泻热化痰力强，多用于痰热内结、咳痰黄稠、胸闷气喘者。

（3）配海藻：海藻功专软坚散结，消痰化瘿；海蛤壳清肺化痰，消癥化结。二药合用，软坚散结之力增强，盖瘿瘤、瘰疬为患，无非痰火凝络所致，二药苦能泻结，咸能软坚消痰，寒能清热泻火，火去痰消，则瘿瘤、瘰疬被化。

【任老应用】任老在《中医急诊学》中用海蛤壳治咳喘兼热证。

5. 桔梗

【性味】味苦、辛，性平。

【归经】入肺、胃经。

【功效主治】开宣肺气，除寒热，祛痰排脓。《别录》曰：利五脏肠胃，补血气，除寒热、风痹，温中消谷，疗喉咽痛。《药性论》曰：治下痢，破血，去积气，消积聚、痰涎，主肺热气促嗽逆，除腹中冷痛，主中恶及小儿惊痫。《珍珠囊》曰：疗咽喉痛，利肺气，治鼻塞。李杲曰："利胸膈，（治）咽喉气壅及痛，破滞气及积块，（除）肺部风热，清利头目，利窍。"

【方剂】治肺痈，咳而胸满，振寒脉数，咽干不渴，时出浊唾腥臭，久久吐脓如米粥者：桔梗一两，甘草二两。上二味，以水三升，煮取一升，分温再服，则吐脓血也。（《金匮要略》桔梗汤）

【任老应用】临床上常与沙参同用，创立了止咳宁嗽汤，用于治疗肺痈、肺痨效佳。任老更是用自己创立的验方治愈了自己的肺痈之疾。

（五）敛肺阴药

1. 乌梅

【性味】味酸，性温。

【归经】入肝、脾、肺、大肠经。

【功效主治】收敛生津，安蛔驱虫。《用药心法》曰：收肺气。《纲目》曰：敛肺涩肠，治久嗽、泻痢、反胃噎膈、蛔厥吐利，消肿，涌痰，杀虫，解鱼毒、马汗毒、硫黄毒。《本草求真》曰：乌梅，酸涩而温，似有类于木瓜，但此入肺则收，入肠则涩。

【任老应用】任老用乌梅丸治疗部分过敏性结肠炎，疗效显著。

2. 五味子

【性味】味酸，性温。

【归经】入肺、肾经。

【功效主治】敛肺，补肾，生津，收汗，涩精。《本经》曰：主益气，咳逆上气，劳伤羸瘦，补不足，强阴，益男子精。《用药心法》曰：（五味子）收肺气，补气不足，升也。酸以收逆气，肺寒气逆，则以此药与干姜同用治之。《本草衍义补遗》曰：五味子，今谓五味，实所未晓，以其大能收肺气，宜其有补肾之功，收肺气非除热乎？补肾非暖水脏乎？食之多致虚热，盖收肾之骤也，何惑之有？火热嗽必用之。《本草经疏》曰：五味子主益气者，肺主诸气，酸能收，正入肺补肺，故益气也。其主咳逆上气者，气虚则上壅而不归元，酸以收之，摄气归元，则咳逆上气自除矣。劳伤羸瘦，补不足，强阴，益男子精。《别录》曰：养五脏，除热，生阴中肌者，五味子专补肾，兼补五脏，肾藏精，精盛则阴强，收摄则真气归元，而丹田暖，腐熟水谷，蒸糟粕而化精微，则精自生，精生则阴长，故主如上诸疾也。《本草汇言》曰：五味子，敛气生津之药也。故《唐本草》主收敛肺虚久嗽耗散之气。凡气虚喘急，咳逆劳损，精神不足，脉势空虚，或劳伤阳气，肢体羸瘦，或虚气上乘，自汗频来，或精元耗竭，阴虚火炎，或亡阴亡阳，神散脉脱，以五味子治之，咸用其酸敛生津，保固元气而无遗泄也。然在上入肺，在下入肾，入肺有生津济源之益，入肾有固精养髓之功。

【现代研究】五味子能增强小鼠慢性支气管炎支气管上皮细胞功能。

【任老应用】任老认为五味子为咳嗽要药，凡风寒咳嗽、伤暑咳嗽、伤燥咳嗽、劳伤咳嗽、肾水虚嗽、肾火虚嗽、久嗽喘促，脉浮虚，按之弱如葱叶者，天水不交也，皆用之。先贤多疑外感用早，恐其收气太骤，不知仲景伤寒咳喘，小青龙汤亦用之，然必合细辛、干姜以升发风寒，用此以敛之，则升降灵而咳嗽自止，从无舍干姜而单取五味以治咳嗽者。

3. 白及

【性味】味苦、辛、甘，性凉。

【归经】入肺经。

【功效主治】补肺，止血，消肿，生肌，敛疮。性涩而收，故能入肺止血，生肌治疮也。《滇南本草》曰：治痨伤肺气，补肺虚，止咳嗽，消肺痨咳血，收敛肺气。《本草汇言》曰：白及，敛气，渗痰，止血，消痈之药也。此药质极黏腻，性极收涩，味苦气寒，善入肺经。凡肺叶破损，因热壅血瘀而成疾者，以此研末日服，能坚敛肺脏，封填破损，痈肿可消，溃败可托，死肌可去，脓血可洁，有托旧生新之妙用也。如肺气郁逆，有痰有火有血，迷聚于肺窍气管之中，此属统体一身气道之故，理直清肺之原，降气之逆，痰血清而火自退矣，若徒用此药，黏腻封塞，无益也。

【任老应用】任老用此药治痨伤肺气，补肺虚，止咳嗽，消肺痨咳血，收敛肺气。

4. 罂粟壳

【性味】味酸，性平。

【归经】入肺、肾、大肠经。

【功效主治】敛肺止咳，涩肠，定痛。《滇南本草》曰：收敛肺气，止咳嗽，止大肠下血，止日久泻痢赤白。《纲目》曰：止泻痢，固脱肛，治遗精久咳，敛肺涩肠，止心腹筋骨诸痛。

【任老应用】任老用于痢疾、遗精、心腹疼痛、关节疼痛等。

5. 诃子

【性味】味苦、酸、涩，性温。

【归经】入肺、胃、大肠经。

【功效主治】敛肺，涩肠，下气。《药性论》曰：通利津液，主破胸脯结气，止水道，黑髭发。"《唐本草》曰：主冷气心腹胀满，下宿物。《本草经疏》曰：诃黎勒其味苦涩，其气温而无毒。苦所以泄，涩所以收，温所以通，惟敛故能主冷气，心腹胀满；惟温故下食。甄权用以止水道，萧炳用以止肠澼久泄，苏颂用以疗肠风泻血、带下，朱震亨用以实大肠，无非苦涩收敛，治标之功。《药品化义》曰：诃子能降能收，兼得其善，盖金空则鸣，肺气为火邪郁遏，以致吼喘咳嗽，或至声哑，用此烽火敛肺，则肺窍无壅塞，声音清亮矣。取其涩可去脱，若久泻久痢，则实邪去而元气脱，用此同健脾之药，固涩大肠，泻痢自止。但苦能泄气，真气太虚者，宜少用之。

【任老应用】任老常与金樱子、芡实同用治疗遗尿。

（六）宣肺气药

1. 麻黄

【性味】味辛、苦，性温。

【归经】入肺、膀胱经。

【功效主治】宣肺平喘，利水。《本经》曰：主中风、伤寒头痛，温疟。发表出汗，去邪热气，止咳逆上气，除寒热，破癥坚积聚。《滇南本草》曰：治鼻窍闭塞不通、香臭不闻，肺寒咳嗽。取其宣肺透表、利尿开窍之功，重用单味麻黄 10～30g，治疗肺气郁闭、清浊升降失司、清阳之气不能上注于清窍之耳，浊气反升、蒙蔽耳窍而产生的耳鸣。麻黄除了辛温发汗、解表散寒以外，还有明显的宣肺平喘作用。凡是风寒外侵、毛窍束闭而致肺气不得宣通的外感喘咳，都可用麻黄治疗。即使是表证已解，但仍喘咳的，还可以继续用麻黄治疗，这时可改用炙麻黄。生麻黄发汗解表的效力大，炙麻黄发汗力小而平喘止咳的效果较好。用麻黄治疗喘咳，最好配上杏仁。麻黄宣通肺气以平喘止咳，杏仁降气化痰以平喘止咳，麻黄性刚烈，杏仁性柔润，二药合用，可以增强平喘止咳的效果，所以临床上有"麻黄以杏仁为臂助"的说法。喘咳的病人，如出现肺热的证候（痰黄稠、喉燥咽干、口鼻气热、遇热则喘咳加重、苔黄、脉数等），则需加入生石膏，或黄芩、知母等，以清肺热而平喘。

【方剂】（1）麻黄 6g，杏仁 9g，石膏 24g，甘草 6g。（《伤寒论》麻杏石甘汤）

（2）白果 21 个，麻黄 3 钱，苏子 2 钱，甘草 1 钱，款冬花 3 钱，杏仁 1.5 钱，桑皮 3 钱，黄芩 1.5 钱，法半夏 3 钱。（《摄生从妙》定喘汤）

【任老应用】

任老在《中医急诊学》中以麻杏石甘汤治疗肺热之痰热壅肺证。方中麻黄有宣开肺气，化痰止咳的作用。

2. 桔梗

【性味】味苦、辛，性平。

【归经】入肺、胃经。

【功效主治】开宣肺气，祛痰排脓。《珍珠囊》曰：疗咽喉痛，利肺气，治鼻塞。《简要济众方》曰：治痰嗽喘急不定：桔梗一两半。捣罗为散，用童子小便半升，煎取四合，去滓温服。《本草通玄》曰：桔梗之用，惟其上入肺经，肺为主气之脏，故能使诸气下降，世俗泥为上升之剂不能下行，失其用矣。

【任老应用】任老在《中医急诊学》中以桑菊饮治疗肺热之风热犯肺证，方中桔梗宣开肺气以止咳嗽。

3. 荆芥

【性味】味辛，性温。

【归经】入肺、肝经。

【功效主治】祛风解表，宣肺理气。《纲目》曰：散风热，清头目，利咽喉，消疮肿。治项强、目中黑花及生疮、阴颓、吐血、衄血、下血、血痢、崩中、痔漏。《本草经疏》曰：荆芥，风药之辛温者也，主升主散，不能降亦不能收。

【任老应用】任老常与防风配伍治疗外感咳嗽、头痛。

4. 皂角

【性味】味辛，性温。微毒。

【归经】入肺、大肠经。

【功效主治】宣肺止咳，开窍通闭，祛痰。《本草图经》曰：疏风气。

【方剂】治痰喘咳嗽：长皂荚三条（去皮、子），一荚入巴豆十粒，一荚入半夏十粒，一荚入杏仁十粒，用姜汁制杏仁，麻油制巴豆，蜜制半夏，一处火炙黄色，为末。每用一字，临卧以姜汁调下。（《余居士选奇方》）

【任老应用】任老常用于窍闭神昏，痰涎壅盛诸证。

（七）降肺气药

1. 马兜铃

【性味】味辛、苦，性寒。

【归经】入肺经。

【功效主治】清肺降气，化痰止咳。《药性论》曰：主肺气上急，坐息不得，咳逆连连不可。《开宝本草》曰：主肺热咳嗽，痰结喘促，血痔瘘疮。《珍珠囊》曰：利小便，主肺热，安肺气，补肺。《本草求原》曰：治肺中湿热，声音不清，痰喘咳嗽。小儿麻疹内陷，喘满声暗，宜加用之。《纲目》曰：马兜铃，寒能清肺热，苦辛能降肺气。钱乙补肺阿胶散用之，非取其补肺，乃取其清热降气也，邪去则肺安矣，其中所用阿胶、糯米，则正补肺之药也。汤剂中用多，亦作吐，其不能补肺，又可推矣。《本草经疏》曰：马兜铃，入肺除热，而使气下降。咳嗽者，气之病也，气降热除，嗽自平矣。痰结喘促，亦肺热病也，宜并主之。血痔瘘疮，无非血热。况痔病属大肠，大肠与肺为表里，清脏热则腑热亦清矣，故亦主之。甄权用以治肺气上急，坐息不得，咳逆连连不止。洁古用以清肺气，补肺，去肺中湿热者，皆除热降气散结之力也。

【方剂】治肺气喘嗽：马兜铃二两（只用里面子，去却壳，酥半两，入碗内拌和匀，慢火：炒干），甘草一两（炙）。二味为末，每服一钱，水一盏，煎六分，温呷，或以药末含咽津亦得。

【任老应用】任老经验方"止咳宁嗽汤"中用马兜铃治疗外感咳嗽，或用于大便秘结引起的痔疮。

2. 苏子

【性味】味辛，性温。

【归经】入肺、大肠经。

【功效主治】下气，清痰，润肺，宽肠。《别录》曰：主下气，除寒中。《药性论》曰：主上气咳逆。治冷气及腰脚中湿风结气。《日华子本草》曰：主调中，益五脏，下气，止霍乱、呕吐、反胃，补虚劳，肥健人，利大小便，破癥结，消五膈，止咳，润心肺，消痰气。《本草衍义》曰：治肺气喘急。陶弘景曰："苏子，主下气，与橘皮相宜同疗也。"《纲目》曰：苏子与叶同功，发散风气宜用叶，清利上下则宜用子也。《药品化义》曰：苏子主降，味辛气香主散，降而且散，故专利郁痰。咳逆则气升，喘急则肺胀，以此下气定喘。膈热则痰壅，痰结则闷痛，以此豁痰散结。《经》云，膻中为上气海，如气郁不舒，及风寒客犯肺经，久遏不散，则邪气与真气相持，致饮食不进，痰嗽发热，似弱非弱，以此清气开郁，大为有效。《本草述》曰：每言苏子下气之功胜于叶者。盖叶、茎、子俱能和气，但叶则和而散，茎则和而通，子乃和而降，用者其细审之。

【方剂】顺气、滑大便：紫苏子、麻子仁。上二味不拘多少，研烂，水滤取汁，煮粥食之。（《济生方》紫苏麻仁粥）

【任老应用】任老在《中医急诊学》中以三子养亲汤治疗肺胀之痰浊阻肺证。合用苏子、白芥子、莱菔子三药降气化痰平喘，用治肺实喘满、痰浊涌盛、吐痰量多黏腻者为宜。

3. 葶苈子

【性味】味辛、苦，性寒。

【归经】入肺、膀胱经。

【功效主治】下气行水。《药性论》曰：利小便，抽肺气上喘息急，止嗽。《开宝本草》曰：疗肺壅上气咳嗽，定喘促，除胸中痰饮。李杲曰："葶苈大降气，与辛酸同用以导肿气。本草十剂云：泄可去闭，葶苈、大黄之属。此二味皆大苦寒，一泄血闭，一泄气闭。盖葶苈之苦寒，气味俱厚，不减大黄，又性过于诸药，以泄阳分肺中之闭，亦能泄大便，为体轻象阳故也。"《本草经百种录》曰：葶苈滑润而香，专泻肺气，肺如水源，故能泻肺即能泻水。凡积聚寒热从水气来者，此药主之。大黄之泻从中焦始，葶苈之泻从上焦始，故《伤寒论》中承气汤用大黄，而陷胸汤用葶苈也。

【任老应用】任老治疗痰热壅肺证之痰鸣喘息、不得卧者时加葶苈子降气化痰。

4. 旋覆花

【性味】味咸，性温。

【归经】入肺、肝、胃经。

【功效主治】消痰，下气，软坚，行水。《本经》曰：主结气，胁下满，惊悸。除水，去五脏间寒热，补中，下气。《纲目》曰：旋覆所治诸病，其功只在行水、下气、通血脉尔。《本草汇言》曰：旋覆花，消痰逐水，利气下行之药也。主心肺结气，胁下虚满，胸中结痰，痞坚噫气，或心脾伏饮，膀胱留饮，宿水等症。大抵此剂微咸以软坚散痞鞕。性利以下气行痰水，实消伐之药也。

【任老应用】常用于治疗咳喘痰多，痰饮蓄结，胸膈痞满；痰浊中阻，胃气上逆而噫气呕吐，胃脘痞满者。

5. 厚朴

【性味】味苦、辛，性温。

【归经】入脾、胃、大肠经。

【功效主治】温中，下气，燥湿，消痰。《别录》曰：温中益气，消痰下气。疗霍乱及腹痛胀满，胃中冷逆及胸中呕不止，泄痢淋露，除惊，去留热心烦满，厚肠胃。王好古曰："主肺气胀满，膨而喘咳。"李杲曰："厚朴，苦能下气，故泄实满；温能益气，故能散湿满。"《汤液本草》曰：《本经》云厚朴治中风、伤寒头痛，温中益气，消痰下气，厚肠胃，去腹胀满。果泄气乎？果益气乎？若与枳实、大黄同用，则能泄实满，《本经》谓消痰下气者是也。若与橘皮、苍术同用，则能除湿满，《本经》谓温中益气者是也。与解利药同用，则治伤寒头痛。与治痢药同用，则厚肠胃。大抵苦温，用苦则泄，用温则补。《本草经读》曰：厚朴，气味厚而主降，降则温而专于散，苦而专于泄，故所主皆为实证。中风有便溺阻隔症，伤寒有下之微喘症，有发汗后腹胀满症，大便鞕症，头痛有浊气上冲症，俱宜主以厚朴也。至于温能散寒，苦能泄热，能散能泄，则可以解气逆之惊悸。能散则气行，能泄则血行，故可以治气血痹及死肌也。宽胀下气，《经》无明文，仲景因其气味苦温而取用之，得《本经》言外之旨也。

【任老应用】任老治腑气不通者，大便不畅者加厚朴以降气通便。

（八）祛肺痰药

1. 栝楼

【性味】味甘、苦，性寒。

【归经】入肺、胃、大肠经。

【功效主治】润肺，化痰，散结，滑肠。《别录》曰：主胸痹。《品汇精要》曰：消结痰，散痈毒。《纲目》曰：润肺燥，降火。治咳嗽，涤痰结，利咽喉，消痈肿疮毒。《本草衍义补遗》曰：栝楼实，《本草》言治胸痹，以味甘性润，甘能补肺，润能降气。胸有痰者，以肺受火逼，失降下之令，今得甘缓润下之助，则痰自降，宜其为治嗽之要药也。《本草述》曰：栝楼实，阴厚而脂润，故于热燥之痰为对待的剂，若用之于寒痰、湿痰、气虚所结之痰，饮食积聚之痰，皆无益而有害者也。

【任老应用】栝楼是治疗胸阳不振，气滞痰阻之胸痹证的要药。常用本药加活血化瘀药治疗冠心病之心绞痛。任老以柴枳半夏汤治疗热郁胸肺证，以胸痛、喘息短气、舌苔白腻、脉弦紧为证治要点。方中栝楼有化痰蠲饮之功效。

2. 杏仁

【性味】味苦，性温。有毒。

【归经】入肺、大肠经。

【功效主治】祛痰止咳，平喘，润肠。《滇南本草》曰：止咳嗽，消痰润肺，润肠胃，消面粉积，下气，治疳虫。《本草经疏》曰：阴虚咳嗽，肺家有虚热、热痰者忌之。《本草拾遗》曰：利喉咽，去喉痹，痰唾咳嗽，喉中热结生疮：杏仁去皮熬令赤，和桂末，研如泥，绵裹如指大，含之。

【方剂】麻黄（不去根节），杏仁（不去皮尖），甘草（不炙）。上为粗末，每服五钱，姜5片同煎。用治感受风邪，鼻塞身重，语音不出，或伤风伤冷，头痛目眩，四肢拘挛，咳嗽痰多，胸满气短。（《太平惠民和剂局方》三拗汤）

【任老应用】任老以桑白皮汤治疗痰热壅肺证。方中杏仁有降气化痰之功效。任老主张杏仁不去尖，最多5g即可。

3. 贝母

【性味】味苦、甘，性凉。

【归经】入肺经。

【功效主治】润肺散结，止嗽化痰。《日华子本草》曰：消痰，润心肺。末，和砂糖为丸含，止嗽；烧灰油敷人畜恶疮。

【方剂】贝母（去心）一两半，甘草（炙）三分，杏仁（汤浸去皮、尖、炒）一两半。上三味，捣罗为末，炼蜜丸如弹子大。治肺热咳嗽多痰，咽喉中干。（《圣济总录》贝母丸）

【任老应用】任老临床上常用贝母3g冲服，治疗咳嗽、痰多。与儿茶研末外用，治疗舌疮、咽喉不利。

4. 白矾

【性味】味酸涩，性寒。有毒。

【归经】入肺、脾、胃、大肠经。

【功效主治】消痰，燥湿，止泻，止血，解毒。《日华子本草》曰：除风去劳，消痰止渴，暖水脏。治中风失音，疥癣。和桃仁、葱汤浴，可出汗。

【方剂】白矾（枯）、熟干地黄（焙）、玄参、知母（焙）、贝母（炒）、诃黎勒皮各一两。上六味，捣罗为末，面糊和丸如梧桐子大。每服十五丸至二十丸，煎生姜、枣汤下，食后临卧时服。治肺壅热，止喘嗽，化痰涎，利胸膈，定烦渴。（《圣济总录》白矾丸）

【任老应用】任老常用于治疗耳痈。

（九）渗肺湿药

1. 葶苈子

【性味】味辛、苦，性寒。

【归经】入肺、膀胱经。

【功效主治】下气行水。《本草经疏》曰：葶苈，为手太阴经正药，故仲景泻肺汤用之，亦入手阳明、足太阳经。肺属金，主皮毛，膀胱属水，藏津液，肺气壅塞则膀胱与焉，譬之上窍闭则下窍不通，下窍不通，则水湿泛溢为喘满、为肿胀、为积聚，种种之病生矣。辛能散，苦能泄，大寒沉阴能下行逐水，故能疗《本经》所主诸病。

【方剂】

（1）甜葶苈二两半（隔纸炒令紫）。为末，每服二钱，水一盏，煎至六分，不拘时温服。治肺壅咳嗽脓血，喘嗽不得睡卧。（《世医得效方》葶苈散）

（2）葶苈（熬令黄色、捣，丸如弹子大），大枣十二枚。上先以水三升，煮枣取二升，去枣纳葶苈，煮取一升，顿服。治肺痈喘不得卧。（《金匮要略》葶苈大枣泻肺汤）

【任老应用】任老认为葶苈子能疗肺壅上气咳嗽，定喘促，除胸中痰饮。

2. 生姜皮

【性味】味辛，性凉。

【归经】入脾、肺经。

【功效主治】行水，消肿。《本草再新》曰：和脾降肺，行水消肿，治膈噎胀满。《医林纂要》曰：姜皮辛寒，凡皮，多反本性，故寒。以皮达皮，辛则能行，故治水浮肿，去皮肤之风热。姜发汗，则姜皮止汗，且微寒也。

【任老应用】任老常用大剂量生姜皮利水消肿。

3. 石韦

【性味】味苦、甘，性凉。

【归经】入肺、膀胱经。

【功效主治】利水通淋，清肺泄热。《纲目》曰：主崩漏，金疮，清肺气。《植物名实图考》曰：治痰火，同瘦肉蒸服。

【方剂】石韦（去毛）、槟榔（锉）等份。上二味，罗为细散，生姜汤调下二钱匕。（《圣济总录》石韦散）

【任老应用】任老常用于急慢性肾风的治疗。

4. 牵牛子

【性味】味苦、辛，有寒。有毒。

【归经】入肺、肾、大肠、小肠经。

【功效主治】泻水，下气，杀虫。

【方剂】白牵牛一两（半生半熟），黑牵牛一两（半生半熟），川大黄、槟榔各一两。上为细末。三岁儿每服二钱，冷浆水调下，涎多加腻粉少许，无时，加蜜少许。治小儿肺胀喘满，胸高气急，两肋煽动，陷下作坑，两鼻窍张，闷乱嗽渴，声嘎不鸣，痰涎潮壅，俗云马脾风。（田氏《保婴集》牛黄夺命散）

【任老应用】任老除用于肾风外，常与甘遂、大戟等份，捣碎，醋调，用纱布包裹，敷于神阙穴上，治疗腹胀、小便不通。

（十）化肺瘀药

1. 水蛭

【性味】味咸、苦，性平。有毒。

【归经】入肺、肝、膀胱经。

【功效主治】破血，逐瘀，通经。（《济生方》）

【方剂】红蛭（用石灰慢火炒令焦黄色）半两，大黄二两，黑牵牛二两。上各为细末，每服三钱，用热酒调下，如人行四、五里，再用热酒调牵牛末二钱催之，须脏腑转下恶血，成块或成片，恶血尽即愈。治金疮，打损及从高坠下、木石所压，内损瘀血，心腹疼痛，大小便不通，气绝欲死。（《济生方》夺命散）

【任老应用】任老治肺胀之瘀证明显者加水蛭以化肺瘀。

2. 桃仁

【性味】味苦、甘，性平。

【归经】入肺、心、肝、大肠经。

【功效主治】破血行瘀，润燥滑肠。《本经》曰：主瘀血、血闭癥瘕、邪气，杀小虫。《别录》曰：止咳逆上气，消心下坚，除卒暴击血，破癥瘕，通脉，止痛。李杲曰："治热入血室，腹中滞血，皮肤血热燥痒，皮肤凝聚之血。"《滇南本草》曰：治血痰。《食医心镜》治上气咳嗽，胸膈痞满，气喘：桃仁三两，去皮、尖，以水一大升，研汁，和粳米二合，煮粥食。

【任老应用】任老治疗暴喘之痰热壅肺证用麻杏甘石汤合苇茎汤，方中桃仁行活血化瘀治痰之功效。

（十一）解肺毒药

1. 金银花

【性味】味甘，性寒。

【归经】入肺、胃经。

【功效主治】清热，解毒。《滇南本草》曰：清热，解诸疮，痈疽发背，丹流瘰疬。

【方剂】连翘一两，银花一两，苦桔梗六钱，薄荷六钱，竹叶四钱，生甘草五钱，荆芥穗四钱，淡豆豉五钱，牛蒡子六钱。上杵为散，每服六钱，鲜苇根汤煎服。治太阴风温、温热，冬温初起，但热不恶寒而渴者。（《温病条辨》银翘散）

【任老应用】任老用清热泻肺汤和菖蒲郁金汤治疗肺衰，方中金银花清热解毒，除肺中郁热。

2. 牛蒡子

【性味】味辛、苦，性凉。

【归经】入肺、胃经。

【功效主治】疏散风热，宣肺透疹，消肿解毒。

【方剂】牛蒡子（微炒）、荆芥穗各一两，甘草（炙）半两。并为末，食后夜卧，汤点二钱服，当缓取效。疏风，治壅涎唾多，咽膈不利。（《本草衍义》）

【任老应用】任老用菖蒲郁金汤治疗肺衰，方中牛蒡子能升能降，力解热毒之功效。

3. 黄芩

【性味】味苦，性寒。

【归经】入心、肺、胆、大肠经。

【功效主治】清热解毒，止血，安胎。《药性论》曰：能治热毒，骨蒸，寒热往来，肠胃不利，破壅气，治五淋，令人宣畅，去关节烦闷，解热渴，治热腹中疼痛，心腹坚胀。

【任老应用】任老认为黄芩上行泻肺火，下行泻膀胱火，治男子五淋，女子暴崩，调经清热，胎有火热不安，清胎热，除六经实火实热。

五、肾经用药

（一）滋肾阴药

1. 熟地黄

【性味】味甘，性温。

【归经】入肝、肾经。

【炮制】通常以酒、砂仁、陈皮为辅料经反复蒸晒，至内外色黑油润，质地柔软黏腻。

【功效主治】补血滋润，益精填髓。用于肾阴不足，骨蒸潮热，盗汗，遗精及消渴等症。该品滋肾益阴，适用于肾阴不足所引起的各种病证，常与山茱萸、丹皮等配伍应用；如属阴虚火旺、骨蒸潮热等症，可与龟板、知母、黄柏等同用。《纲目》曰：按王硕《易简方》云：男子多阴虚，宜用熟地黄。《本草从新》曰：滋肾水，封填骨髓，利血脉，补益真阴聪耳明目，黑发乌须。《本草经读》曰：张景岳以百病之主俱从肾治，误以《神农本草经》上品服食之地黄，认为治病之药，滋润胶黏，反引邪气敛藏于少阴而无出路。《本草汇言》曰：熟地稍温，其功更溥。久病阴伤，新产血败，在所必需者也。《本草正》曰：熟地黄性平，气味纯静，故能补五脏之真阴。

【方剂】六味地黄汤中熟地黄与山萸肉、山药等同滋肾阴。左归丸中熟地黄滋肾填精，大补真阴。大补阴丸中熟地黄滋阴潜阳，壮水制火。

【任老应用】任老在诸多伤阴证的治疗中重用熟地黄，例如神昏的亡阴证中在冯氏全真益气汤中重用熟地黄；脱证中血脱、阴脱证中重用熟地黄。急性肾衰脾肾阳虚证用济生肾气丸，熟地黄滋阴补肾。

2. 女贞子

【性味】味甘、苦，性凉。

【归经】入肝、肾经。

【炮制】除去杂质，洗净，干燥。

【功效主治】补肝肾阴，乌须明目。用于肝肾阴虚，腰酸耳鸣，须发早白；眼目昏暗，视物昏暗；阴虚发热，胃病及痛风和高尿酸血症。《神农本草经》曰：主补中，安五脏，养精神，除百病。《本草备要》曰：益肝肾，安五脏，强腰膝，明耳目，乌须发。

【任老应用】任老在临床实践中常用二至丸滋补肝肾之阴，方中女贞子、墨旱莲滋肝肾阴。

3. 龟板

【性味】味咸、甘，性平。

【归经】入肝、肾经。

【炮制】将龟杀死，或用沸水烫死，剥取壳甲，除去残肉，晒干，以沙炒后醋淬用。

【功效主治】滋阴，潜阳，补肾，健骨。治肾阴不足，骨蒸劳热，吐血，衄血，久咳，遗精，崩漏，带下，腰痛，骨痿，阴虚风动，久痢，久疟，痔疮，小儿囟门不合。《神农本草经》曰：龟甲，味咸平。主漏下赤白、破癥瘕核疟、五痔、阴蚀、湿痹、四肢重弱。《本草纲目》曰：其甲以补心，补肾，补血，皆以养阴也。

【方剂】左归丸中龟板胶偏于滋阴，鹿角胶偏于补阳，在补阴药中配伍补阳药，取"阳中求阴"之意。大补阴丸中龟板滋阴潜阳，降火制水，为君药。

【任老应用】任老在诸多伤阴的证候中重用龟板，例如急风中毒聚督髓证候中用增损清滋脊髓汤，其中重用龟板。薄厥之风火扰窍证候中用羚羊角汤，方中龟板育阴熄风。

4. 枸杞子

【性味】味甘，性平。

【归经】入肝、肾、肺经。

【炮制】夏、秋二季果实呈红色时采收，热风烘干，除去果梗。或晾至皮皱后，晒干，除去果梗。

【功效主治】养肝，滋肾，润肺。治肝肾亏虚，头晕目眩，目视不清，腰膝酸软，阳痿遗精，虚劳咳嗽，消渴引饮。《本草经疏》曰：枸杞子，润而滋补，兼能退热，而专于补肾、润肺、生津、益气，为肝肾真阴不足、劳乏内热补益之要药。《本草汇言》曰：俗云枸杞善能治目，非治目也，能壮精益神，神满精足，故治目有效。又言治风，非治风也，能补血生营，血足风灭，故治风有验也。《本草通玄》曰：枸杞子，补肾益精，水旺则骨强，而消渴、目昏、腰疼膝痛无不愈矣。《本草正》曰：枸杞，味重而纯，故能补阴，阴中有阳，故能补气。所以滋阴而不致阴衰，助阳而能使阳旺。

【方剂】左归丸中枸杞补肾益精，养肝明目。一贯煎中枸杞滋阴养血柔肝。右归丸中枸杞滋阴益肾，填精补髓，取"阴中求阳"之效。

【任老应用】任老在临床实践中常用龟鹿二仙胶治疗真元虚损、精血不足证，方中枸杞子益肝肾，补精血。

5. 桑寄生

【性味】味苦、甘，性平。

【归经】入肝、肾经。

【炮制】冬季至次春采割，除去粗茎，切段，干燥，或蒸后干燥。

【功效主治】补肝肾，强筋骨，祛风湿，安胎元。用于风湿痹痛，腰膝酸软，筋骨无力，崩漏经多，妊娠漏血，胎动不安；高血压。《本草再新》曰：补气温中，治阴虚，壮阳道，利骨节，通经水，补血和血，安胎定痛。《本草求真》曰：桑寄生，号为补肾补血要剂。缘肾主骨，发主血，苦入肾，肾得补则筋骨有力，不致痿痹而酸痛矣。甘补血，血得补则发受其灌荫而不枯脱落矣。

【方剂】天麻钩藤饮中桑寄生补益肝肾以治本。

【任老应用】任老在治疗卒中风，中经络之肝阳暴亢、风火上扰证候中用天麻钩藤饮，方中桑寄生补益肝肾。

（二）温肾阳药

1. 肉苁蓉

【性味】味甘、咸，性温。

【归经】入肾、大肠经。

【炮制】多于春季苗未出土或刚出土时采挖，除去花序，切段，晒干。

【功效主治】补肾阳，益精血，润肠通便。用于阳痿，不孕，腰膝酸软，筋骨无力，肠燥便秘。《本草求真》曰：肉苁蓉，诸书既言峻补精血，又言力能兴阳助火，是明因其气温，力专滋阴，得此阳随阴附，而阳自见兴耳。《本草汇言》曰：肉苁蓉，养命门，滋肾气，补精血之药也。《药性论》曰：益髓，悦颜色，延年，治女人血崩，壮阳，大补益，主赤白下。

【方剂】地黄饮子中肉苁蓉温壮肾阳，为君药。肉苁蓉丸中其温阳益肾，治疗宫冷不育。金刚丸中肉苁蓉温肾阳，与巴戟天、萆薢、杜仲共奏温阳之功。

【任老应用】任老在临床实践中常用四神丸治疗脾肾阳虚之肾泄证，方中肉苁蓉温中涩肠，既可行温肾暖脾之力，又能涩肠止泻。

2. 巴戟天

【性味】味辛、甘，性温。

【归经】入肝、肾经。

【炮制】拣去杂质，用热水泡透后，趁热抽去木心，切段，晒干。

【功效主治】补肾助阳，强筋壮骨，祛风除湿。治肾虚阳痿，遗精早泄，少

第二讲 临床常用药物

113

腹冷痛，小便不禁，宫冷不孕，风寒湿痹，腰膝酸软，风湿肢气。《本草汇》曰：巴戟天，为肾经血分之药，盖补助元阳则胃气滋长，诸虚自退。《本草新编》：巴戟天，正汤剂之妙药，温而不热，健脾开胃，既益元阳，复填阴水，真接续之利器，有近效而又有速功。

【方剂】赞育丸中巴戟天补肾阳，治疗下元虚冷之少腹冷痛、月经不调。巴戟丸中其补肾暖宫。

【任老应用】任老根据《本草经疏》之"巴戟天性能补助元阳"，在临床实践中常使用巴戟天配伍淫羊藿来温补肾阳。

3. 附子

【性味】味辛、甘，性大热。有毒。

【归经】入心、肾、脾经。

【炮制】附片：黑附片、白附片直接入药。

炮附片：取河沙置锅内，武火炒热，加入附片，拌炒至鼓起、微变色时取出，筛去河沙，放凉。

【功效主治】回阳救逆，补火助阳，散寒止痛。"为回阳救逆第一品药"。用于阴盛格阳，大汗亡阳，吐泻厥逆，肢冷脉微，心腹冷痛，冷痢，脚气水肿，风寒湿痹，阳痿，宫冷，虚寒吐泻，阴寒水肿，阳虚外感，阴疽疮疡以及一切沉寒痼冷之疾。《汤液本草》曰：附子，入手少阳三焦、命门之剂，浮中沉，无所不至，味辛大热，为阳中之阳，故行而不止，非若干姜止而不行也。非身表凉而四肢厥者不可僭用，如用之者以其治逆也。《伤寒蕴要》曰：附子，乃阴证要药，凡伤寒传变三阴及中寒夹阴，虽身大热而脉沉者必用之，或厥冷腹痛，脉沉细，甚则唇青囊缩者，急须用之，有退阴回阳之力，起死回生之功。《本草蒙筌》曰：附子，其气亲下，补下焦阳虚。《本草正》曰：附子，因其善走诸经，故曰与酒同功，能除表里沉寒，厥逆寒噤，温中强阴，暖五脏，回阳气，格阳喉痹，阳虚二便不通及妇人经寒不调，小儿慢惊等证。《本草汇言》曰：附子，回阳气，散阴寒，逐冷痰，通关节之猛药也。诸病真阳不足，虚火上升，咽喉不利，饮食不入，服寒药愈甚者，附子乃命门主药，能入其窟穴而招之，引火归元，则浮游之火自熄矣。《本草经读》曰：附子，味辛气温，火性迅发，无所不到，故为回阳救逆第一品药。

【方剂】肾气丸中附子温肾阳，与桂枝相合补肾阳之虚，为君药。十补丸中附子温补肾阳。地黄饮子中附子与肉桂温养下元，摄纳浮阳，引火归元。右归丸中附子补肾中元阳，温里祛寒。

【任老应用】任老在卒中风，中脏腑之元气败脱、神明散乱证的治疗中用参附汤，附子温肾壮阳、回阳救逆。于急性肾衰之气脱津伤证中用生脉散合参附汤，附子大辛大热回阳益气以固脱。

114

4. 淫羊藿

【性味】味辛、甘，性温。

【归经】入肝、肾经。

【炮制】夏、秋季茎叶茂盛时采割，除去茎、粗梗及杂质，晒干或阴干。淫羊藿一般指的是植物的地上部分，而仙灵脾指的是植物的地下干燥根茎。

【功效主治】补肾阳，强筋骨，祛风湿。用于阳痿遗精，筋骨痿软，风湿痹痛，麻木拘挛；更年期高血压。《纲目》曰：淫羊藿，性温不寒，能益精气，真阳不足者宜之。《本草经疏》曰：淫羊藿，其气温而无毒。《本经》言寒者，误也。辛以润肾，甘温益阳气，故主阴痿绝阳，益气力，强志。茎中痛者，肝肾虚也，补益二经，痛自止矣。

【方剂】赞育丸中淫羊藿补肾壮阳。

【任老应用】任老根据《本草正义》之"淫羊藿，禀性辛温，专壮肾阳"，常用淫羊藿配伍巴戟天来温补肾阳。

4. 紫河车

【性味】味甘、咸，性温。

【归经】入肺、心、肾经。

【炮制】取胎盘先以多量凉水泡约3小时，再换水洗3次，去净污物。另取花椒装入缝好的白布袋内扎好，放入锅内煮沸，再将胎盘置于花椒汤中，分批投入。煮约2~3分钟，及时捞出，放在盆中，加黄酒拌匀，置笼屉内蒸约半小时，取出晒干或烘干即得（每100个胎盘，用花椒4两、黄酒3斤）。

【功效主治】补气，养血，益精。用于虚损、羸瘦、咳血气喘、劳热骨蒸、遗精等症。《本草经疏》曰：人胞乃补阴阳两虚之药，有反本还元之功。《本草再新》曰：大补元气，理血分，治神伤梦遗。

【方剂】河车封髓丹中紫河车温肾阳、益精血。单用久服温肾阳、益精血。

【任老应用】任老在急性肾衰之脾肾阳衰证的治疗中用济生肾气丸合紫河车粉，紫河车补益精血，温肾纳气。并与冬虫夏草配伍治疗一切虚劳。

（三）固肾精药

1. 益智仁

【性味】味辛、苦，性热。

【归经】入脾、肾经。

【炮制】取益智置锅内，炒至外壳焦黑，取出冷透，除去果壳，取仁捣碎用。

【功效主治】温脾，暖肾，固气，涩精。治冷气腹痛，中寒吐泻，多唾，遗精，小便余沥，夜多小便。《本草经疏》曰：益智子仁，以其敛摄，故治遗精虚漏，及小便余沥，此皆肾气不固之证也。肾主纳气，虚则不能纳矣。《本草求真》曰：益智，气味辛热，功专燥脾温胃，及敛脾肾气逆，藏纳归原，故又号为补心补命之剂。是以胃冷而见涎唾，则用此以收摄，脾虚而见不食，则用此温理，胃气不温，而见小便不缩，则用此入缩泉丸以投。与夫心肾不足，而见梦遗崩带，则用此以为秘精固气。《本草拾遗》曰：治遗精虚漏，小便余沥……夜多小便者。

【任老应用】任老常用缩泉丸治疗肾虚不固之尿频，方中益智仁温肾固精缩尿。

2. 覆盆子

【性味】味甘、酸，性平。

【归经】入肝、肾经。

【炮制】筛去灰屑，拣净杂质，去柄。

【功效主治】补肝肾，缩小便，助阳，固精，明目。治阳痿，遗精，溲数，遗溺，虚劳，目暗。《本草通玄》曰：覆盆子，甘平入肾，起阳治痿，固精摄溺，强肾而无燥热之偏，固精而无凝涩之害，金玉之品也。《本草正义》曰：覆盆，为滋养真阴之药，味带微酸，能收摄耗散之阴气而生精液，故寇宗奭谓益肾缩小便，服之当覆其溺器，语虽附会，尚为有理。《本草备要》曰：益肾脏而固精，补肝虚而明目，起阳痿，缩小便。

【任老应用】任老常用五子衍宗丸治疗不育症，方中覆盆子补肾固精。

3. 芡实

【性味】味甘、涩，性平。

【归经】入脾、肾经。

【炮制】取原药材，除去杂质及残留硬壳。用时捣碎。

【功效主治】固肾涩精，补脾止泄。治遗精，淋浊，带下，小便不禁，大便泄泻。《本草从新》曰：补脾固肾，助气涩精。《本草求真》曰：芡实如何补脾，以其味甘之故；芡实如何固肾，以其味涩之故。惟其味甘补脾，故能利湿，而泄泻腹痛可治；惟其味涩固肾，故能闭气，而使遗带小便不禁皆愈。

【方剂】金锁固精丸中芡实涩精止滑。水陆二仙丹中与金樱子配伍固精止滑。

【任老应用】任老常用金锁固精丸治疗肾虚不固之遗精，方中芡实固肾涩精。

4. 莲须

【性味】味甘、涩，性平。

【归经】入心、肾经。

【炮制】晒干、去心、生用。

【功效主治】固肾涩精。用于遗精滑精，带下，尿频。古籍：《纲目》："清心通肾，固精气，乌须发，悦颜色，益血，止血崩、吐血。"《本草蒙筌》："益肾，涩精，固髓。"《本草求真》：莲须，甘温而涩，功与莲子略同。但涩性居多，不似龙骨寒涩，有收阴、定魂安魄之妙；牡蛎咸涩微寒，兼有化坚解热之功；金樱徒有阻涩之力，而无清心通肾之理耳。

【方剂】莲肉散中与益智仁、龙骨温肾固涩。

【任老应用】任老在临床中常用金锁固精丸治疗肾虚不固之遗精，方中莲须固肾涩精。

5. 桑螵蛸

【性味】味咸、甘，性平。

【归经】入肝、肾经。

【炮制】取原药材，除去杂质，置茶具内蒸约 1 小时，取出干燥。蒸制品可消除生品的致泻作用。

【功效主治】固精缩尿，补肾助阳。用于肾虚遗精，早泄，阳痿，白浊，带下。《本经逢原》曰：桑螵蛸，肝肾命门药也，功专收涩，故男子虚损，肾虚阳痿，梦中失精，遗溺白浊方多用之。《药性论》曰：主男子肾衰漏精，精自出，患虚冷者能止之。止小便利，火炮令热，空心食之。虚而小便利，加而用。《别录》曰：疗男子虚损，五藏气微，梦寐失精，遗溺。

【任老应用】任老常用桑螵蛸散治疗心肾两虚之尿频，方中桑螵蛸固精缩尿。

（四）纳肾气药

1. 五味子

【性味】味酸、甘，性温。

【归经】入肺、肾、心经。

【炮制】筛净灰屑，除去杂质，置蒸笼内蒸透，取出晒干。

【功效主治】收敛固涩，益气生津，补肾宁心。用于久嗽虚喘，梦遗滑精，遗尿尿频，久泻不止，自汗，盗汗，津伤口渴，短气脉虚，内热消渴，心悸失眠。《本草衍义补遗》曰：五味子，今谓五味，实所未晓，以其大能收肺气，宜其有补肾之功。《纲目》曰：五味子，入补药熟用，入嗽药生用。五味子酸咸入肝而补肾，辛苦入心而补肺，甘入中宫益脾胃。《本草经疏》曰：五味子主益气者，肺主诸气，酸能收，正入肺补肺，故益气也。其主咳逆上气者，气虚则上壅而不归原，酸以收之，摄气归原，则咳逆上气自除矣。劳伤羸瘦，补不足，强阴，益男子精。《本草备要》曰：性温，五味俱全，酸咸为多，故专收敛肺气而滋肾水，益气生津，补虚明目，强阴涩精。

【方剂】都气丸中五味子配伍山茱萸、熟地黄、山药等以增强补肾纳气之效。补肺汤中五味子与人参、黄芪、紫菀等补气平喘。

【任老应用】任老在治疗急性肾衰之气脱津伤证中用生脉散合参附汤，方中五味子酸收敛肺止汗；于心痹之阳虚证中用通阳抑阴煎，方中五味子养阴安神。

2. 沉香

【性味】味辛、苦，性温。

第二讲 临床常用药物

117

【归经】入脾、胃、肾、肺经。

【炮制】取原药材，除去枯朽白木，刷净，劈成小块，镑或刨成薄片，或研成细粉。炮制后贮干燥容器内，密闭，置阴凉干燥处。

【功效主治】降气温中，暖肾纳气。治气逆喘息，呕吐呃逆，脘腹胀痛，腰膝虚冷，大肠虚秘，小便气淋，男子精冷。《日华子本草》曰：调中，补五脏，益精壮阳，暖腰膝，去邪气。《珍珠囊》曰：补肾，又能去恶气，调中。《纲目》曰：治上热下寒，气逆喘息，大肠虚闭，小便气淋，男子精冷。《医林纂要》曰：坚肾，补命门，温中、燥脾湿，泻心，降逆气，凡一切不调之气皆能调之。并治噤口毒痢及邪恶冷风寒痹。

【方剂】黑锡丹中沉香与肉桂、附子、补骨脂治肾不纳气之喘息。

【任老应用】任老在治疗薄厥之气逆神闭中用苏合香丸，方中沉香行气降逆、宣窍开郁。

3. 补骨脂

【性味】味辛、苦，性温。

【归经】入肾、心包、脾、胃、肺经。

【炮制】簸净杂质，洗净，晒干。

【功效主治】补肾助阳，纳气平喘，温脾止泻。主肾阳不足，下元虚冷，腰膝冷痛，阳痿遗精，尿频，遗尿，肾不纳气，虚喘不止，脾肾两虚，大便久泻。《品汇精要》曰：固精气。《玉楸药解》曰：温暖水土，消化饮食，升达脾胃，收敛滑泄、遗精、带下、溺多、便滑诸证。《医林纂要》曰：治虚寒喘嗽。

【方剂】治喘方中补骨脂与胡桃肉配伍补肾阳而纳气平喘。劳嗽方中与人参、罂粟壳、木香配伍以纳气平喘。

【任老应用】任老在治疗心痹之阳虚证时用通阳抑阴煎，方中补骨脂温肾暖脾。

（五）填肾精药

1. 动物脊髓

【炮制】动物脊髓适量，蒸熟，炼蜜为丸。

【方剂】大补阴丸中，脊髓、蜂蜜为丸，此乃血肉甘润之品，填精益髓，既能助熟地、龟板以滋阴，又能制黄柏之苦燥。

【任老应用】任老在治疗急风之毒聚督髓证用增损清滋脊髓汤，方中脊髓填精益髓。

2. 龟板胶

【性味】味甘、咸，性平。

【归经】入肺、肝、肾经。

【炮制】取漂泡后的净龟板，置锅中水煎数次，煎至胶质尽，去滓。将多次煎出的胶液，过滤合并，加入少许明矾粉，静置，滤取澄清的胶液，用文火浓缩（或可加入适量黄酒、冰糖）至呈稠膏状，倾入凝胶槽内，使其冷凝后取出，切成小块，阴干。

【功效主治】滋阴，补血，止血。治阴虚血亏，劳热骨蒸，吐血，衄血，烦热惊悸，肾虚腰痛，脚膝痿弱，崩漏，带下。《本草纲目》曰：其甲以补心，补肾，补血，皆以养阴也。

【方剂】龟鹿二仙胶中龟板胶填补精髓，滋养阴血。

【任老应用】任老常用左归丸治疗真阴不足证，方中龟板胶偏于滋阴，鹿角胶偏于补阳，在补阴药中配伍补阳药，取"阳中求阴"之意。

（六）泻肾火药

1. 知母

【性味】性苦、甘，味寒。

【归经】入肺、胃、肾经。

【炮制】除去杂质，洗净，润透，切厚片，干燥，去毛屑。

【功效主治】清热泻火，生津润燥。治外感热病，高热烦渴；内治肺热咳嗽，胃热消渴，肺燥咳嗽，肠燥便秘，骨蒸潮热。张元素曰："凉心去热，治阳明火热，泻膀胱肾经火，热厥头痛，下痢腰痛，喉中腥臭。"《本草纲目》曰：肾苦燥，宜食辛以润之；肺苦逆，宜食苦以泻之。知母之辛苦寒凉，下则润肾燥而滋阴，上则清肺金泻火，乃二经气分药也。《本草新编》曰：知母，味苦、辛，气大寒，沉而降，阴也，无毒。入足少阴、阳明，又入手太阴。最善泻胃、肾二经之火。

【方剂】大补阴丸中知母与龟板、黄柏、熟地黄滋肾阴、泻肾火。

【任老应用】任老常用知柏地黄丸治疗肝肾阴虚，虚火上炎证，方中知母滋肾降火。并常与生地配伍治疗消渴。

2. 黄柏

【性味】味苦，性寒。

【归经】入肾、膀胱、大肠经。

【炮制】除去杂质，喷淋清水，润透，切丝，干燥。

【功效主治】清热燥湿，泻火解毒，除骨蒸清虚热。用于湿热泻痢，黄疸，带下，热淋，脚气，痿躄，骨蒸劳热，盗汗，遗精，疮疡肿毒，湿疹瘙痒。盐黄柏滋阴降火。用于阴虚火旺，盗汗骨蒸。《汤液本草》曰：黄柏，足少阴剂，肾苦燥，故肾停湿也，栀子、黄芩入肺，黄连入心，黄柏入肾，燥湿所归，各从其类也。《医学入门》曰：黄柏入肾，肾苦燥停湿，柏味微辛而能润燥，性利下而能除湿，故为肾经主药。《纲目》曰：盖黄柏能治膀胱命门中之火。《药品化义》曰：黄柏，味苦入骨，是以降火能自顶至踵，沦肤彻髓，无不周到，专泻肾与膀胱之火。

【方剂】知柏地黄丸中黄柏泻肾火。大补阴丸中黄柏与知母、熟地黄配伍滋肾阴、泻肾火。

【任老应用】任老在治疗尿血之阴虚火旺证用知柏地黄丸，方中黄柏泻火坚阴。

3. 地骨皮

【性味】味甘，性寒。

【归经】入肺、肝、肾经。

【炮制】拣去杂质及木心，略洗，晒干，切段。

【功效主治】清热，凉血。治虚劳潮热盗汗，肺热咳喘，吐血，衄血，血淋，消渴，高血压，痈肿，恶疮。《纲目》曰：去下焦肝肾虚热。《本草别说》曰：治金疮。李杲曰："治在表无定之风邪，传尸有汗之骨蒸。"

【方剂】清骨散中地骨皮与银柴胡、知母等滋阴清热。

【任老应用】任老根据王好古所言"泻肾火，降肺中伏火，去胞中火，退热，补正气"，常用地骨皮清泻肾火。

4. 胡黄连

【性味】味苦，性寒。

【归经】入肝、胃、大肠经。

【炮制】晒干，切薄片或用时捣碎。

【功效主治】清热，凉血，燥湿。治疳疾，惊痫，泻痢，劳热骨蒸，自汗，盗汗，吐血，衄血，火眼，痔瘘，疮疡。《开宝本草》曰：主久痢成疳，伤寒咳嗽，温疟，骨热，理腰肾，去阴汗，小儿惊痫，寒热，不下食，霍乱下痢。

【方剂】清骨散中胡黄连与银柴胡、知母等滋阴清热。

【任老应用】任老根据《本草经疏》中"胡黄连，理腰肾、去阴汗者，肾虚湿热下流客之，使热伏肾间也"，在临床中常用胡黄连来清泻肾火。

（七）渗肾湿药

1. 土茯苓

【性味】味甘、淡，性平。

【归经】入肝、胃、脾经。

【炮制】除去须根，洗净后干燥、入药；或趁鲜切成薄片后干燥、入药。

【功效主治】解毒，除湿，利关节。治梅毒，淋浊，筋骨挛痛，脚气，疔疮，痈肿，瘰疬，梅毒及汞中毒所致的肢体拘挛、筋骨疼痛。《本草正义》曰：土茯苓，利湿去热，能入络，搜剔湿热之蕴毒。《本草正》曰：疗痈肿、喉痹，除周身寒湿、恶疮。《本草再新》曰：祛湿热，利筋骨。

【任老应用】任老治疗急性肾风时用土茯苓解毒通络、利水消肿。

2. 苦参

【性味】味苦，性寒。

【归经】入肝、肾、大肠、小肠、膀胱、心经。

【炮制】原药材除去杂质及芦头、须根，大小分档，洗净，润透，切成6～10毫米厚片，干燥。

【功效主治】清热燥湿，祛风杀虫。主湿热泻痢，肠风便血，黄疸，小便不利，水肿，带下，阴痒，疥癣，麻风，皮肤瘙痒，湿毒疮疡。《本草从新》曰：燥湿，胜热，治梦遗滑精。《本草汇言》曰：姚斐成云，苦参，祛风泻火，燥湿去虫之药也。前人谓苦参补肾补阴，其论甚谬。盖此药味苦气腥，阴燥之物，秽恶难服，惟肾气实而湿火胜者宜之。

【任老应用】任老常用苦参地黄汤清利下焦之湿热，方中苦参配伍生地清利下焦湿热。

3. 鲤鱼

【性味】味甘，性平。

【归经】入脾、肾、肺经。

【功效主治】补脾健胃，利水消肿，通乳，清热解毒，止嗽下气。对各种水肿、浮肿、腹胀、少尿、黄疸、乳汁不通皆有益。《本草求真》曰：凡因水气内停，而见咳气上逆、黄疸、水肿、脚气等症，服此则能以消，治孕妇水肿亦然。

【方剂】鲤鱼汤，治妊娠腹大，胎间有水气，通身肿满。

【任老应用】任老根据《本草纲目》中"鲤，其功长于利小便，故能消肿胀"，常用鲤鱼汤治疗肾气虚水道失和之水肿。

4. 防己

【性味】味苦，性寒。

【归经】入膀胱、肺经。

【功效主治】利水消肿，祛风止痛。主水肿脚气，小便不利，湿疹疮毒，风湿痹痛，高血压症。一般认为，汉防己利水消肿作用较强，木防己祛风止痛作用较好。《名医别录》曰：主治水肿，风肿。《开宝本草》曰：味辛、苦，平、温，无毒。疗水肿、风肿，去膀胱热。《本草》云：主风寒，温疟，热气诸痫，除邪，利大小便。疗水肿、风肿。

【方剂】己椒苈黄汤中防己与椒目、葶苈子、大黄配伍利水消肿、清利湿热。

【任老应用】任老常用防己茯苓汤治疗表虚不固之风水或风湿证，方中防己与黄芪、白术配伍利水渗湿。

（八）化肾瘀药

1. 牛膝

【性味】味苦、酸，性平。

【归经】入肝、肾经。

【炮制】拣去杂质，洗净，润软，去芦，切段，晒干。

【功效主治】补肝肾，强筋骨，活血通经，引火（血）下行，利尿通淋。治腰膝酸痛，下肢痿软，血滞经闭，痛经，产后血瘀腹痛，癥瘕，胞衣不下，热淋，血淋，跌打损伤，痈肿恶疮，咽喉肿痛。《滇南本草》曰：止筋骨疼，强筋舒筋，止腰膝酸麻，破瘀坠胎，散结核，攻瘰疬，退痈疽、疥癞、血风、牛皮癣、脓窠。《本草备要》曰：酒蒸则益肝肾，强筋骨，治腰膝骨痛，足痿筋挛，阴痿失溺，久疟，下痢，伤中少气，生用则散恶血，破癥结，治心腹诸痛，淋痛尿血，经闭难产，喉痹齿痛，痈疽恶疮。《纲目》曰：牛膝所主之病，大抵得酒则能补肝肾，生用则能去恶血，二者而已。

【方剂】身痛逐瘀汤中牛膝活血通经。

【任老应用】任老在治疗卒中风，中经络之肝阳暴亢、风火上扰证中用天麻钩藤饮，方中川牛膝引血下行。

2. 自然铜

【性味】味辛，性平。

【归经】入肝经。

【炮制】采挖后除去杂质，洗净、干燥、砸碎；或以火煅、醋淬至表面呈黑褐色、光泽消失、酥松为度、晒干、碾粗末。

【功效主治】散瘀，接骨，止痛。用于跌打肿痛，筋骨折伤。多入丸散服；外用研末调敷。《本草经疏》曰：自然铜乃入血行血，续筋接骨之药也。凡折伤则血瘀而作痛，辛能散瘀滞之血，破积聚之气，则痛止而伤自和也。

【方剂】自然铜、密陀僧各一两（并煅研），甘草、黄柏各二两（并为末）。上四味，一处研细，收密器中，水调涂或干敷。治疗一切恶疮及火烧汤烫。（《圣济总录》自然铜散）

【任老应用】任老常用于治疗心气刺痛，疗一切恶疮及火烧烫。

（九）解肾毒药

1. 土茯苓

【性味】味甘、淡，性平。

【归经】入肝、胃、脾经。

【炮制】用水浸漂，夏季每日换水1次，春、秋每2日换水1次，冬季可3日换水1次，防止发臭，以泡透为度，捞出切片，及时干燥。

【功效主治】解毒，除湿，利关节。治梅毒，淋浊，筋骨挛痛，脚气，疔疮，痈肿，瘰疬，梅毒及汞中毒所致的肢体拘挛、筋骨疼痛。《本草图经》曰：敷疮毒。《滇南本草》曰：治五淋白浊，兼治杨梅疮毒、丹毒。《纲目》曰：健脾胃，强筋骨，去风湿，利关节，止泄泻。《生草药性备要》曰：消毒疮、疔疮，炙汁涂敷之，煲酒亦可。《江西草药》曰：杀虫解毒。治瘰疬，小儿疳积。

【任老应用】任老治疗急性肾风中用土茯苓解毒通络、利水消肿。

2. 生甘草

【性味】味甘，性平。

【归经】归心、肺、脾、胃经。

【功效主治】补脾益气，清热解毒，祛痰止咳，缓急止痛，调和诸药。用于脾胃虚弱，倦怠乏力，心悸气短，咳嗽痰多，脘腹、四肢挛急疼痛，痈肿疮毒，缓解药物毒性、烈性。《本草正》曰：甘草，味至甘，得中和之性，有调补之功，故毒药得之解其毒，刚药得之和其性，表药得之助其外，下药得之缓其速。《药品化义》曰：甘草，生用凉而泻火，主散表邪，消痈肿，利咽痛，解百药毒，除胃积热，去尿管痛，此甘凉除热之力也。

【任老应用】任老认为此药能补气、清热解毒，常用于四肢疼痛。

六、胆病用药

胆经是一个很关键的一条经络，《黄帝内经》曰："肝者，将军之官，谋虑出焉，胆者，中正之官，决断出焉。"胆经因为承受了大量的肝毒，很容易瘀滞堵塞，进而影响到肝脏的毒素也无路可排，所以胆经需要经常加以疏通，以及时缓解肝脏的压力，从情志上讲胆经疏通也会大大提高人的决断能力，让人更加自信、更加果敢。

（一）清胆热药

1. 前胡

【性味】味苦、辛，性微寒。

【归经】入肺、脾、肝经。

【功效主治】陶弘景言其"与柴胡同功非矣，治证虽同，而所入所主则异。"胆附于肝，胆汁来源于肝。经络相络属，肝脉下络于胆，胆脉上络于肝，构成脏腑表里关系，肝属里，胆为表。在生理情况下互相配合，病理情况下互相影响，证候兼见，治疗上常肝胆同治。《滇南本草》言前胡能"升降肝气"。

【任老应用】任老认为此药使肝热清，则胆热自除。肝胆同治，既治了肝又治了胆。前胡，肺肝药也。散风祛热，消痰下气，开胃化食，止呕定喘，除嗽安胎，止小儿夜啼。

2. 木贼

【性味】味甘、苦，性平。

【归经】入肺、肝经。

【功效主治】《本草求真》曰：木贼，书云形质有类麻黄，升散亦颇相似，但此气不辛热，且入足少阳胆、足厥阴肝，能于二经血分驱散风热，使血上通于目，故为去翳明目要剂，初非麻黄味辛性燥，专开在卫腠理而使身汗大出也。《本草正义》曰：木贼，治疗肝胆木邪横逆诸病。

【任老应用】任老根据史料证木贼必能清胆热。且认为木贼与麻黄同形同性，故亦能发汗解肌，升散火郁风湿，治眼目诸血疾也。

3. 龙胆草

【性味】味苦，性寒。

【归经】入肝、胆经。

【功效主治】《本草纲目》曰：相火寄在肝胆，有泻无补，故龙胆之益肝胆之气，正以其能泻肝胆之邪热也。《本草正》曰：龙胆草，乃足厥阴、少阳之正药，大能泻火，但引以佐使，则诸火皆治。《药品化义》曰：胆草专泻肝胆之火。《医学衷中参西录》曰：微酸属木，故又能入肝胆，滋肝血，益胆汁，降肝胆之热使不上炎。

【任老应用】任老临床常用龙胆草、茵陈、栀子、黄芩等药配伍治疗肝胆湿热之证。

4. 大青叶

【性味】味苦，性寒。

【归经】入肝、心、胃经。

【功效主治】清热，解毒，凉血，止血。《本经逢原》曰：大青，泻肝胆之实火。

【任老应用】常与板蓝根同用治疗胁痛、肝炎等证。

5. 青黛

【性味】味咸，性寒。

【归经】入肝、肺、胃经。

【功效主治】清热，解毒，凉血消斑，清肝泻火，定惊。《本经逢原》曰：青黛，泻肝胆，散郁火。

【任老应用】常用于温毒发斑，血热吐衄，胸痛咳血，口疮，痄腮，喉痹，小儿惊痫。

（二）化胆痰药

1. 前胡

【性味】味苦、辛，性微寒。

【归经】入肺、脾、肝经。

【功效主治】李时珍指出，前胡"其功长于下气，故能治痰热、喘嗽、痞膈、呕逆诸疾。气下则火降，痰亦降矣。所以有推陈致新之绩，为痰气要药。"《本草汇言》曰：前胡，散风寒、净表邪、温肺气、消痰嗽之药也。大人痰热，逆气隔拒，此邪气壅闭在腠理之间也，用前胡俱能治之。罗一经云，前胡去寒痰，半夏去湿痰，南星去风痰，枳实去实痰，蒌仁治燥痰，贝母、麦门冬治虚痰，黄连、天花粉治热痰，各有别也。《本草通玄》曰：前胡，肺肝药也。散风驱热，消痰下气，开胃化食，止呕定喘，除嗽安胎，止小儿夜啼。

【任老应用】任老认为柴胡、前胡，均为风药，但柴胡主升，前胡主降为不同耳。种种功力，皆是搜风下气之效，肝胆经风痰为患者，舍前胡莫能疗。可明其亦可入胆化痰。

（三）温胆气药

1. 酸枣仁

【性味】味甘，性平。

【归经】入心、脾、肝、胆经。

【功效主治】明代李时珍《本草纲目》中记载：酸枣仁，甘而润，故熟用疗胆虚不得眠，烦渴虚汗之证；生用疗胆热好眠。皆足厥阴、少阳药也，今人专以为心家药，殊昧此理。王好古曰："治胆虚不眠，寒也，炒服；治胆实多睡，热也，生用。"《本草经疏》曰：酸枣仁，实酸平，仁则兼甘。专补肝胆，亦复醒脾。熟则芳香，香气入脾，故能归脾。能补胆气，故可温胆。母子之气相通，故亦主虚烦、烦心不得眠。胆为诸脏之首，十一脏皆取决于胆，五脏之精气，皆禀于脾，故久服之，功能安五脏。《本草切要》曰：酸枣，性虽收敛而气味平淡，古方治胆气不和，甚佳。如胆气空虚，心烦而不得眠，炒用可也。《本草汇言》曰：酸枣仁，均补五脏，胆气不足，振悸恐畏，虚烦不寐等症，是皆五脏偏失之病，得酸枣仁之酸甘而温，安平血气，敛而能运者也。

【任老应用】任老认为酸枣仁之仁主补，皮益心血，其气炒香，取香温以温肝、胆，若胆虚血少，心烦不寐，用此使肝、胆血足，则五脏安和，睡卧得宁；如胆有实热，则多睡，宜生用以平其气。

2. 半夏

【性味】味辛，性温。有毒。

【归经】入脾、胃、肺经。

【功效主治】《本草经疏》言：此药入足太阴、阳明、少阳，手少阴经。《本草衍义》曰：半夏，今人惟知去痰，不言益脾，盖能分水故也。《汤液本草》曰：半夏，俗用为肺药，非也。

【任老应用】任老云肾主五液，化为五湿，自入为唾，入肝为泣，入心为汗，入脾为痰，入肺为涕。有涎曰嗽，无涎曰咳，痰者因咳而动，脾之湿也。半夏能泄痰之标，不能泄痰之本，泄本者泄肾也。咳无形，痰有形，无形则润，有形则燥，所以为流湿润燥也。

3. 细辛

【性味】味辛，性温。有小毒。

【归经】入肺、肾、心、肝、胆、脾经。

【功效主治】《本草纲目》曰：细辛，辛温能散，辛能补肝，故胆气不足，惊痫、眼目诸病宜用之。《别录》曰：温中下气，破痰，利水道，开胸中，除喉痹，䶌鼻，风痫癫疾，下乳结。汗不出，血不行，安五脏，益肝胆，通精气。《本草经百种录》曰：细辛，以气为治也。凡药香者，皆能疏散风邪，细辛气盛而味烈，其疏散之力更大。且风必挟寒以来，而又本热而标寒，细辛性温，又能驱逐寒气，故其疏散上下之风邪，能无微不入，无处不到也。

【任老应用】任老临床常用麻黄、附子、黄连、阿胶配伍治疗心动过缓。

4. 人参

【性味】味甘、微苦，性平、微温。

【归经】入脾、肺、心经。

【功效主治】《神农本草经》曰：主补五脏，安精神，止惊悸，除邪气，明目，开心益智。

【任老应用】任老认为人参虽为补气之要药，但其能主五脏气不足，五劳七伤，虚损瘦弱，吐逆不下食，止霍乱烦闷呕哕，补五脏六腑，保中守神。

（四）镇胆气药

1. 龙骨

【性味】味甘、涩，性平。

【归经】入心、肝、肾、大肠经。

【功效主治】《注解伤寒论》曰：龙骨、牡蛎、铅丹，收敛神气而镇惊。《本经逢原》曰：涩可以去脱，龙骨入肝敛魂，收敛浮越之气。《本草求真》曰：龙骨功与牡蛎相同，但牡蛎咸涩入肾，有软坚化痰清热之功，此属甘涩入肝，有收敛止脱镇惊安魄之妙。《医学衷中参西录》曰：龙骨既能入气海以固元气，更能入肝经以防其疏泄元气，且能入肝敛戢肝木，愚于忽然中风、肢体不遂之证，其脉甚弦硬者，知系肝火肝风内动，恒用龙骨同牡蛎加于所服药中以敛戢之，至脉象柔和，其病自愈。

【任老应用】任老认为惊痫颠痉，皆肝气上逆，挟痰而归进入心，龙骨能敛火安神，逐痰降逆，故为惊痫颠痉之圣药。痰，水也，随火而生，龙骨能引逆上之火、泛滥之水，而归其宅，若与牡蛎同用，为治痰之神品。

2. 牡蛎

【性味】味咸，性微寒。

【归经】入肝、胆、肾经。

【功效主治】具有平肝潜阳，镇惊安神，软坚散结，收敛固涩的功效。《本草经疏》曰：牡蛎味咸平，气微寒，无毒，入足少阴、厥阴、少阳经。其主伤寒寒热、温疟洒洒、惊恚怒气、留热在关节去来不定、烦满、气结心痛、心胁下痞热等证，皆肝胆二经为病。二经冬受寒邪，则为伤寒寒热；夏伤于暑，则为温疟洒洒；邪伏不出，则热在关节去来不定；二经邪郁不散，则心胁下痞；热邪热甚，则惊恚怒气，烦满气结心痛。此药味咸气寒，入二经而除寒热邪气，则营卫通，拘缓和，而诸证无不瘳矣。

【任老应用】表虚自汗，常与麻黄根、浮小麦等配伍；在治疗急性肾衰的急救处理中，以化湿清热法，应用药物灌肠：生大黄（后下）15～30g，生牡蛎（先煎）30g，六月雪15g，徐长卿12g，皂荚子9g，浓煎取汁100ml，保留灌肠，每日1次，热甚者，可加蒲公英30g。

（五）行气利胆药

1. 片姜黄

【性味】味辛、苦，性温。

【归经】入肝、脾经。

【功效主治】破血行气，通经止痛。《本草经疏》曰：姜黄，其味苦胜辛劣，辛香燥烈，性不应寒。苦能泄热，辛能散结。《本草求真》曰：姜黄，此药辛少苦多，性气过于郁金，破血立通，下气最速，凡一切结气积气，癥瘕瘀血，血闭痈疽，并皆有效，以其气血兼理耳。《本草求原》曰：姜黄，益火生气，辛温祛火化气，气生化则津液行于三阴三阳；清者注于肺，浊者注于经、溜于海，而血自行，是理气散结而兼泄血也。

【任老应用】常用于治疗胆囊炎、胆胀等。还用于血滞经闭，行经腹痛，胸胁刺痛，风湿痹痛，肩臂疼痛，跌仆损伤。

2. 大黄

【性味】味苦，性寒。

【归经】入胃、大肠、肝、脾经。

【功效主治】大黄为常用中药，具有泻热通肠、凉血解毒，逐瘀通经的功效。排胆气之效了解较少，现代实验证明，本品具有导泻、利胆、保肝、抗溃疡、抗菌、抗病毒等作用。《日华子本草》曰：通宣一切气，调血脉，利关节，泄壅滞水气。

【任老应用】任老认为此药有拨乱反正、推陈出新之功，临床上常与茵陈、栀子同用治疗黄疸。

七、胃病用药

（一）补胃气药

1. 人参

【性味】味甘、微苦，性微温。

【归经】入心、肺、脾经。

【功效主治】大补元气，补脾益肺，生津止渴，安神益智。《日华子本草》曰：人参调中治气、消食开胃。《医学启源》曰：治脾胃阳气不足及肺气促，短气、少气，补中缓中，泻肺脾胃中火邪。《珍珠囊》曰：养血，补胃气，泻心火。

【配伍】人参用于脾胃气虚的面色萎白，语声低微，气短乏力，食少便溏等证，常配茯苓、白术、甘草等补脾胃之气，如《太平惠民和剂局方》中的四君子汤；再如《古今医鉴》中的参苓白术散，人参与白术合配治疗脾胃气虚兼有湿阻气滞。

【任老应用】脱证之气脱证中用独参汤，人参大补元气，元气生，则五脏之气长。

2. 黄芪

【性味】味甘，性微温。

【归经】入肺、脾、肝、肾经。

【功效主治】益气固表、敛汗固脱、托疮生肌、利水消肿。《本草纲目》曰：黄芪甘温纯阳，其用有五：补诸虚不足，一也；益元气，二也；壮脾胃，三也；去肌热，四也；排脓止痛，活血生血，内托阴疽，为疮家圣药，五也。

【配伍】用于治脾虚气短、食少便溏、倦怠乏力等，常配白术以补气健脾，即芪术膏，脾胃相表里补脾气即补胃气。《本草正义》曰：凡饥饱劳役，脾阳下陷，气怯神疲者，及疟久脾虚，清气不升，寒热不止者，授以东垣之补中益气汤，无不捷效，正以黄芪为参、术之佐，而又得升、柴以升举之，则脾阳复辟，而中州之大气斡旋矣。补中益气汤中重用黄芪，补中益气、升阳固表。

【任老应用】任老在临床实践中总结的经验：脱证之血脱证中用以人参养荣汤，黄芪也人参配伍以补益元气。

（二）温胃寒药

1. 干姜

【性味】味辛，性热。

【归经】入脾、胃、肺经。

【功效主治】温中散寒，回阳通脉，温肺化饮。《别录》曰：治寒冷腹痛，中恶、霍乱、胀满，风邪诸毒，皮肤间结气，止唾血。《医学入门》曰：炮姜，温脾胃，治里寒水泄，下痢肠澼，久疟，霍乱，心腹冷痛胀满。

【配伍】脘腹冷痛，呕吐泄泻，常配伍党参、甘草、白术等治脾胃虚寒，如理中丸；治脾胃实寒之腹痛吐泻，单用本品研末服有效，或配伍附子、高良姜等温中散寒药；大建中汤中干姜配伍人参、蜀椒以温中补虚、降逆止痛。

【任老应用】急性胃痛之寒凝证中，用良附丸温中散寒、和胃止痛，寒重者加干姜以温散脾胃之寒。

2. 炉甘石

【性味】味甘，性平。

128

【归经】归肝、胃经。

【功效主治】解毒明目退翳，收湿止痒敛疮。

【任老应用】用于目赤肿痛，眼缘赤烂，翳膜胬肉，溃疡不敛，脓水淋漓，湿疮，皮肤瘙痒。

3. 韭菜

【性味】味辛、甘，性温。

【归经】入肾、肝经。

【功效主治】温补肝肾，壮阳固精。《本草拾遗》曰：温中，下气，补虚，调和腑脏，令人能食，益阳，止泄白脓、腹冷痛，并煮食之。《纲目》曰：韭叶热，根温，功用相同，生则辛而散血，熟则甘而补中。一叟病噎膈，食入即吐，胸中刺痛，或令取韭汁，入盐梅卤汁少许，细呷，得入渐加，忽吐稠涎数升而愈。此亦仲景治胸痹用薤白，皆取辛温能散胃脘痰饮恶血之义也。

【任老应用】任老认为韭菜能补肝及命门，治小便频数，遗尿。

4. 肉豆蔻

【性味】味辛、苦，性温。

【归经】入脾、胃、大肠经。

【功效主治】温中涩肠，行气消食。《海药本草》曰：主心腹虫痛，脾胃虚冷气并，冷热虚泄，赤白痢等。《开宝本草》曰：温中，治积冷心腹胀痛，霍乱中恶，呕沫，冷气，消食止泄，小儿乳霍。《本草纲目》曰：暖脾胃，固大肠。

【配伍】用于胃寒腹胀，食少呕吐。本品辛香温燥，有温中暖脾、行气止痛、开胃消食作用。治脾胃虚寒气滞之脘腹胀痛、纳呆、呕吐等症，可与木香、半夏、干姜等通用，共奏温中散寒、行气消滞之功。真人养脏汤中肉豆蔻温中涩肠，既能温散脾胃之寒，亦可涩肠止泻。四神丸中，肉豆蔻与补骨脂、吴茱萸、五味子同用，治脾肾阳虚之五更泻。

【任老应用】治疗脾胃虚寒之久泻、久痢者，常与肉桂、干姜、党参、白术、诃子等药同用；若配补骨脂、五味子、吴茱萸，可治脾肾阳虚，五更泄泻者；尚可治疗胃寒胀痛，食少呕吐。

5. 木香

【性味】味辛、苦，性温。

【归经】入脾、胃、肝、大肠经。

【功效主治】行气，调中，止痛。《日华子本草》曰：治心腹一切气，止泻，霍乱，痢疾，安胎，健脾消食。疗羸劣，膀胱冷痛，呕逆反胃。

【任老应用】木香有良好的行气止痛作用，任老治脾胃气滞出现的脘腹胀痛，呕逆泛恶等，与砂仁、藿香等配伍，因木香味辛性温，故行气止痛，同时性温，更适应与气滞兼有寒性症状的病证。厚朴温中汤中木香辛温，助厚朴温中行气除满。

（三）养胃阴药

1. 人乳

【性味】味甘，性平。

【归经】入肺、胃、脾、肾经。

【功效主治】补血，滋阴，润燥。

【任老应用】人乳热服能补益五脏、益智填精、润燥生津、滋补血虚。凡大便秘结、舌根强硬、目赤眼昏等用之皆有效；用新鲜人乳滴眼，可治目赤、目痛、多泪等眼疾。

2. 石斛

【性味】味甘，性微寒。

【归经】入胃、肾经。

【功效主治】益胃生津，滋阴清热。《神农本草经》曰：主伤中，除痹，下气，补五脏虚劳羸瘦，强阴，久服厚肠胃。《本草纲目拾遗》曰：清胃除虚热，生津，已劳损。以之代茶，开胃健脾。

【配合】本品善养胃阴，生津液，用于胃阴不足等证。

（1）单用煎汤代茶服，即可见效；或配麦冬、竹茹、白芍等应用。

（2）石斛汤中石斛与麦冬、黄柏、地骨皮配伍治阴虚津亏、虚热不退。

【任老应用】任老在治疗头面痛之胃火上攻证中，用清胃散合泻心汤以清泻胃火、通腑止痛，口干渴者加石斛滋养胃阴、生津止渴。

3. 天花粉

【性味】味甘、微苦，性微寒。

【归经】入肺、胃经。

【功效主治】清热生津，消肿排脓。《本草纲目》曰：栝楼根，味甘微苦酸，酸能生津，故能止渴润枯，微苦降火，甘不伤胃，昔人只言其苦寒，似未深察。《本经逢原》曰：栝楼根，降膈上热痰，润心中烦渴，除时疾狂热，祛酒瘅湿黄，治痈疡解毒排脓。

【配伍】本品善能清胃热、养胃阴而生津止渴，用于热病津伤口渴及消渴等症，常配生地、山药、五味子等，如玉液汤。

【任老应用】任老在治疗头面痛之胃火上攻证中，用清胃散合泻心汤以清泻胃火、通腑止痛，口干渴者加天花粉滋养胃阴、生津止渴。

4. 玉竹

【性味】味甘，性平。

【归经】入肺、胃经。

【功效主治】滋阴润肺，养胃生津。《本草纲目》曰：主风温自汗灼热，及劳疟寒热，脾胃虚乏，男子小便频数，失精，一切虚损。《本草正义》曰：玉竹，味甘多脂，柔润之品。……今惟治肺胃燥热，津液枯涸，口渴嗌干等症，而胃火炽盛，燥渴消谷，多食易饥者，尤有甚效。

【任老应用】本品善能滋养胃阴，清热生津而止渴，常用于热病烦渴及消渴等。治热病伤津的烦热口渴，常配生地、麦冬等同用，如益胃汤；治消渴，可与生地黄、天花粉等同用，以增强清热养阴、生津止渴的作用。

5. 麦门冬

【性味】味甘、微苦，性微寒。

【归经】入心、肺、胃经。

【功效主治】滋阴润肺，益胃生津，清心除烦。《本草新编》曰：麦门冬，泻肺中之伏火，清胃中之热邪，补心气之劳伤，止血家之呕吐，益精强阴，解烦止渴，美颜色，悦肌肤，退虚热，解肺燥，定咳嗽，真可持之为君而又可借之为臣使也。《本草正义》曰：麦冬，其味大甘，膏脂浓郁，故专补胃阴，滋津液，本是甘药补益之上品。凡胃火偏盛，阴液渐枯，及热病伤阴，病后虚羸，津液未复，或炎暑燥津，短气倦怠，秋燥逼人，肺胃液耗等证，麦冬寒润，补阴解渴，皆为必用之药。

【任老应用】任老在治疗中暑之暑陷心包证中，用清营汤送服安宫牛黄丸以祛暑清热、熄风止痉，方中麦冬滋阴清热。

（四）降胃气药

1. 厚朴

【性味】味苦、辛，性温。

【归经】入脾、胃、大肠经。

【功效主治】行气消积，燥湿除满，降逆平喘。《医学衷中参西录》曰：厚朴，治胃气上逆，恶心呕哕，胃气郁结胀满疼痛，为温中下气之要药。《名医别录》曰：温中益气，消痰下气。疗霍乱及腹痛胀满，胃中冷逆及胸中呕不止，泄痢淋露，除惊，去留热心烦满，厚肠胃。《药性论》曰：主疗积年冷气，腹内雷鸣，虚吼，宿食不消，除痰饮，去结水，破宿血，消化水谷，止痛。大温胃气，呕吐酸水。主心腹满，病人虚而尿白。《日华子本草》曰：健脾。主反胃，霍乱转筋，冷热气，泻膀胱，泄五脏一切气。妇人产前产后腹藏不安。调关节，杀腹藏虫，阴耳目。

【配伍】本品能下气宽中、消积导滞，为治食滞胀满所常用。

（1）治肠胃积滞之大便秘结，常与枳实、大黄配用，即厚朴三物汤

（2）厚朴温中汤中厚朴辛苦温燥，行气消胀。

【任老应用】任老在治疗神昏之腑实熏蒸证中，用大承气汤以通腑泻热，方中厚朴与枳实配伍行气散结。

2. 沉香

【性味】味辛、苦，性温。

【归经】入脾、胃、肾、肺经。

【功效主治】行气止痛，降逆止呕，温肾纳气。《本草再新》曰：治肝郁，降肝气，和脾胃，消湿气，利水开窍。

【配伍】本品有温中降逆止呕之效，常用于胃寒呕吐，治胃寒久呃，可与柿蒂、白豆蔻、紫苏叶等同用。暖肝煎中沉香辛温散寒、行气止痛。

【任老应用】任老风头眩之气逆神闭证中，用苏合香丸以开窍醒神、降气化浊，方中沉香与木香、丁香、香附等配伍辛散温通、行气降逆。

3. 半夏

【性味】味辛，性温。有毒。

【归经】入脾、胃、肺经。

【功效主治】燥湿化痰，降逆止呕，消痞散结；外用消肿止痛。《医学启源》曰：治寒痰及形寒饮冷伤肺而咳，大和胃气，除胃寒，进饮食。

【配伍】本品既能燥湿以化痰，又能降逆以和胃，常用于胃气上逆呕吐，为止呕要药。经配伍可用于多种病因的呕吐，尤其适宜于寒饮或胃寒呕吐。

（1）配生姜同用，即小半夏汤。

（2）治胃热呕吐，则配黄连、竹茹等清胃止呕，如黄连橘皮竹茹半夏汤。

（3）治胃气虚呕吐，则配人参、白蜜等补中益气药，如大半夏汤。

（4）治胃阴虚呕吐，则配石斛、麦冬等养胃阴。

【任老应用】任老在治疗暴吐之肝气犯胃证中，用半夏厚朴汤加左金丸以疏肝和胃、降逆止呕，方中半夏配伍厚朴起到了降逆止呕的作用。

4. 丁香

【性味】味辛，性温。

【归经】入脾、胃、肾经。

【功效主治】温中降逆，散寒止痛，温肾助阳。《日华子本草》曰：治口气，反胃，疗肾气，奔豚气，阴痛，壮阳，暖腰膝。《本草经疏》曰：丁香，其主温脾胃、止霍乱壅胀者，盖脾胃为仓廪之官，饮食生冷，伤于脾胃，留而不去，则为壅塞胀满，上涌下泄，则为挥霍撩乱，辛温暖脾胃而行滞气，则霍乱止而壅胀消矣。

【配伍】本品辛温芳香，暖脾胃而行气滞，尤善降逆，有温中降逆止呕作用，为治胃寒呕逆之要药。

（1）治胃寒呕吐，可与半夏、生姜等温中止呕药同用。

（2）治胃寒呃逆，常配伍人参、生姜、柿蒂等，以温中补气降逆，如丁香柿蒂汤。

【任老应用】任老在治疗风头眩之气逆神闭证中，用苏合香丸以开窍醒神、降气化浊，方中丁香与木香、沉香、香附等配伍辛散温通、行气降逆。

5. 柿蒂

【性味】味苦，性平。

【归经】入胃经。

【功效主治】降气止呕。《滇南本草》曰：治反膈反胃。《本草拾遗》曰：煎服之，止哕气。

【方剂】本品善降胃气而止呕，为止呕要药。脾胃虚寒者，配伍党参、丁香等益气温肾降逆药同用，如丁香柿蒂汤；胃热呃逆者，则可配伍芦根、竹茹等清胃降逆药同用。

【任老应用】任老常用柿蒂与代赭石、刀豆子同用，降胃气止呕。

（五）泻胃火药

1. 大黄

【性味】味苦，性寒。

【归经】入脾、胃、大肠、肝、心经。

【功效主治】泻下攻积，清热泻火，止血，解毒，活血祛瘀，清泄湿热。《药品化义》曰：大黄气味重浊，直降下行，走而不守，有斩关夺门之力，故号将军。专攻心腹胀满，胸胃蓄热，积聚痰实，便结瘀血，女人经闭。

【配伍】本品有良好的泻下攻积作用，用于胃肠积滞，大便秘结。

（1）治温热病热结便秘、高热不退、神昏谵语，或杂病热结便秘者，常配芒硝、厚朴、枳实同用，以增强攻下泄热作用，如大承气汤；

（2）治里实热结而兼气血虚者，配人参、当归等补气养血药共用，如黄龙汤。

【任老应用】任老在治疗急性胃痛之胃热证中，用化肝煎合左金丸以清胃泻热，大便秘结苔厚而燥者加大黄通下泄热。

2. 知母

【性味】味苦、甘，性寒。

【归经】入肺、胃、肾经。

【功效主治】清热泻火，滋阴润燥。《神农本草经》曰：主消渴热中，除邪气肢体浮肿，下水，补不足，益气。

【配伍】本品有滋阴润燥、生津止渴作用，常用于阴虚消渴。治内热伤津、口渴引饮，可配葛根、天花粉、五味子等药以增强药力，如玉液汤。

【任老应用】任老在治疗中暑之暑入阳明证中，用白虎加人参汤清暑泄热、益气生津，方中知母苦寒质润，清肺胃之热而生津止渴。

3. 绿豆

【性味】味甘，性寒。

【归经】入心、胃经。

【功效主治】清热解毒，消暑。《随息居饮食谱》曰：绿豆甘凉，煮食清胆养胃，解暑止渴，利小便，已泻痢。

【任老应用】本品甘寒，能清热消暑，除烦止渴，通利小便，故任老于夏季建议常用该品煮汤冷饮，以治暑热烦渴尿赤等症；亦可与西瓜翠衣、荷叶、青蒿等同用，以增强疗效。

4. 芒硝

【性味】味咸、苦，性寒。

【归经】入胃、大肠经。

【功效主治】泻下，软坚，清热。《药品化义》曰：味咸软坚，故能通燥结；性寒降下，故能去火燥。主治时行热狂，六腑邪热，或上焦膈热，或下部便坚。《名医别录》曰：主五脏积聚，久热胃闭，除邪气，破留血，腹中痰实结搏，通经脉，利大小便及月水，破五淋，推陈致新。

【配伍】本品有良好的泻热通便，润下软坚，荡涤胃肠作用。

（1）治大便燥结、腹满胀痛等证，常与大黄相须为用，如大承气汤、调胃承气汤。

（2）若邪热与水饮互结，心下至少服硬满而痛者，可与大黄、甘遂同用，以增强邪热逐水之效，如大陷胸汤。

（3）与鸡内金、海金沙同用消石。

【任老应用】任老在治疗急性胃痛之胃热证中，用化肝煎合左金丸以清胃泻热，大便秘结苔厚而燥者加芒硝通下泄热。

5. 生石膏

【性味】味辛、甘，性大寒。

【归经】入肺、胃经。

【功效主治】清热泻火，除烦止渴，收敛生肌。《名医别录》曰：除时气，头痛身热，三焦大热，皮肤热，肠胃中膈气，解肌发汗，止消渴烦逆，腹胀暴气喘息，咽热。《疫疹一得》曰：石膏性寒，大清胃热；味淡气薄，能解肌热；体沉性降，能泄实热。

【配伍】本品能清胃泻火。

（1）治胃热上冲，牙龈肿痛，常配升麻、地骨皮等。

（2）治胃热阴虚，牙痛烦渴，常配知母、牛膝等，如玉女煎。

【任老应用】任老在治疗中暑之暑入阳明证中，用白虎加人参汤清暑泄热、益气生津，方中石膏辛甘大寒，清泄阳明之暑热。同时，任老不主张大剂量应用石膏，30g足矣。

（六）消积和胃药

1. 山楂

【性味】味酸、甘，性微温。

【归经】入脾、胃、肝经。

【功效主治】消食化积，行气散瘀。《本草纲目》曰：化饮食，消肉积、癥瘕、痰饮、痞满吞酸、滞血痛胀。《日用本草》曰：化食积，行结气，健胃宽膈，消血痞气块。《滇南本草》曰：消肉积滞，下气；治吞酸，积块。

【配伍】本品功擅消积化滞，尤善消化油腻肉积。治肉食积滞之脘腹胀满、嗳气吞酸、腹胀便溏者，单用煎服有效，或配伍神曲、炒麦芽等，以增强消食之力，如大山楂丸；若食积气滞、腹胀满痛较甚者，可配伍陈皮、枳实、砂仁等行气调中药同用，如大和中饮。

【任老应用】任老在治疗急性胃痛之食积证中，用保和丸以消食导滞、和胃止痛，方中山楂消油腻肉质。

2. 神曲

【性味】味辛、甘，性温。

【归经】归脾、胃经。

【功效主治】消食和胃。《药性论》曰：化水谷宿食，癥瘕积滞，健脾暖胃。《汤液本草》曰：疗脏腑中风气，调中下气，开胃消宿食，主霍乱，心膈气，痰逆，除烦，破癥结，及补虚，去冷气，除肠胃中塞，不下食，能治小儿腹坚大如盘，胸中满，胎动不安，或腰痛抢心，下血不止。

【配伍】本品辛以行气，甘温和中，能健脾开胃，行气消食。临床常与炒麦芽、炒山楂同用，习称"焦三仙"。

（1）治食积不化、脘腹胀满、纳呆呕吐、腹痛泄痢，常配伍麦芽、山楂、莱菔子等同用，如保和丸。

（2）治脾胃虚弱、运化不良、食滞中阻，可与党参、白术、陈皮等健脾行气药同用，如健脾丸。

（3）治积滞日久不化，脘腹攻痛胀满，可与木香、厚朴、三棱等同用，如木香神曲丸。

【任老应用】任老在治疗暴吐之饮食伤胃证中，用保和丸以消食化滞、和胃降逆，方中神曲配伍山楂、莱菔子消食化滞。任老在治疗急性胃痛之食积证中，用保和丸以消食导滞、和胃止痛，方中神曲能消酒食陈腐之积。

3. 麦芽

【性味】味甘，性平。

【归经】入脾、胃、肝经。

【功效主治】消食和中，回乳消胀。《本草纲目》曰：消化一切米面诸果食积。《药品正义》曰：炒香开胃，以除烦闷。生用力猛，主消麦面食积，癥瘕气结，胸膈胀满，郁结痰涎，小儿伤乳，又能行上焦滞血。

【配伍】本品消食化积作用较强，常用治食积不消，脘腹胀满、呕吐泄泻、不思饮食等证，尤适于米、面、薯、芋类食滞不化者。

（1）单用本品煎服即可取效，也可与谷芽、山楂、神曲等配伍。

（2）若脾胃虚弱、运化无力而致食积不消、食后腹胀者，可与党参、白术、陈皮等健脾行气药配伍。

【任老应用】任老在治疗暴吐之饮食伤胃证中，用保和丸以消食化滞、和胃降逆，若由米、麦饭积者，加焦谷麦芽。

4. 砂仁

【性味】味辛，性温。

【归经】入脾、胃经。

【功效主治】化湿开胃，健脾止泻，理气安胎。《珍珠囊》曰：治脾胃气结滞不散。

【配伍】本品有良好的化湿醒脾，行气温中之效，治湿阻或气滞所致脾胃不和诸证，证属寒湿气滞者尤宜，常配厚朴、陈皮、枳实等。

【任老应用】任老在治疗脾胃不和之脾气虚弱时，常用香砂六君子汤。

5. 莱菔子

【性味】味辛、甘，性平。

【归经】入脾、胃、肺经。

【功效主治】消食除胀，降气化痰。《本草纲目》曰：下气定喘，治痰，消食，除胀，利大小便，止气痛，下痢后重，发疮疹。

【配伍】本品功擅消食化积，行气除胀。用治食积气滞之脘腹胀满、腹痛泄泻等症，常与山楂、神曲、陈皮等配伍，如保和丸；或用上方加白术攻补兼施，消食积气滞兼脾虚者，如大安丸。

【任老应用】任老在治疗暴吐之饮食伤胃证中，用保和丸以消食化滞、和胃降逆，方中莱菔子配伍神曲、山楂消食化滞；在治疗急性胃痛之食积证中，用保和丸以消食导滞、和胃止痛，莱菔子能消面食积滞。

（七）化胃瘀药

1. 五灵脂

【性味】味苦、甘，性温。

【归经】入肝、脾经。

【功效主治】化瘀止血，活血止痛。《本草经疏》曰：五灵脂，其功长于破血行血，故凡瘀血停滞作痛，产后血晕，恶血冲心，少腹儿枕痛，留血经闭，瘀血心胃间作痛，血滞经脉，气不得行，攻刺疼痛等证，在所必用。

【配伍】本品善活血止痛，为治瘀血诸痛要药。

（1）单用有效，也常与蒲黄相须为用，即失笑散。

（2）治脘腹疼痛如刺，常与延胡索、没药、香附等同用，以活血调经。

（3）治骨折肿痛，常与乳香、没药等同用。

【任老应用】任老在治疗急性胃痛之瘀血证中，用活络效灵丹以化瘀通络、理气止痛，方中五灵脂祛瘀止痛。

2. 苏木

【性味】味甘、咸、辛，性平。

【归经】入心、肝、脾经。

【功效主治】活血疗伤，祛瘀通经，消肿止痛。《医学启源》曰：发散表里风气。破死血。

【任老应用】常用于关节疼痛之痹证。

3. 三七

【性味】味甘、微苦，性温。

【归经】入肝、胃经。

【功效主治】化瘀止血，消肿定痛。《玉楸药解》曰：三七能和营止血，通脉行瘀，行瘀血而敛新血。凡产后、经期、跌打、痈肿，一切瘀血皆破；凡吐衄、崩漏、刀伤、箭伤，一切新血皆止。《本草求真》曰：三七，世人仅知功能止血止痛。殊不知痛因血瘀而疼作，血因敷散而血止。三七气味苦温，能于血分化其血瘀。

【配伍】本品止血作用广泛，又能化瘀，故出血兼瘀者尤为适宜。治咳血、吐血、衄血、便血、崩漏、紫癜及创伤出血等，可单用本品内服或外敷，亦可配花蕊石、血余炭等同用，如化雪丹。

【任老应用】任老在治疗急性胃痛之瘀血证中，用活络效灵丹以化瘀通络、理气止痛，大便色黑如漆者加三七化瘀止血。

（八）解胃毒药

1. 白头翁

【性味】味苦，性寒。

【归经】入肝、胃、大肠经。

【功效主治】清热解毒，凉血止痢。《药性论》曰：止腹痛及赤毒痢，治齿痛，主项下瘰疬。

【配伍】本品善清热解毒，凉血止痢，为治热毒血痢之良药。

（1）治热毒血痢，常与黄连、黄柏、秦皮配伍，即白头翁汤。

（2）若治产后下痢，常与阿胶、黄柏、甘草同用。

（3）若治赤痢日久不愈，腹中冷痛，可与干姜、赤石脂等同用。

【任老应用】任老在治疗疫毒痢之热毒炽盛证中，用白头翁汤以解毒清热、凉血之痢，方中白头翁味苦性寒，清热解毒、凉血止痢。

2. 土茯苓

【性味】味甘、淡，性平。

【归经】入肝、胃经。

【功效主治】解毒除湿，通利关节。《纲目》曰：健脾胃，强筋骨，去风湿，利关节，止泄泻。治拘挛骨痛，恶疮痈肿。解汞粉、银朱毒。

【任老应用】任老用土茯苓配伍泽泻、薏米，用于治疗湿毒郁结之关节肿痛、小便混浊不利等症；以土茯苓配伍金银花、公英、地丁，用于治疗尿路感染；治湿热蕴结膀胱之热淋时，多与车前子、木通、海金沙等利尿通淋药同用。

3. 人中黄

【性味】味甘、咸，性寒。

【归经】入心、胃经。

【功效主治】清热凉血，泻火解毒。《本草经疏》曰：解胃家热毒。本品有清热解毒作用，常与银花、山栀等清热泻火解毒药同用。

【任老应用】任老在治疗疫毒痢中，若见腹胀、里急后重、下利频数、苔黄者用槟黄顺气汤，方中人中黄清解胃毒。

4. 绿豆

【性味】味甘，性寒。

【归经】入心、胃经。

【功效主治】清热解毒，消暑。《开宝本草》曰：主丹毒烦热，风疹，热气奔豚，生研绞汁服。亦煮食，消肿下气，压热解毒。

【任老应用】任老将此品广泛用于热毒疮痈肿痛，单用煎服有效，或生研加冷开水浸泡滤汁服。

八、大肠病用药

（一）涩肠止泻药

1. 诃子

【性味】味苦、酸、涩，性温。

【归经】入肺、肝、胃、大肠经。

【炮制】采收的成熟果实，晒干或烘干。

【用法用量】内服：煎汤，3~6g；或入丸、散。敛肺清火宜生用，涩肠止泻宜煨用。

【功效主治】诃子具有涩肠，敛肺，下气之功效。《药品化义》曰：取其涩可去脱，若久泻久痢，则实邪去而元气脱，用此同健脾之药，固涩大肠，泻痢自止。《本草通玄》曰：生用则能清金行气，煨用则能暖胃固肠。《日华子本草》曰：止泻痢。真人养脏汤中诃子苦酸温涩，功专涩肠之泄。

【任老应用】任老在治疗便血之脾气虚弱证中，用归脾汤以健脾益气、养血止血，若便血多，滑脱不止者宜加诃子、罂粟壳之类以固涩之。

2. 罂粟壳

【性味】味酸，性平。

【归经】入肺、肾、大肠经。

【炮制】罂粟壳除去杂质，捣碎或洗净，润透，切丝。

【用法用量】内服：煎汤，3～6g，或入丸、散。

【功效主治】具有涩肠，敛肺止咳，定痛之功效。《滇南本草》曰：收敛肺气，止咳嗽，止大肠下血，止日久泻痢赤白。《纲目》曰：止泻痢，固脱肛，治遗精久咳，敛肺涩肠，止心腹筋骨诸痛。真人养脏汤中罂粟壳涩肠止泻，为君药。

【任老应用】任老在治疗便血之脾气虚弱证中，用归脾汤以健脾益气、养血止血，若便血多，滑脱不止者宜加诃子、罂粟壳之类以固涩之。

3. 赤石脂

【性味】味甘、涩，性温。

【归经】入脾、胃、大肠经。

【功效主治】赤石脂有涩肠，止血，收湿，生肌之功效。《本经》曰：主黄疸，泄痢，肠澼脓血，阴蚀下血赤白，邪气痈肿，疽痔恶疮，头疡疥瘙。《别录》曰：益精，疗腹痛泄澼，下痢赤白，小便利，及痈疽疮痔，女子崩中、漏下、产难、胞衣不出。《日华子本草》曰：治泻痢，血崩带下，吐血衄血，并涩精淋沥。

【任老应用】任老认为赤石脂甘而温，益气生肌而调中，故用于痢疾。

4. 禹余粮

【性味】味甘、涩，性平。

【归经】入脾、胃、大肠经。

【炮制】除去杂石，洗净泥土，干燥，即得。

【用法用量】9～15g，煎汤或入丸散。

【功效主治】具有涩肠止血的功用。《本经》曰：主咳逆，寒热烦满，下利赤白。《药性论》曰：主治崩中。《纲目》曰：催生，固大肠。

【任老应用】临床上任老见便血，便用此药。

5. 肉豆蔻

【性味】味辛，性温。

第二讲　临床常用药物

139

【归经】入大肠经。

【功效主治】具有固肠，温中，下气，消食之功用。《海药本草》曰：主冷热虚泄，赤白痢等。凡痢以白粥饮服佳；霍乱气并，以生姜汤服良。《日华子本草》曰：调中，下气，止泻痢，开胃，消食。《开宝本草》曰：温中，消食止泄，小儿乳霍。《纲目》曰：暖脾胃，固大肠。

【方剂】

(1) 补骨脂、肉豆蔻、五味子、吴茱萸，各等份。主治脾肾虚寒，五更泻泄，不思饮食，或久泻不愈，腹痛腰酸肢冷，神疲乏力等。(《证治准绳》四神丸)

(2) 人参、当归、白术各六钱，肉豆蔻半两，肉桂、炙甘草各八钱，白芍药一两六钱，木香一两四钱，诃子一两二钱，罂粟壳三两六钱。主治久泻久痢，脾肾虚寒，大便滑脱不禁，腹痛喜按喜温，或下痢赤白，或便脓血，日夜无度，里急后重，脐腹疼痛，倦怠食少。(《太平惠民和剂局方》真人养脏汤)

【任老应用】常用于五更泻、痢疾。

(二) 润大肠药

1. 胡麻仁

【性味】味甘，性平。

【归经】入肺、脾、肝、肾经。

【功效主治】润燥滑肠，滋养肝肾。《纲目》曰：补气养血，润燥化痰，益命门，利三焦，温肺润肠。《医林纂要》曰：补肾，润命门，固精，润大肠，通热秘，止寒泻虚泻。

【方剂】桑叶，黑芝麻。用于头晕目昏，视物昏糊，大便干结的阴虚血燥证。(《医方集解》桑麻丸)

【任老应用】胡麻仁有润肠通便的功效，用于津枯便秘，可以单独应用，也可与胡桃肉、蜂蜜等配合应用。

2. 当归

【性味】味甘、辛，性温。

【归经】入肝、心、脾经。

【功效主治】补血，活血，调经，止痛，润肠。《本草纲目》曰：润胃肠筋骨皮肤。治痈疽，排脓止痛，和血补血。

【任老应用】任老应用本品治疗血虚肠燥便秘，常配寸云、肉苁蓉等同用。

3. 蜂蜜

【性味】味甘，性平。

【归经】入脾、胃、肺、大肠经。

【功效主治】调补脾胃，缓急止痛，润肺止咳，润肠通便，润肤生肌，解毒。《本草纲目》曰：和营卫、润脏腑，通三焦，调脾胃。

【任老应用】任老用本品主治脘腹虚痛、肺燥咳嗽、肠燥便秘、目赤、口疮、溃疡不敛、风疹瘙痒、水火烫伤、手足裂。

4. 何首乌

【性味】味苦、甘、涩，性微温。

【归经】入肝、肾经。

【功效主治】养血滋阴，润肠通便，截疟，祛风，解毒。《江西草药》曰：通便，解疮毒；制熟补肝肾，益精血。

【任老应用】任老在治疗年老体弱之血虚肠燥便秘时，与肉苁蓉、当归、火麻仁等同用。同时强调临床上必须用制何首乌。

5. 桃仁

【性味】味苦、甘，性平。

【归经】入心、肝、大肠经。

【功效主治】活血祛瘀，润肠通便，止咳平喘。《本草纲目》曰：桃仁行血，宜连皮尖生用；润燥活血，宜汤浸去皮尖炒黄用，或麦麸同炒，或烧存性，各随本方。《药品化义》曰：桃仁，味苦能泻血热，体润能滋肠燥。若去皮捣烂少用，入大肠，治血枯便闭，血燥便难，以其濡润凉血和血，有开结通滞之力。"

【任老应用】本品富含油脂，能润燥滑肠。任老常配火麻仁、郁李仁等润肠通便药同用，如润肠丸。

（三）泻大肠药

1. 大黄

【性味】味苦，性寒。

【归经】入心、肝、脾、胃、大肠经。

【功效主治】泻下攻积，清热泻火，止血，解毒，活血祛瘀，清泄湿热。《神农本草经》曰：主下瘀血、血闭、寒热，破癥瘕积聚，留饮宿食，荡涤肠胃，推陈致新，通利水杀，调中化食，安和五脏，生山谷。《药性论》曰：主寒热，消食，炼五脏，通女子经候，利水肿，破痰实，冷热积聚，宿食，利大小肠，贴热毒肿，主小儿寒热时疾，烦热，蚀脓，破留血。

【配伍】本品有良好的泻下攻积作用，常用于胃肠积滞，大便秘结。

（1）治温热病热结便秘、高热不退、神昏谵语，或杂病热结便秘者，常配芒硝、厚朴、枳实同用，以增强攻下泄热作用，如大承气汤。

（2）治里实热结而兼气血虚者，配人参、当归等补气养血药共用，如黄龙汤。

（3）若脾阳不足，冷积便秘者，配附子、干姜等温里药同用，如温脾汤。

（4）若湿热痢疾初起，腹痛里急后重者，常与黄连、木香等同用，以清除肠道湿热积滞，通因通用，如芍药汤。

（5）若食积泻痢，大便不爽，常与青皮、槟榔等同用，共奏行气消滞攻下作用，如木香槟榔丸。

【任老应用】任老在治疗急性胃痛之胃热证中，用化肝煎合左金丸以清胃泻热，大便秘结苔厚而燥者加大黄泻大肠之热。

2. 芒硝

【性味】味咸、苦，性寒。

【归经】入胃、大肠经。

【功效主治】泻下，软坚，清热。《珍珠囊》曰：其用有三：去实热，一也；涤肠中宿垢，二也；破坚积热块，三也。

【配伍】本品有良好的泻热通便、润下软坚、荡涤胃肠作用。

（1）治大便秘结、腹满胀痛等证，常与大黄相须为用，如大承气汤、调胃承气汤。

（2）若邪热与水饮互结，心下至少腹硬满而痛者，可与大黄、甘遂同用，以增强泻热逐水之效，如大陷胸汤。

【任老应用】任老在治疗急性胃痛之胃热证中，用化肝煎合左金丸以清胃泻热，大便秘结苔厚而燥者加芒硝通下泄热。

3. 白头翁

【性味】味苦，性寒。

【归经】入肝、胃、大肠经。

【功效主治】清热解毒，凉血止痢。《伤寒蕴要》曰：热毒下痢紫血鲜血者宜之。

【配伍】本品善清热解毒，凉血止痢，为治热毒血痢之良药。

（1）治热毒血痢，常与黄连、黄柏、秦皮配伍，即白头翁汤。

（2）若治产后下痢，常与阿胶、黄柏、甘草同用。

（3）若治赤痢日久不愈，腹中冷痛，可与干姜、赤石脂等同用。

【任老应用】任老在治疗疫毒痢之热毒炽盛证中，用白头翁汤以解毒清热、凉血之痢，方中白头翁味苦性寒，泻大肠之热。

4. 猪胆汁

【性味】味咸、苦，性寒。

【归经】入肝、肺、心、胆、大肠经。

【功效主治】益肺，补脾，润燥。《随息居饮食谱》曰：补胆，清热，治热痢，通热秘。治厥癫疾。

【任老应用】任老常用于治疗慢性胃炎，属肝火犯胃型，症见胃中嘈杂、疼痛，喜喝冷饮，胁肋不舒，口中有异味，舌红、苔少者。

5. 皂角

【性味】味咸、辛，性温。有毒。

【归经】入肺、大肠经。

【功效主治】祛痰止咳，开窍通闭，杀虫散结。《东北常用中草药手册》曰：清热利尿，健胃通便。治水肿，肾炎，口渴，咳嗽，慢性便秘。

【任老应用】任老临床上常用于治疗大肠虚秘、下痢不止、肠风下血、里急后重、小儿流涎（脾热有痰）、妇女难产等。

（四）燥大肠药

1. 苦参

【性味】味苦，性寒。

【归经】入心、肝、胃、大肠、膀胱经。

【功效主治】清热燥湿，杀虫利尿。《本草纲目》曰：治肠风泻血，并热痢。《本草汇言》曰：祛风邪火，燥湿杀虫之药也。

【配伍】本品能清热燥湿，若治湿热灼伤肠络之痔漏下血、肠风便血，常与生地黄配伍，如苦参地黄丸；治湿热黄疸，多与茵陈蒿、栀子、龙胆草等同用；治湿热下注，阴痒带下，色黄腥臭，可与黄柏、椿皮、蛇床子等配伍，内服或外洗。

【任老应用】任老常用苦参来治疗湿热蕴结肠胃，下痢腹痛。

2. 苍术

【性味】味辛、苦，性温。

【归经】入脾、胃经。

【功效主治】燥湿健脾，祛风湿，发表。《珍珠囊》曰：能健胃安脾，诸湿肿非此不能除。

【任老应用】任老在治疗暴泻之寒湿困脾证中，用藿香正气散加减疏表散寒、芳化湿浊，方中苍术燥大肠之湿。

3. 刺猬皮

【性味】味苦、涩，性平。

【归经】入肾、胃、大肠经。

【功效主治】化瘀止痛，收敛止血，涩精缩尿。《本草备要》曰：止泻，凉血。

【任老应用】任老常用刺猬皮与燥肠药同用，如苦参、苍术，治疗下痢腹痛，湿热便秘诸证。

（五）温大肠药

1. 硫黄

【性味】味酸，性温。有毒。

【归经】入肾、大肠经。

【功效主治】解毒杀虫止痒，补火助阳通便。《本草纲目》曰：主虚寒久痢滑泄，霍乱，补命门不足，阳气暴绝，阴毒伤寒，小儿慢惊。

【任老应用】任老用于治疗命火衰微、阳气暴绝及虚寒水肿等候。

2. 川椒

【性味】味辛，性温。小毒。

【归经】入肾、脾、胃经。

【功效主治】温中止痛，杀虫止痒。《药性论》曰：治恶风，遍身四肢顽痹，口齿浮肿摇动；主女人月闭不通，治产后恶血痢，多年痢，主生发，疗腹中冷痛。治头风下泪，腰脚不遂，虚损留结，破血，下诸石水，腹内冷而痛，除齿痛。

【任老应用】任老用此品治疗脾胃虚寒而导致的泄泻。

3. 半夏

【性味】味辛，性温。有毒。

【归经】入脾、胃、肺经。

【功效主治】燥湿化痰，降逆止呕，消痞散结；外用消肿止痛。《本经》曰：主伤寒寒热，心下坚，下气，喉咽肿痛，头眩胸胀，咳逆，肠鸣，止汗。《日华子本草》曰：治吐食反胃，霍乱转筋，肠腹冷，痰疟。

【任老应用】任老常与天麻同用治疗风痰眩晕；与橘皮同用治疗湿痰咳嗽及恶心呕吐；与干姜、细辛同用治疗寒痰咳嗽；与生姜同用治疗胃气上逆呕吐；与黄连、栝楼同用治疗胸脘痞满、咳痰黄稠属热痰者；与人参同用治疗胃虚呕吐；与黄连、竹茹同用治疗心烦、失眠属痰热者；与苏梗、砂仁同用治疗妊娠呕吐；与厚朴、苏叶同用治疗慢性咽炎，属痰气互结者；与贝母、昆布同用治疗甲状腺肿属痰结者；与栝楼、薤白同用治疗寒痰阻遏，胸阳不振之胸痹；与枇杷叶同用治疗咳嗽日久不愈。

4. 干姜

【性味】味辛，性热。

【归经】入脾、胃、肺经。

【功效主治】温中散寒，回阳通脉，温肺化饮。《医学启源》曰：通心气，助阳，去脏腑沉寒，发诸经之寒气，治感寒腹痛。"

【任老应用】任老常用干姜来治疗脾胃虚寒而致的各种病证。

（六）消肠积药

1. 枳实

【性味】味苦、辛，性微寒。

【归经】入脾、胃、大肠经。

【功效主治】破气消积，化痰除痞。《本草再新》曰：破气，化痰，消食宽肠，杀虫，败毒。

【任老应用】任老常使用枳实导滞丸来治疗脾虚气滞、寒热错杂证，方中枳实苦辛微寒，行气消痞。

2. 莱菔子

【性味】味辛、甘，性平。

【归经】入脾、胃、肺经。

【功效主治】消食除胀，降气化痰。《滇南本草》曰：下气宽中，消臌胀，降痰，定吼喘，攻肠胃积滞，治痞块、单腹疼。

【任老应用】任老在治疗急性胃痛之食积证中，用保和丸以消食导滞、和胃止痛，莱菔子能消面食积滞。

3. 厚朴

【性味】味苦、辛，性温。

【归经】入脾、胃、大肠经。

【功效主治】行气消积，燥湿除满，降逆平喘。《别录》曰：温中益气，消痰下气。疗霍乱及腹痛胀满，胃中冷逆及胸中呕不止，泄痢淋露，除惊，去留热心烦满，厚肠胃。

【任老应用】任老用厚朴来消除大肠之积滞。

4. 雷丸

【性味】味苦，性寒。有小毒。

【归经】入胃、大肠经。

【功效主治】杀虫。《别录》曰：逐邪气，恶风汗出，除皮中热、结积，白虫、寸白自出不止。

【任老应用】任老常用于瘫痪顽风、骨节疼痛、下元虚冷、痔漏下血等。

（七）凉大肠药

生地榆

【性味】味苦、酸，性微寒。

【归经】入肝、胃、大肠经。

【功效主治】凉血止血，解毒敛疮。《开宝本草》曰：别本注云，止冷热痢及疳痢热。

【任老应用】任老用地榆配伍槐花、栀子清热凉血止痢。

（八）升肠陷药

1. 升麻

【性味】味辛、微甘，性微寒。

【归经】入肺、脾、胃、大肠经。

【功效主治】发表透疹，清热解毒，升举阳气。《纲目》曰：消斑疹，行窍血，治阳陷眩运，胸胁虚痛，久泄下痢后重，遗浊，带下，崩中，血淋，下血，阴痿足寒。

【配伍】用于中气下陷所致的脱肛，本品善引清阳之气上升，而为升阳举陷之要药。治气虚下陷，久泻脱肛，常与柴胡、黄芪等同用，以共奏补中益气、升阳举陷之效，如补中益气汤。

【任老应用】任老在治疗气虚中气下陷导致的胃下垂、脱肛等病证。中常用升麻来升阳举陷，

2. 葛根

【性味】味甘、辛，性凉。

【归经】入脾、胃经。

【功效主治】解肌退热，透发麻疹，生津止渴，升阳止泻。葛根升举阳气，止渴止泻，轻清升散，药性升发，鼓舞机体正气上升，津液布行。升发脾胃清阳而止渴，止泻痢。

【任老应用】任老常用葛根芩连汤来治疗协热下利，方中葛根既能解表退热，又能升发脾胃清阳之气。

（九）散肠结药

1. 香油

【性味】味甘、辛，性大热。

【功效主治】暖胃，温肾。王殿翔《生药学》曰：用于肠胃多气、绞痛，消化不良，恶心与呕吐；风湿痛，神经痛，牙痛。

【任老应用】任老常以本品与蜂蜜调服，治疗老年性便秘。

2. 皂角

【性味】味咸、辛，性温。有毒。

【归经】入肺、大肠经。

【功效主治】祛痰止咳，开窍通闭，杀虫散结。

【任老应用】任老常用于治疗身面发肿、脚气肿痛、突然头痛、风热牙痛、风虫牙痛。

（十）化肠血药

1. 桃仁

【性味】味苦、甘，性平。

【归经】入心、肝、大肠经。

【功效主治】活血祛瘀，润肠通便，止咳平喘。《医学启源》曰：治大便血结。

【任老应用】任老用膈下逐瘀汤来治疗瘀血阻络之便血，方中桃仁能化大肠

之瘀血。任老在治疗中风时，常配伍活血化瘀药。

2. 酒军

【性味】味苦，性寒。

【归经】入心、肝、脾、胃、大肠经。

【功效主治】泻下攻积，清热泻火，止血，解毒，活血祛瘀，清泄湿热。《本经》曰：下瘀血，血闭，寒热，破癥瘕积聚，留饮宿食，荡涤肠胃，推陈致新，通利水谷，调中化食，安和五脏。

【任老应用】任老常用于治疗癥瘕积聚、肝硬化，有推陈出新之功。

（十一）解肠毒药

1. 绿豆

【性味】味甘，性寒。

【归经】入心、胃经。

【功效主治】清热解毒，消暑。《日华子本草》曰：益气，除热毒风，厚肠胃；作枕明目，治头风头痛。

【任老应用】任老用绿豆清热顺气，解暑。

2. 白头翁

【性味】味苦，性寒。

【归经】入肝、胃、大肠经。

【功效主治】清热解毒，凉血止痢。《纲目拾遗》曰：去肠垢，消积滞。《伤寒蕴要》曰：热毒下痢紫血鲜血者宜之。

【任老应用】任老在治疗疫毒痢之热毒炽盛证中，用白头翁汤以解毒清热、凉血之痢，方中白头翁味苦性寒，泻大肠之热。

3. 蜗牛

【性味】味咸，性寒。有小毒。

【归经】入胃、大肠经。

【功效主治】清热，消肿，解毒。《纲目》曰：治小儿脐风撮口，利小便，消喉痹，止鼻衄，通耳聋，治诸种毒痔漏，制蜈蚣蝎虿毒。

【任老应用】任老常与蜈蚣、蝎子同用，捣碎外敷，用于治疗痈疖创面久不敛口。

九、小肠病用药

小肠接于胃口之下，连于膀胱大肠之上。凡胃挟有寒热未清，糜不转入小肠以为之病。是以治此之药，亦不越乎治胃之法以推。且小肠与心相为表里，凡心或有寒热未清，皆得移入小肠。以治小肠之气者，是即寒气内入之意也。以治淋闭不解者，是即热气内入之意也。以治小便不通者，是即湿气内入之意也。

（一）宽肠止痛药

1. 茴香

【性味】味辛，性温。

【归经】入肾、心、膀胱、胃经。

【功效主治】温肾散寒，和胃理气。《开宝本草》曰：主膀胱、肾间冷气及盲肠气，调中止痛，呕吐。《日华子本草》曰：治干、湿脚气并肾劳颓疝气，开胃下食（"食"一作"气"），治膀胱痛，阴疼。

【任老应用】任老用复元通气散治小肠气，方中茴香有宽小肠气、散寒止痛的作用。

2. 荔枝核

【性味】味甘，性温。

【归经】入肝、肾经。

【功效主治】温中，理气，止痛。《纲目》曰：行散滞气。治颓疝气痛，妇人血气刺痛。《本草备要》曰：辟寒邪，治胃脘痛。《本草衍义》曰：治心痛及小肠气：荔枝核一枚。煅存性，酒调服。

【任老应用】任老常用此药治疗寒凝气滞所致的寒疝腹痛，行宽小肠、行气散结、散寒止痛之功。

3. 橘核

【性味】味苦，性平。无毒。

【归经】入肝、肾经。

【功效主治】理气，止痛。《纲目》曰：治小肠疝气及阴核肿痛。《本草经疏》曰：橘核，出《日华子》，其味苦温而下气，所以能入肾与膀胱，除因寒所生之病也，疝气方中多用之。《本草汇言》曰：橘核，疏肝、散逆气、下寒疝之药也。《日华子》主膀胱浮气，阴疝肿疼，或囊子冷如冰、硬如石，下坠如数十斤之重，取橘核数两作末，每早、午、晚各服一次，每次用药末一钱，食前调下。……又妇人瘕疝，小腹攻疼，腰胯重滞，气逆淋带等疾，以一两，白水煎服立定，盖取苦温入肝而疏逆气之功也。"

【任老应用】临床上常与川楝子同用治疗睾丸痛、疝气。

4. 雷丸

【性味】味苦，性寒。有小毒。

【归经】入胃、大肠经。

【功效主治】追风散寒，行气止痛，消积，杀虫。《本经》曰：主杀三虫，逐毒气，胃中热，利丈夫，不利女子，作摩膏，除小儿百病。《别录》曰：逐邪气，恶风汗出，除皮中热、结积，白虫、寸白自出不止。《药性论》曰：能逐风，主癫痫狂走，杀蛔虫。《陕西中药志》曰：消积杀虫，清热解毒。治虫积腹痛，小儿疳积，胃中热。

【任老应用】任老常用于治疗瘫痪顽风，骨节疼痛，下元虚冷，痔漏下血。

（二）渗湿通淋药

冬葵子

【性味】味甘，性寒。

【归经】入大肠、小肠、膀胱经。

【功效主治】利水，滑肠，下乳。治二便不通，淋病，水肿，妇女乳汁不行，乳房肿痛。《本经》曰：主五脏六腑寒热羸瘦，五癃，利小便。《别录》曰：疗妇人乳难内闭。《药性论》曰：治五淋，主奶肿，下乳汁。《纲目》曰：通大便，消水气，滑胎，治痢。《千金方》曰：治血淋及虚劳尿血，葵子一升，水三升，取汁，日三服。《圣惠方》曰：治血痢、产痢：冬葵子为末，每服二钱，入腊茶一钱，沸汤调服，日三。

【任老应用】任老常与海金沙、萹蓄同用，治热淋涩痛；与茯苓、白术等利水消肿药同用，治水肿、小便不利。

（三）泻肠通淋药

1. 木通

【性味】味苦，性凉。

【归经】入心、小肠、膀胱经。

【功效主治】泻火行水，通利血脉。《本经》曰：主去恶虫，除脾胃寒热，通利九窍血脉关节，令人不忘。《药性论》曰：主治五淋，利小便，开关格。治人多睡，主水肿浮大，除烦热。《本草拾遗》曰：利大小便，令人心宽下气。《食性本草》曰：主理风热淋疾，小便效急疼，小腹虚满，宜煎汤并葱食之有效。

【方剂】木通（锉）三两，桑根白皮（锉，炒）、石韦（去毛）、赤茯苓（去黑皮）、防己、泽泻各一两半，大腹（炮）四枚。上七味，粗捣筛，每服三钱匕，水一盏半，煎至一盏，去滓，食前温服，如入行五里再服。治涌水、肠鸣腹大。（《圣济总录》通草饮）

【任老应用】任老认为木通有清热利尿通淋的作用，与车前子、滑石同用治疗小便短赤淋沥涩痛。

2. 淡竹叶

【性味】味甘、淡、性寒。

【归经】入心、胃、肾经。

【功效主治】清心火，除烦热，利小便。《纲目》曰：去烦热，利小便，清心。《生草药性备要》曰：消痰止渴，除上焦火，明眼目，利小便，治白浊，退热，散痔疮毒。《握灵本草》曰：去胃热。《本草再新》曰：清心火，利小便，除烦止渴，小儿痘毒。

【任老应用】任老治疗心火炽盛之口舌生疮或热移小肠之尿赤涩痛时，与木通、生地、甘草配伍，以清心降火，渗湿利尿，泻小肠。

3. 防己

【性味】味苦，性寒。

【归经】入膀胱、脾、肾经。

【功效主治】行水，泻下焦湿热。《本经》曰：主风寒温疟，热气诸痫。除邪，利大小便。《医学启源》曰：疗胸中以下至足湿热肿盛、脚气，去留热。《医林纂要》曰：泻心，坚肾，燥脾湿，功专行水决渎，以达于下。《本草再新》曰：利湿，除风，解火，破血。治膀胱水肿，健脾胃，化痰。

【任老应用】任老认为此药能行水利水，用于治疗风湿以及各种风湿痛、关节疼痛。

4. 川楝子

【性味】味苦，性寒。有毒。

【归经】入肝、胃、小肠经。

【功效主治】除湿热，清肝火，止痛，杀虫。《本经》曰：主温疾、伤寒太热烦狂，杀三虫疥疡，利小便水道。《药性论》曰：主人中大热，狂，失心躁闷，作汤浴。《医林纂要》曰：泻心火，坚肾水，清肺金，清肝火。《本草求原》曰：治淋病茎痛引胁，遗精，积聚，诸逆冲上，溲下血，头痛，牙宣出血，杀虫。

【方剂】

（1）金铃子散：金铃子肉四十九枚（锉碎如豆大，不令研细，用巴豆四十九枚，去皮不令碎，与金铃子肉同炒至金铃子深黄色，不用巴豆），茴香一两（炒）。上件除巴豆不用外，将二味为细末，每服二钱，温酒调下，食前。治膀胱疝气，闭塞下元，大小便不通，疼痛不可忍者。（《杨氏家藏方》）

（2）导气汤：川楝子三钱，小茴香五分，木香一钱，淡吴茱萸一钱。长流水煎服。治寒疝，以及偏坠，小肠疝痛。（《医方简义》）

【任老应用】任老认为川楝子导小肠、膀胱之热，因引心包相火下行，故为心腹痛及疝之要药。

5. 生地

【性味】味甘、苦，性寒。

【归经】入心、肝、肾经。

【功效主治】清热，凉血，生津。《药性论》曰：解诸热，破血，通利月水闭绝，亦利水道，捣薄心腹，能消瘀血。病人虚而多热，加而用之。《本草从新》曰：消小肠火，清燥金，平诸血逆，消瘀通经。治吐衄崩中，热毒痢疾，肠胃如焚，伤寒瘟疫痘证，诸大热、大渴引饮，折跌绝筋，利大小便。《千金方》地黄煎补虚除热，去痹疗痔疾：生地黄随多少，三捣三压，取汁令尽，铜器中汤上煮，勿盖，令泄气，得减半，出之，布绞去粗碎结浊滓，更煎之令如饧，酒服如弹丸许，日三。《汤液本草》曰：生地黄，钱仲阳泻小肠火与木通同用，以导赤也，诸经之血热，与他药相随，亦能治之，溺血便血亦治之。

【任老应用】任老常用生地凉血、止血、活血，配伍知母治疗消渴。

（四）化肠血药

1. 桃仁

【性味】味苦、甘，性平。

【归经】入心、肝、大肠经。

【功效主治】破血行瘀，润燥滑肠。《本经》曰：主瘀血，血闭癥瘕，邪气，杀小虫。《别录》曰：止咳逆上气，消心下坚，除卒暴击血，破癥瘕，通脉，止痛。《医学启源》曰：治大便血结。

【方剂】桃仁汤：桃仁十四枚，大黄、消石、甘草各一两，蒲黄一两半，大枣二十枚。上六味，细切，以水三升，煮取一升，绞去滓，适寒温尽服之。当下，下不止，渍麻汁一杯，饮之即止。治从高坠下，胸腹中有血，不得气息。（《千金方》）

【任老应用】任老认为桃仁善泄血分之壅滞，与大黄、牡丹皮相配伍治疗气血凝滞之肠痈。

2. 三七

【性味】味甘、微苦，性温。

【归经】入肝、胃、大肠、小肠经。

【功效主治】止血，散瘀，消肿，定痛。《纲目》曰：止血，散血，定痛。金刃箭伤，跌仆杖疮，血出不止者，嚼烂涂，或为末掺之，其血即止。亦主吐血，衄血，下血，血痢，崩中，经水不止，产后恶血不下，血运，血痛，赤目，痈肿，虎咬，蛇伤诸病。

【方剂】化血丹：花蕊石三钱（煅存性），三七二钱，血余一钱（煅存性）。共研细末。分两次，开水送服。治咳血，兼治吐衄，理瘀血及二便下血。（《医学衷中参西录》）

【任老应用】任老单用三七以化瘀止血，并可治便秘。

3. 延胡索

【性味】味辛、苦，性温。

【归经】入心，肝，胃，小肠经。

【功效主治】活血，散瘀，理气，止痛。《雷公炮制论》曰：治心痛欲死。《开宝本草》曰：主破血，产后诸病，因血所为者。妇人月经不调，腹中结块，崩中淋露，产后血运，暴血冲上，因损下血，或酒摩及煮服。

【任老应用】任老常用本品活血、利气、止痛、通小便。

4. 蒲黄

【性味】性甘、辛，味凉。

【归经】入肝、心、小肠经。

【功效主治】凉血止血，活血消瘀。《本经》曰：主心腹膀胱寒热，利小便，止血，消瘀血。《药性论》曰：通经脉，止女子崩中不住，主痢血，止鼻衄，治尿血，利水道。《日华子本草》曰：治（颠）仆血瘀，排脓，疮疖，妇人带下，月候不匀，血气心腹痛，妊孕人下血坠胎，血运血癥，儿枕急痛，小便不通，肠风泻血，游风肿毒，鼻洪吐血，下乳，止泄精，血痢。破血消肿生使，补血止血炒用。《纲目》曰：凉血，活血，止心腹诸痛。《本草汇言》曰：蒲黄，性凉而利，能洁膀胱之原，清小肠之气，故小便不通，前人所必用也。至于治血之方，血之上者可清，血之下者可利，血之滞者可行，血之行者可止。凡生用则性凉，行血而兼消；炒用则味涩，调血而且止也。《药品化义》曰：蒲黄，若诸失血久者，炒用之以助补脾之药，摄血归源，使不妄行。又取体轻行滞，味甘和血，上治吐衄咯血，下治肠红崩漏。但为收功之药，在失血之初，用之无益。若生用亦能凉血消肿。

【任老应用】任老临床上常用蒲黄炭利小便、止血、消瘀血。

（五）解肠毒药

1. 绿豆

【性味】味甘，性凉。

【归经】入心、胃经。

【功效主治】清热解毒，消暑，利水。孙思邈曰："治寒热、热中，止泄痢、卒澼，利小便胀满。"《本草汇言》曰：清暑热，静烦热，润燥热，解毒热。《纲目》曰：绿豆，消肿治疽之功虽同赤豆，而压热解毒之力过之。且益气、厚肠胃、通经脉……数合，嚼食，并煎汤饮之，乃解也。《本草求真》曰：绿豆味甘性寒，据书备极称善，有言能厚肠胃、润皮肤、和五脏及资脾胃，按此虽用参、芪、归、术，不是过也。第书所言，能厚、能润、能和、能资者，缘因毒邪内炽，凡脏腑经络皮肤脾胃，无一不受毒扰，服此性善解毒，故凡一切痈肿等症无不用此奏效。

【任老应用】任老常将生绿豆研碎绞成汁水吞服，医治丹毒、烦热风疹，药石发动。同时认为绿豆能补益元气，和调五脏，安神，通行十二经脉，除去皮屑，滋润皮肤，煮汁汤可解渴，解一切药草、牛马、金石之毒。

2. 白头翁

【性味】味苦，性寒。

【归经】入大肠、肝、胃经。

【功效主治】清热凉血，解毒。陶弘景曰："疗毒痢。"《药性论》曰：止腹痛及赤毒痢，治齿痛，主项下瘰疬。主百骨节痛。《本草汇言》曰：凉血，消瘀，解湿毒。《纲目拾遗》曰：去肠垢，消积滞。

【方剂】白头翁汤：白头翁二两，黄连、黄柏、秦皮各三两。上四味，以水七升，煮取二升，去滓。温服一升，不愈更服。治热痢下重。（《金匮要略》）

【任老应用】任老认为白头翁善清热解毒，凉血止痢。为治热毒血痢之良药，常与黄连、黄柏、秦皮配伍，治疗热毒血痢，解肠毒。

3. 蜗牛

【性味】味咸，性寒。

【归经】入肝、胃、大肠、小肠经。

【功效主治】清热，消肿，解毒。《玉楸药解》曰：利水泄火，消肿败毒，去湿清热。

【方剂】治小儿胎热撮口：蜗牛子一十枚（去壳细研初泥），莳萝末半分。上药，同研令匀，用奶汁和涂于口畔。（《圣惠方》）

【任老应用】临床上主要用于治疗跌打损伤，脱肛，筋急和惊痫。

第三讲
临床常见病证用药经验

一、临床常见急证急救用药经验

(一) 中风病

1. 内治法

(1) 在急救过程中，症见神志不清，重则昏迷者，加服牛黄安宫丸、牛黄至宝丹。

(2) 症见高血压，加羚羊角、玳瑁、莱菔子，再用吴茱萸、附子、淮牛膝、茺蔚子共为面，以蜂蜜调和，敷足心涌泉穴24小时。

(3) 症见头痛如破者，药用川芎、辛夷、冰片、白芷、硼砂、真麝香。

(4) 症见呕血便血者，加服大黄、黄连、白及、马灯草。

(5) 症见真心痛者，加用参麦注射液，静脉滴注，同时药用金银花、当归、玄参、生甘草，水煎服，每6小时1次口服。

(6) 症见喉间痰鸣，如拽锯者，药用鲜竹沥1汤匙，兑入猴枣散一并灌之。

(7) 症见呃逆者，为防合并心衰、真心痛之患，药用炒刀豆、青皮、枳壳、旋覆花、清半夏、鲜姜、枇杷叶、莱菔子，水煎服，每8小时1次口服，气虚者加生晒参。

(8) 症见肺热病，发热者药用羚羊角、玳瑁、金荞麦、虎杖、黄芩、杏仁、生石膏、金莲花、七叶一枝花，水煎服，每6小时1次，同时兑服瓜霜退热灵7粒服之。

(9) 症见心衰者，加服白通加猪胆汁汤治之，6小时1次。

(10) 症见神昏、不省人事者，加用醒脑静注射液，静脉滴注，1天2次，药用水牛角、羚羊角、玳瑁、石菖蒲、郁金、细芽茶、白薇、栀子仁、清半夏，水煎服。

2. 外治法

(1) 同时送服醒脑散，药用真牛黄、真麝香、龙涎香、安息香、冰片、西红花、猴枣、石菖蒲、莲子心、胆南星、煨皂角共为细面，每次2~3g，6小时1

次。再用此散纱布包好放入两耳孔中，12 小时取出。

（2）症见患肢肿胀者，药用透骨草、三棱、莪术、片姜黄、豨莶草、桑枝、海桐皮、附子，水煎洗之。

（二）心衰病

1. 内治法 本病急救药用人参、附子、炮姜、白术、炙甘草、桃仁、红花。

（1）水肿重者，药用茯苓、泽泻、桂枝、白术、猪苓、当归、琥珀、朱砂、丹参、远志、沉香、破故纸、益智仁、茯神、白术、红枣、生姜、桂枝、茯苓、人参、炙甘草、赤芍、生姜。

（2）阳衰者，药用附子、桂心、蛤粉、炙甘草、生姜，可加入丹参、红花、蒲黄、人参。

（3）气阴两虚者，药用炙甘草、生姜、人参、生地、桂枝、阿胶、寸冬、麻仁、大枣、五味子。

（4）血虚者，药用生地、当归、人参、茯神、丹参、元参、二冬、枣仁、柏仁、远志、桔梗、五味子、朱砂。

（5）阳虚者，药用桂枝、炙甘草、生姜、大枣、附子、龙骨、牡蛎。

（6）阴阳两虚者，药用熟地、附子、人参、菟丝子、枸杞、茯神、远志、炮姜、紫河车。

2. 外治法

（1）贴膻中穴膏药：药用川连、大寸冬、丹参、玄参、苦参、郁金、胆星、元芩、丹皮、天冬、生地、党参、生黄芪、熟地、于术、酒、当归、贝母、半夏、桔梗、陈皮、川参、柏仁、连翘、熟枣仁、石斛、远志、花粉、蒲黄、川楝子、地骨皮、五味子、山药、贝壳、元柏、知母、焦栀子、生甘草、木通、泽泻、车前子、木鳖子、肉桂、红花、羚羊角、生龟板、生龙齿、生龙骨、生牡蛎各100g，槐枝、柳枝、桑枝各400g，百合、全珠菊花各200g，凤仙花1株，麻油8000g，分熬去渣，合牛心、油弄熟，樟丹收膏，再入寒水石、密陀僧各200g，芒硝、朱砂、青黛各100g，明矾、赤石脂、煅赭石各50g，牛胶200g，酒蒸化成膏。

3. 食疗法

（1）猪心1具，放锅，入葱、姜、豆豉、酱油、黄酒适量，加水小火煨炖，熟烂后收汁，待冷，改刀切薄片，放盘内，即可食用。

（2）赤小豆粥：赤小豆50g，红糖适量。用砂锅，文武火煮烂服之。

（三）克山病

1. 内服药

急性克山病用黑锡50g，朱砂50g，磁石50g，琥珀50g，寸冬50g，白参50g，半夏50g，龙骨50g，阳起石50g，共为面，每服5g，糖水冲服。

临床常见病证用药经验

2. 外治法

（1）坐药：硇砂 7.5g，枯矾、胡椒、樟脑、雄黄各 15g，紫皮蒜 2 头，共为细面，蒜糊为丸，制成栓，0.9g 重，纱布包上，纳入肛内，1~2 小时后取下。

（2）熨剂：葱白 3 个，生姜 10g，胡椒 5g，茴香 10g，吴萸 10g，丁香 15g，上药混合，加盐 50g，炒热入布袋内，放脐部温熨，凉即更换，熨至腹中雷鸣为止。

伤食者，加三仙 30g，川朴 10g，以消食；感冒者，加藿香 10g，麻黄 7.5g，细辛 5g，以解表。气滞者，加苏梗 15g，枳壳 10g，以降气；头额自汗者，加黄芪 30g。

3. 其他效方

（1）五味子 45g，山楂片 40g，为面，蜜丸，每丸 10g 重，每服 1 丸，日 2 次。

（2）铃兰汤：铃兰 15g，水煎加糖温服，日 2 次，用于劳损证。

（3）参味汤：人参 10g，五味子 15g，水煎服。

（4）小豆 250g，大蒜 2 头，生姜 50g，商陆 50g，将大蒜、生姜、商陆捣碎，加水煮小豆至熟去药，空心食豆，主治劳损证水肿甚者。

（四）肾衰病

浮肿不消，尿少不出，药用鲤鱼一尾（重三两，去鳞杂），生芍 15g，沉香 15g，灵磁石 10g，熟地 15g，龟板 20g，羚羊角 5g，淡菜 15g，黄精 25g，钩藤 15g，天竺黄 15g，水煎服。

（五）水毒症

药用蟾蛋合剂：活（或干）蟾、鲜鸡蛋各 1 枚，放入冷水中，加热至鸡蛋熟，弃水蟾，蛋去皮后食之，1 日 1~2 枚。

（六）疫毒痢

药用白头翁、黄连、黄柏、秦皮各等量加紫金锭保留灌肠。

若见腹胀，里急后重，下利频数，舌苔黄者，用槟榔片 10g，芍药 5g，枳实 10g，厚朴 15g，大黄 5g，生姜 3 片，水煎服。用木鳖子，去壳去油，与麝香、雄黄各等量共研为面，贴脐部。

（七）SARS 病

任老认为治疗 SARS 南北有异，东西有别。在治法上，当以宣肺通络，清热透毒为主。

1. SARS 发病期

（1）早期用白僵蚕 15g，蝉蜕 15g，大青叶 15g，连翘 15g，荆芥穗 15g，川羌活 5g，枳壳 12g，生石膏 50g，金荞麦 30g，金莲花 30g。

（1）病情重、变化快者，药用中华蟾皮（干）3g，桔梗10g，虎杖15g，金荞麦25g，醋浸麻黄6g，地龙15g，大青叶15g，连翘15g，枳壳12g，金银花30g，生石膏50g，生姜3片，羌活2g。

（2）为促进病变迅速好转，配合梅花点舌丹、六神丸，截断病情发展。梅花点舌丹早晚各1次，每次2粒，中间加1次六神丸，同时静滴清开灵注射液。

（3）若疫毒猛烈，伤人气血津液迅速，损伤脏腑深重。症见纳呆、恶心、呕吐、腹胀、腹泻、咽干、口渴、舌质淡、苔白厚腻、脉沉缓，药用苍术15g，姜厚朴15g，白重楼15g，白豆蔻15g，赤茯苓15g，花粉15g，米炒麦冬20～30g，金荞麦20～30g，生山药15g，泽泻15g，虎杖15g，前胡15g，水煎服。并送服紫金锭（紫金散）。

（4）若症见胸闷气短，呼吸困难，手足厥冷，口唇爪甲青紫，舌质深赤，苔灰黄或灰黑，脉乍大乍小，乍迟乍数，视为危证。药用生晒参10～15g，炮附子10～15g，干姜15～20g，人中白10g，地龙10g，姜汁炒枇杷叶15g，竹沥水拌郁金10g，红花15g，赤芍药15g，醋浸麻黄5～10g，杏仁15g，水煎3小时服1次，同时送服梅花点舌丹2粒，饭后服，1天3次，静点参附注射液。

（5）若症见低热不除，气短胸闷，乏力口干，舌淡红，苔薄白，脉虚无力，药用生晒参10g，炙黄芪15g，当归15g，生白术5g，茯苓15g，柴胡5～10g，升麻5～10g，陈皮15g，生甘草3g，米炒麦冬20～30g，五味子5～10g，花粉15g，水煎服。

（6）若症见热势已退，神疲乏力，干咳无痰，舌淡红，苔薄白，脉沉虚或虚数。药用栝楼15g，沙参15g，米炒麦冬20～30g，天冬15g，桔梗5g，白蔻15g，川贝15g，柿霜10g，炒枳壳10g，炙芪15g，薤白15g，元参15g，水煎服。

2. SARS 恢复期

（1）恢复期患者，多正虚邪恋，营卫不足，经络欲通不达，气阴两虚，出现乏力、气短、口干、舌红等，是因热邪伤阴，阴伤则无以化气，气阴两伤。药用米炒党参，鼓舞胃气，补益中气而不滞气；用米炒麦冬，补阴而不恋湿，或加玉竹、石斛、沙参、米炒生地、黄精、梨汁、姜汁炒天冬治之；大量养阴药恢复津液，天冬用姜汁炒，在于养阴而不助湿，能补胃阴、脾阴，补而不滞。并当常服百合固金丸调理之，防止肺纤维化。

（2）经治疗诸症消失，但若胃阴大伤，则症见不饥不食，舌干无苔，药用乌梅、木瓜、谷芽、金糯皮等甘酸化阴。若胃阳大伤，则症见舌淡脉虚，不饥不食，泛泛欲吐，药用白蔻、姜汁拌吴茱萸温补胃阳。

（3）症见息贲之患者可用大黄䗪虫丸缓中补虚治之，同服百合固金丸配之。症见自复发热者，药用白薇15g，银柴胡15g，生地15g，当归身10g，地骨皮10g，金石斛20g，青蒿20g，大豆卷20g，藿香梗10g，郁金10g，水煎服。

二、临床常见症状用药经验

（一）水火用药

水火是生命之源。故张景岳说："火为水之主，水即火之源，水火原不相离也。"何伯斋说："造化之机，宜平不宜偏，宜交不宜分。"是为生理之常。

盖水火一也有偏盛偏衰之时，偏则为痰，衰则为病。火盛宜清润、宜养阴、宜泄，水盛宜温、宜化、宜壮阳。是为调整水火阴阳平衡之法。

1. 火性疾病

（1）火伤于肺经者：药用玉竹、麦冬、天冬、栝楼、沙参、杏仁、梨汁、蛤粉、元参、柿霜之类。

（2）火伤于心经者：药用胡黄连、盐黄连、犀角、朱麦冬、朱天冬、莲子心、淡竹叶、生地、酒知母、酒元柏、远志、枣仁、青连翘、元参之类。

（3）火伤于脾经者：药用姜防风、酒柴胡、蜜升麻、焦栀子、葛根、石膏、知母、石斛、玉竹、甘草、炒川芎、荷叶梗之类。

（4）火伤于肝胆经者：药用龟板、玳瑁、羚羊角、丹皮、龙胆草、夏枯草、当归、生地、柴胡、珍珠母、牡蛎、黄柏、青蒿之类。

（5）火发于肾经者：药用熟地、生地、盐柏、盐知母、磁石、秦艽、元参、龙齿、龟板、鲍鱼、骨皮、牡蛎之类。

（6）火犯于肠胃二经者：药用生石膏、生地、石斛、麦冬、玉竹、木通、甘草梢、苏子、槐米、知母、蒌仁、金橘饼之类。

2. 水性疾病

（1）水气犯肺者：药用燕窝、饴糖、甘橘、胡桃肉、红蔻、肉桂、百部、冬花、细辛、附子之类。

（2）水气犯脾者：药用白术、炙草、甘合欢皮、白蔻、附子、肉桂、干姜、藿香、甘松、茯苓、泽泻、大蒜、苍耳子、龙眼肉之类。

（3）水气凌肝者：药用杜仲、山萸肉、鸡肉、肉桂心、吴茱萸、艾叶、大茴香、小茴香、韭菜、仙茅、白虫蜡、泽泻、鹿角霜之类。

（4）水气凌心者：药用桂心、桂枝尖、附子、肉桂、茯苓、安息香、龙眼肉、骨碎补、远志、紫石英之类。

（5）肾水有余者：药用锁阳、巴戟、菟丝子、覆盆子、鹿茸、鹿角胶、海狗肾、山萸肉、紫河车、犬肉、阳起石、附子、仙茅、胡芦巴、补骨脂、硫黄、灵砂、钟乳石、沉香、蛤蚧、雄蚕蛾、母丁香之类。

（二）相火用药

1. 伤阴耗精，血损液亏

（1）损于上焦者，心肺为患：肺伤者，药用阿胶、龟板胶、天冬、寸冬、生地、百合、贝母、淡菜、老燕条、知母、元柏之类；损于心者，药用犀角、黄连、阿胶、朱寸冬、朱茯神、当归、酸枣仁、生地、玄参、栀子仁、远志之类。

（2）损于中焦者，脾胃肝胆为患：损于脾胃者，药用石斛、生地、玉竹、麦冬、天冬、元参、花粉、石膏、知母、梨皮、甘蔗皮、鲜翠衣、藕汁、梨汁、橘汁、荸荠、沙参、麻仁、蜂蜜、羊乳之类；损于肝胆者，药用生龟板、生牡蛎、生石决、珍珠母、玳瑁、天麻、生地、元参、二冬、钩藤、磁石、沉香、黄精、黄柏、知母、海胆、白蒺藜、鲜蚕皮之类。

（3）损于下焦者，肾与膀胱为患：损于肾者，药用二地、二冬、知母、黄柏、南北沙参、地骨皮、青蒿、白薇、白芍、炒牛膝、裙带菜、淡菜、鲍鱼、鹿角菜、石花菜、杞果、阿胶、龟板胶、霞天胶、焦栀子之类；损于膀胱者，药用黄柏、知母、生地、元参、灵仙、石斛、天冬、龟板、阿胶、地肤子之类。

2. 中气下陷，阴火上冲

火与元气，势不两立，一胜一负，此是东垣从后天而论的，所调后天者，脾胃是也。药用人参、黄芪、白术、苍术、升麻、柴胡、陈皮、香橼、木香、黄连、羌活、独活、甘草、枳壳之类。

（三）疼痛用药

盖用药者，古人分为一是内伤而痛，其为痛也有一定的部位，并不移动。欲去痛，祛瘀活血可也。主要之药，广三七粉吞之，佐以续断、当归、川芎、乳香、没药、桂枝等品可矣。二是热盛，热为气结，或为风搏，其为痛也，无定处，介乎于皮肤经络之间，须视其热从何脏何腑而生。若在心，以黄连为君，佐以生地、山栀；若在肝胆，以龙胆草为君，地骨皮、青蒿、丹皮之类佐之；若挟风，以羌活、青蒿为君，桑枝、钩藤、蝉衣为佐；若挟痰，以竹茹、胆南星为君，半夏、青皮等为佐。三是中毒而痛，或在筋或在骨节，其为痛也，无固定部位，总以搜毒退热为主，药用商陆、昆布、红花、桃仁、地丁、银花、甘草等主之。除上述三者外，突感寒则气滞，血脉不流，而为痛也。其外感寒者，以炙附子、干姜、肉桂、良姜为君，以细辛、仙茅为佐，是为医者应知也。

1. 头角颊车痛用药

（1）内服：寒客经脉，药用甘草、干姜、细辛、炒川椒、酒白芍、葛根，热结经络，药用生白芍、甘草、葛根、炒川椒、生地、天竺黄、全蝎。

（2）外治法：冰片5g，朴硝2g，为面，塞鼻孔，左痛塞右，右痛塞左。

2. 腿足疼痛用药

（1）内服：寒客筋脉，药用炙附子、干姜、桑枝、酒芍、甘草、炒川椒、细辛、鸡血藤；热伤筋脉，药用当归、白芍、甘草、炒川椒、蜂房、豨莶草、木瓜、乌蛇、片姜黄。

（2）外治法：透骨草50g，伸筋草25g，冰片15g，炒川椒20g，片姜黄20g，水煎液，用纱布浸药液敷痛处。

3. 胃脘拘急痛用药

（1）内服：中寒，药用生白芍、公英、甘草、红蔻、干姜、钩藤、藿香、川楝子；胃阴虚，药用生白芍、甘草、百合、川楝子、石斛、元胡、炒川椒。

（2）外治法：点眼止痛法，雄黄5g，火硝5g，麝香2g，共为细面，用汲水调，一点目内眦睛明穴，扶行数步可止。

4. 胁肋急痛用药

（1）内服：气滞者，药用枳壳、片姜黄、桂心、甘草、川芎、生白芍、青皮、香附；气血互结，药用川楝子、醋元胡、酒军、生蒲黄、川芎、片姜黄、醋青皮、醋香附。

（2）外治法：琥珀膏、大黄各10g，朴硝10g，同大蒜捣，再以当归、胆草、栀子、黄连、川芎、青皮、木香、芦荟各5g，麝香少许，共为细面，用姜汁调敷痛处。

5. 急性胆胀用药

（1）内服：湿热蕴结，药用柴胡、姜黄、元芩、青蒿、茵陈、栀子、枳壳、龙胆草、地丁、元连；蛔厥，药用醋浸乌梅、黄连、元芩、当归、细辛、干姜、附子、桂枝、醋炒萹蓄。

（2）外治法：川军15g，红花15g，芙蓉叶25g，胆草15g，姜黄15g，共为细面，用川椒1.5g，水煎调敷胆俞穴。

6. 肩凝痛用药

（1）内服：寒湿，药用蜂房、土虫、乌蛇、炙川乌、干姜、乳香、没药、川芎、桑枝；风湿，药用川羌活、蜂房、乌蛇、防己、土虫、穿山龙、没药、乳香、甲珠、薏米。

（2）外治法：蚕砂500g，黄酒120g，将蚕砂与黄酒拌匀，分装入2个布袋，放入锅内竹帘上蒸约10分钟，将布袋取出，趁热敷患处，凉则更换之。

三、临床常见疑难病证用药经验

（一）中风病

（1）通腑泄热：药用生大黄、芒硝、芦荟、火麻仁、郁李仁。

（2）开窍：药用麝香、冰片、苏合香、石菖蒲、牙皂角、明矾、安息香、姜汁。

（3）固脱：药用人参、附子。

（4）平肝熄风：药用羚羊角、石决明、牡蛎、珍珠母、玳瑁、紫贝齿、代赭石、钩藤、天麻、决明子、全蝎、蜈蚣、白僵蚕、龙骨。

（5）活血化瘀：药用乳香、没药、延胡索、郁金、姜黄、丹参、益母草、鸡血藤、桃仁、红花、五灵脂、牛膝、穿山甲、降香、泽兰、刘寄奴、苏木、水蛭、土虫、归尾、三七、蒲黄、血竭、刺蒺藜、酒军、童便、赤芍、地龙。

（6）化痰：药用半夏、天南星、胆星、白附子、白芥子、皂荚、桔梗、旋覆花、栝楼仁、贝母、天竺黄、竹茹、竹沥、海浮石、海蛤壳、礞石、杏仁、紫菀、桑白皮、葶苈子、枇杷叶、马兜铃、栝楼皮、梨皮、金沸草、海蜇头、化橘红、牛黄、煨柿饼。

（7）理气行气：药用橘皮、青皮、枳实、佛手、木香、香附、乌药、川楝子、青木香、檀香、厚朴、槟榔、甘松、娑罗子、九香虫、路路通、川芎。

（8）降气：药用沉香、柿蒂、莬蔚子、苏子。

（9）祛风通络：药用独活、威灵仙、防己、秦艽、豨莶草、梧桐花、木瓜、桑枝、白花蛇、乌梢蛇、蚕砂、松节、竹节、杉木节。

（10）舒筋活络：药用络石藤、海风藤、天仙藤、石南腾、丝瓜络、橘络、甜瓜子、乜金藤。

（11）养阴：药用沙参、麦冬、天冬、石斛、玉竹、黄精、百合、梨汁、女贞子、旱莲草、生地。

（12）滋阴填精：药用熟地、首乌、枸杞子、桑椹、龟板、鳖甲、黑芝麻、蜂蜜。

（13）养血：药用归身、白芍、阿胶、龙眼肉。

（14）补气：药用人参、西洋参、党参、太子参、黄芪、白术、山药、扁豆、甘草、大枣。

（15）补阳：药用鹿茸、鹿角胶、鹿角霜、巴戟天、寸芸、葫芦巴、补骨脂、益智仁、胡桃肉、紫河车、菟丝子、沙苑子、锁阳、韭子。

（16）补肾强筋：药用五加皮、虎骨（现已禁用）、杜仲、续断、狗脊、骨碎补。

（17）甘寒清热：药用石膏、芦根、花粉。

（18）泻火：药用栀子、夏枯草、牛蒡子、黄芩、黄连、黄柏、胆草。

（19）清热凉血：药用犀角、牡丹皮。

（20）清热解毒：药用银花、连翘、青黛、蚤休、射干、豆根、马勃、白鲜皮、漏芦、绿豆、雄黄、松香、忍冬花。

（21）安神药：朱砂、磁石、龙骨、琥珀、酸枣仁、柏子仁、远志、合欢皮、五味子、金箔、银箔。

（22）芳香化湿药：苍术、藿香、砂仁、白蔻、草果仁。

（23）利水渗湿药：茯苓、泽泻、薏米、滑石、木通、草薢、地肤子、灯心草、冬瓜皮、冬瓜子、车前子。

（24）消食：药用神曲、麦芽、谷芽、莱菔子、鸡内金、稻芽、炒秫米。

（25）涌吐：药用瓜蒂、淡盐水、藜芦。

（26）止血：药用槐花、艾叶、藕、侧柏叶、仙鹤草。

（27）温中：药用附子、肉桂、干姜、吴萸、荜茇、丁香、茴香。

（28）疏风解表：药用麻黄、桂枝、紫苏、荆芥、防风、羌活、白芷、藁本、苍耳子、辛夷、葱白、薄荷、蝉蜕、豆豉、桑叶、蔓荆子、葛根、浮萍。

（二）胸痹

1. 常用内服药物

（1）阴虚证：常用药有龙眼肉、酸枣仁、山萸肉、柏子仁、生龙骨、生牡蛎、乳香、没药、炙甘草、生地黄、生白芍、寸冬、阿胶、麻仁、鳖甲、生牡蛎。

（2）阳虚证：常用药有当归、琥珀、辰砂、丹参、远志、沉香、破故纸、益智仁、茯神、白术、大枣、姜片。

（3）阴阳俱虚证：常用药有鹿胶、附子、桂心、云苓、丹参、百合。

（4）气滞血瘀水结证：常用药有茯苓、芍药、生姜、白术、炮附子、丹参、灵仙、地肤子、泽泻、沉香、通草。

总之，本病早期心脏受累尚有望治愈；晚则体用俱伤，治疗较难，不易恢复，只能缓解症状，延长寿命。

2. 食疗法

除药物疗法外，平素还应注意要静养，勿劳、勿怒、勿思，且饮食调治为善。

（1）赤小豆粥方：赤小豆1合（合，读"葛"声，即1升的1/10），红砂糖，1汤匙。将赤小豆洗淘干净，用砂锅装水一大碗，闭盖着砂锅，用文火炖之（不用铁锅或五金锅）。旧有："八砂锅鼎，文火烹煎"的说法。炖到小豆"稀""烂""淡"为火候到佳的标准。临服时，再放入红砂糖，调和均匀，当稀粥顿服或作点心随意吃都可以。

（2）红烧狗肉方：狗肋条肉1500g（选料以"一黄二黑三花斑"为标准），陈皮15g，胡椒30粒，川花椒50粒，炒小茴香10g，生姜50g，葱白10根，食盐适量，白酱油适量。先将狗的肋条肉放在流水里面，一面冲洗，一面用木棒轻轻地敲打。打了又冲洗，冲洗了又敲打，直到把瘀血血水敲槌冲洗净了，整块地（不用切碎）放入砂锅内，锅内先放入食盐、姜、葱、胡椒、花椒、陈皮，并放入冷水，以淹着狗肉约3指的深度就行，盖上砂锅，用文火慢慢地"煨""烧"，到香味透出，用竹筷子一插狗肉已觉烂熟了即可。取出狗肉，用"横切"的刀法，截成"骨牌"样式，再放入原汁原锅内煨烧，同时，再加入白酱油。

（三）眩晕

（1）阴虚阳亢证：药用生地、麦冬、黄精、沉香、羚羊角、玳瑁、草决明、莱菔子、车前子、玄参、白芍。

（2）风阳上冒证：药用熟地、砂仁、白蒺藜、羚羊角、天麻、钩藤、怀牛膝、龟甲、麦冬、白芍、女贞子。

（3）痰瘀阻络证：药用太子参、乌药、香附、片姜黄、红花、桃仁、赤芍、清半夏、川芎、草决明、羚羊角、刺蒺藜。

（4）命火衰弱证：药用熟地、山药、山萸肉、杜仲、枸杞子、菟丝子、肉桂、附子、鹿角胶、当归。

（四）癫痫

（1）急用搐鼻通窍止抽药：药用真麝香、冰片、猪牙皂、闹羊花、灯心草炭、西牛黄、细辛，共为细面装瓷瓶内，封固备用。

（2）脑囊虫癫痫：药用榔片、雷丸、南瓜子、炒干漆、烫水蛭、川芎、穿山甲、僵蚕、蛇蜕皮、酒大黄、五灵脂浸膏、橘红、砂仁、鹤虱。

（3）外伤性癫痫：药用僵蚕、苏方木、天竺黄。

（4）癫痫发作只见腹痛一症，别无他症，药用白芍、甘草、钩藤、桂枝、全蝎。

（5）癫痫发作抽搐持续不解者，急用鼻饲灌肠救治，药用炒天仙子、全蝎、蜈蚣、蛇蜕、真牛黄、蜂房、珍珠、赤金、真麝香、天仙子。

（6）治小儿痫疾，治暗风痫疾：药用乌鸦又名老鸦。

（7）治风痫，药用啄木鸟。

（8）治小儿惊风，药用蝙蝠又名伏翼。

（五）痴呆

（1）精亏髓减脑空证：药用女贞子、赤白首乌、黄精、天名精、淡菜、生蒲黄、石菖蒲、远志肉、芝麻嫩叶、生山楂、龟板胶、鹿角胶、肉苁蓉、砂仁。

（2）气虚火衰神乏证：药用生晒参、太子参、沙参、丹参、明党参、仙灵脾、仙茅、胡桃、沙苑蒺藜、益智仁、生蒲黄、桃仁、红花、生白术、黑芝麻。

（3）痰瘀浊毒阻窍证：药用海浮石、酒军、莱菔子、茯苓、郁金、远志、石花菜、白芥子、蒲黄、蛤粉、青黛、石菖蒲、厚朴花。

（4）阳亢热瘀神浮证：药用生龟板、生牡蛎、珍珠母、生地黄、玉竹、白薇、焦栀子、玄参、桃仁、红花、丝瓜络、白石英、石菖蒲、郁金。

（六）心包络病

少量心包积液消除缓慢者，药用野于术（浙江天目山野生白术）九两，分成九份。第一份用甘遂二钱煎汤泡之；第二份用白芥子二钱煎汤泡之；第三份用枳实二钱煎汤泡之；第四份用大戟二钱煎汤泡之；第五份用芫花二钱煎汤泡之；第六份用干姜二钱煎汤泡之；第七份用陈皮二钱煎汤泡之；第八份用皂角二钱煎汤泡之；第九份用远志二钱煎汤泡之。只用药汤浸泡，不用药渣滓，浸泡 24 小时，晾干，共为细面。每次服 2~3g，用大枣 3~5 枚，煎汤送服。临床用清热解毒药可选用木芙蓉叶花、金荞麦、金莲花、返魂草、臭牡丹根、七叶一枝花、天葵子之类治之。

（七）腹膜结强病

（1）体壮，正气不衰，脓少者内服金银花、土贝母、蒲公英、紫花地丁、白芷、天花粉、漏芦、木芙蓉叶、远志、当归、甘草。

（2）气虚者药用黄芪、生晒人参治之。还可以用巴豆六十枚，去壳隔心皮，熬令黄，勿枯焦，另研如脂。生狼毒一两，炙香，另研细面，杏仁六十枚，去皮尖，另研如脂。上三味，合治一千杵，蜜和丸。用时量病情轻重以为大小，孕妇不忌。（任老曰：此方为鲁楼医案所载，刘民叔先生用治结核性腹膜炎，今录于此，以供参考。可见有毒之药，能起危证回生之效。今医知之，不敢用可不叹乎？）

（八）消渴病

降低血糖药：人参、黄芪、茯苓、白术、苍术、山药、黄精、生地、熟地、元参、寸冬、知母花粉、玉竹、杞果、制首乌、五味子、仙灵脾、蜂房、葛根、泽泻、玉米须、地骨皮、虎杖、仙鹤草、南五加、苍耳、桑叶、地枫。

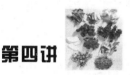

第四讲

治痰七法与成方

一、常用治痰法

（一）攻瘀逐痰法与成方

（1）神仙坠痰丸：黑牵牛、炙皂角、生白矾。

（2）控涎丹：甘遂、大戟、白芥子。

（3）十枣汤：芫花、甘遂、大戟。

（4）礞石滚痰丸：青礞石、沉香、酒军、半夏。

（5）透罗丹：巴豆、杏仁、大黄、黑丑、皂角、半夏。

（6）降痰奔马汤：雪梨汁、生姜汁、蜂蜜、薄荷面。

（7）雄黄解毒丸：明雄黄、川郁金、巴豆。

（二）消导法与成方

（1）和剂二陈汤：姜半夏、橘红、茯苓、炙甘草。

（2）济生导痰汤：半夏、橘红、赤茯苓、炙甘草、枳实、炙南星。

（3）半夏丸：姜半夏、皂角、生姜。

（4）节斋化痰丸：天冬、元芩、栝楼霜、蛤粉、橘红、桔梗、香附、连翘、青黛、风化硝、姜汁。

（5）鹤顶丹：白矾、章丹。

（6）青州白丸子：半夏、南星、白附子、川乌。

（三）和解化痰法与成方

（1）橘皮汤：半夏、茯苓、陈皮、细辛、青皮、桔梗、枳壳、炙甘草、人参、旋覆花。

（2）枳壳丸：枳壳、人参、五味子、柴胡、甘草、石斛、诃子。

（3）柴胡栝楼汤：柴胡、栝楼、芍药、人参、半夏、甘草、生姜、大枣。

（4）指迷茯苓汤：茯苓、寸冬、元芩、秦艽、柴胡、杏仁。

（5）六君子汤：人参、茯苓、白术、甘草、陈皮、半夏、生姜。

（四）补益化痰法与成方

（1）济生肾气丸：熟地、山药、山萸肉、白茯苓、丹皮、泽泻、官桂、五味子、鹿角、沉香。

（2）苓桂术甘汤：茯苓、桂枝、白术、炙甘草。

（3）参术健脾丸：人参、白术、茯苓、陈皮、炙甘草、白芍、当归。

（4）金匮肾气丸：熟地、山药、山萸肉、茯苓、丹皮、泽泻、肉桂、附子。

（五）温化痰饮法与成方

（1）二生汤：附子、半夏、生姜、木香。

（2）范汪旋覆花汤：炙乌头、旋覆花、细辛、前胡、炙甘草、茯苓、半夏、生姜、桂心。

（3）胡椒理中丸：胡椒、炙甘草、荜茇、良姜、细辛、陈皮、干姜、白术、冬花。

（4）千金半夏汤：白术、半夏、生姜、茯苓、人参、桂心、炙甘草、附子。

（5）吴茱萸汤：吴茱萸、人参、姜半夏、桂心、茯苓、炙甘草。

（6）沉香茯苓丸：沉香、白茯苓、半夏、人参、丁香、甘草、橘红、肉蔻、椰片。

（7）本事神术丸：苍术、生芝麻、大枣。

（六）清热化痰法与成方

（1）洁古小黄丸：南星、半夏、黄芩。

（2）二陈汤加黄芩、连翘、栀子、桔梗、薄荷。

（3）清心牛黄丸：东牛黄、胆星、姜黄连、水飞朱砂、当归、炙甘草。

（4）青蛤丸：水飞青黛、蛤粉。

（5）桑丹泻白汤：霜桑叶、生姜皮、竹茹、炙甘草、醋丹皮、骨皮、川贝母、粳米。

（七）清润化痰法与成方

（1）杏仁煎：杏仁、生姜汁、白蜂蜜、饴糖、桑皮、川贝母、炒木通、紫菀、五味子、生地、知母。

（2）沙参杏仁汤：南沙参、杏仁、川贝母、鲜杷叶、梨汁、蔗汁。

（3）霍氏八汁饮：甘蔗汁、藕汁、梨汁、芦根汁、西瓜汁、鲜生地汁、鲜茅根汁、薄荷汁。

（4）滋阴清化丸：二冬、二地、知母、川贝母、茯苓、生山药、天花粉、五味子、甘草。

（5）当归阿胶汤：当归、白芍、熟地、茯苓、阿胶、寸冬、栝楼仁、甘草、大枣。

二、引经药

治痰之药，有引经达所者，必用之。

（1）痰在胁下用白芥子。

（2）痰聚皮里膜外用生姜汁、竹沥。

（3）痰在四肢用片姜黄、竹沥。

（4）痰结喉中用栝楼仁、杏仁、海浮石、桔梗、清连翘、风化硝。

（5）海浮石、蛤粉，热痰能降，湿痰能燥，结痰能软，顽痰能消。

（6）枳实能行气，又有泻痰之力。

（7）天花粉、风化硝可降膈上热痰。

（8）薤汁、韭汁可治虚滞不行，中焦有涎停痰积之证。

（9）白矾、杏仁可澄清化痰，引痰下膈。

（10）益智仁有摄涎固脱之效。

第五讲

临床常用八法与成方

一、常用汗法

（一）辛温发汗方

1. 实证

【方剂】麻黄汤（《伤寒论》）

【组成】麻黄三两，桂枝二两，杏仁去皮尖七十个，炙甘草一两，水煎服，温覆取微汗。

【适应证】本方主证为外感风寒表实证，症见恶寒发热，头身疼痛，无汗而喘，舌苔薄白，脉浮紧。因风寒外束，汗孔收引，肺失宣降，故见无汗而喘为其主要症状。

【方解】方用麻黄苦辛性温，善开腠发汗，为君药。桂枝透营达卫，解肌发汗，助麻黄发汗之力，使之成为发汗峻剂，为臣药。杏仁降利肺气，与麻黄相伍，一宣一降，恢复肺气之宣降，为佐药。炙甘草既可调和麻、杏之宣降，又可防止麻、桂发汗太过而耗伤正气，为使药。本方发汗力强，不须啜热稀粥。

【临床应用】临床常用于感冒、流行性感冒、急性支气管炎、支气管哮喘等属风寒表实证者。

2. 虚证

【方剂】桂枝汤（《伤寒论》）

【组成】桂枝（去皮）三两，芍药三两，炙甘草二两，生姜三两，大枣三枚，水煎服，少顷，饮热稀粥以助药力，使其微微汗出。

【适应证】本方用于治疗外感风寒，营卫不和所致的外感风寒表虚证，症见恶风发热，汗出头痛，鼻鸣干呕，苔白不渴，脉浮缓或浮弱等。

【方解】方中桂枝通达营卫，解肌发表，为君药。白芍益阴敛营，敛固外泄之营阴，助桂枝调和营卫，为臣药。桂芍等量合用，外可解肌发表，内调营卫，为阴阳的基本结构。生姜辛温，助君药发表散邪，又兼和胃降逆。大枣甘平，补脾生津，助白芍益血养营，姜枣相配，是为补脾和胃、调和营卫的常用组合，共为佐药。炙甘草调和药性，助桂枝辛甘化阳以实卫，合芍药酸甘化阴以和营，为使药。本方为治疗风寒表虚证的代表方剂，重在调和营卫，发汗力缓，药后需喝热稀粥助药力，有扶正解肌之功。

【临床应用】临床常用于感冒、流行性感冒、原因不明的低热、产后及病后的低热、妊娠呕吐、多形红斑、冻疮、荨麻疹等属营卫不和者。

（二）辛凉发汗方

1. 辛凉平剂

【方剂】银翘散（《温病条辨》）

【组成】连翘、银花各一两，苦桔梗六钱，薄荷六钱，竹叶四钱，生甘草五钱，芥穗四钱，淡豆豉五钱，牛蒡子六钱。

【适应证】本方用于温病初起发热，微恶风寒，无汗或有汗不畅，头痛口渴，咳嗽咽痛，舌尖红，苔薄白或薄黄，脉浮数等症状。

【方解】外感风热表证是本方主证。无汗，或汗出不畅，为兼寒邪之象，寒主收缩，毛窍开阖不利而致。风邪首先犯肺，故咽痛咳嗽，为次要症状。方中重用银花、连翘辛凉透表，清热解毒，为君药。薄荷、牛蒡子助君药疏散风热，利咽止咳，为臣药。荆芥穗、淡豆豉开汗孔，透毛窍，散表邪；芦根、淡竹叶清热生津；桔梗载药上行，宣肺化痰，共为佐药。甘草调和诸药，桔梗利咽，共为使药。若肺热痰多，气逆咳嗽，可加杏仁、贝母降气化痰。热盛津伤，而口渴者，可加天花粉清热生津。热邪入里，可加栀子、黄芩清热泻火。上述加减用药临床上可因证而用。本方所用药物均系清轻之品，体现了吴氏"治上焦如羽，非轻不举"的用药原则。本方中银花配伍荆芥、豆豉、牛蒡子、竹叶，解表清热之力强，为"辛凉平剂"。

【临床应用】临床广泛用于急性发热性疾病的初起阶段，如感冒、流行性感冒、急性扁桃体炎、上呼吸道感染、肺炎、麻疹、流行性脑膜炎、乙型脑炎、腮腺炎等辨证属温病初起，邪郁肺卫者。皮肤病如风疹、荨麻疹、疮痈疔肿，亦多用之。

2. 辛凉轻剂

【方剂】桑菊饮（《温病条辨》）

【组成】桑叶二钱五分，菊花一钱，杏仁二钱，连翘一钱五分，薄荷八分，苦桔梗二钱，生甘草八分，苇根二钱。

【适应证】本方主治风温初起，表热轻证。症见但咳，身不甚热，口微渴，脉浮数。

【方解】外感风热轻证为本方主证。温邪犯肺，失于宣降，故咳嗽较为明显，为次要症状。方中桑叶、菊花疏散风热，宣肺止咳，为君药。连翘、薄荷助君药清热利咽，为臣药。杏仁、桔梗宣肺止咳；芦根清热生津，为佐药。生甘草

第五讲　临床常用八法与成方

助桔梗利咽化痰，并调和诸药，为使药。本方为辛凉轻剂，既可疏风清热，又可止咳。银翘散与桑菊饮均可用治风温初起，组成中同有连翘、薄荷、芦根、桔梗、甘草5味药。但前者用银花、荆芥穗、淡豆豉、牛蒡子、竹叶解表透邪，清热解毒力强，称为辛凉平剂；而后者用桑叶、菊花配伍杏仁，肃肺止咳之力大，而解表清热作用较银翘散为弱，故为"辛凉轻剂"。

【临床应用】临床常用于感冒、急性支气管炎、上呼吸道感染、肺炎、急性结膜炎、角膜炎等属风热犯肺或肝经风热者。

170

（三）和中发汗方

【方剂】葱豉荷米煎（《重订通俗伤寒论》）

【组成】鲜葱白一枚（切碎），淡香豉二钱，苏薄荷四分（冲），生粳米三十粒。

【适应证】小儿伤寒初起一二日，头痛身热，发冷无汗。

【方解】本方为《肘后》葱豉粳米煎加薄荷。《内经》所谓因其轻而扬之也。药虽轻稳，用之辄效。医者勿以平淡而忽之。查王氏《外台》，有升麻、葛根者。甚则有加麻黄者。有加麻、葛、栀子者。有加栀、芩、石膏、葛根者。有加童便者。有加葛根、生姜、粳米者。有加葛根、粳米者。有加葳蕤、粳米、鼠屎者。有加冬花、麦冬、桔梗、甘草、槟榔、生地汁者。有加天冬、百部、紫菀、川贝、葛根、白前、广皮、生姜者。有加杏仁、童便者。有加生地、生姜、童便者。有加葳蕤、羚角、人参者。对证选用。投无不效。

（四）助阳发汗方

【方剂】参附再造丸（《重订通俗伤寒论》）

【组成】高丽参一钱至钱半，淡附片五分，川桂枝一钱，羌活八分，绵皮钱半酒洗，北细辛三分，清炙草八分，防风八分。

【适应证】伤寒夹阴，阳虚不能作汗，尺脉迟弱者。

【方解】阳虚者阴必盛，故君以附、桂破阴。阴盛者气必弱，故臣以参扶气。佐羌、防、细辛，以温散阴寒。使以甘草，以缓辛、附、羌、防之性。

（五）滋阴发汗方

【方剂】加减葳蕤汤（《重订通俗伤寒论》）

【组成】生葳蕤二钱至三钱，生葱白二枚至三枚，桔梗一钱至钱半，东白薇五分至一钱，淡豆豉三钱至四钱，苏薄荷一钱至钱半，炙草五分，红枣二枚。

【适应证】素体阴虚，外感风热证。头痛身热，微恶风寒，无汗或有汗不多，咳嗽，心烦，口渴，咽干，舌红，脉数。本方主治阴虚之体外感风热者。

【方解】方中葳蕤（即玉竹）味甘性寒，入肺胃经，为滋阴润燥主药，用以润肺养胃、清热生津，因其滋而不腻，对阴虚而有表热证者颇宜；薄荷辛凉，归肝、肺经，"为温病宜汗解者之要药"，用以疏散风热、清利咽喉，共为君药。葱白、淡豆豉解表散邪，助薄荷以逐表邪，为臣药。白薇味苦性寒，善于清热而不伤阴，于阴虚有热者甚宜；桔梗宣肺止咳；大枣甘润养血，均为佐药。使以甘草调和药性。诸药配伍，汗不伤阴，滋不碍邪，为滋阴解表之良剂。

【临床应用】常用于老年人及产后感冒、急性扁桃体炎、咽炎等属阴虚外感者。

（六）解肌发汗方

【方剂】柴葛解肌汤（《伤寒六书》）

【组成】柴胡6g，干葛9g，甘草3g，黄芩6g，羌活3g，白芷3g，芍药6g，桔梗3g。

【适应证】外感风寒，郁而化热证。恶寒渐轻，身热增盛，无汗头痛，目疼鼻干，心烦不眠，咽干耳聋，眼眶痛，舌苔薄黄，脉浮微洪。本方证乃太阳风寒未解，而又化热入里。

【方解】方以葛根、柴胡为君，葛根味辛性凉，辛能外透肌热，凉能内清郁热；柴胡味辛性寒，既为"解肌要药"，且有疏畅气机之功，又可助葛根外透郁热。羌活、白芷助君药辛散发表，并止诸痛；黄芩、石膏清泄里热，四药俱为臣药。其中葛根配白芷、石膏，清透阳明之邪热；柴胡配黄芩，透解少阳之邪热；羌活发散太阳之风寒，如此配合，三阳兼治，并治阳明为主。桔梗宣畅肺气以利解表；白芍、大枣敛阴养血，防止疏散太过而伤阴；生姜发散风寒，均为佐药。甘草调和诸药而为使药。诸药相配，共成辛凉解肌，兼清里热之剂。

【临床应用】常用于感冒、流行性感冒、牙龈炎、急性结膜炎等属外感风寒，邪郁化热者。

（七）养血发汗方

【方剂】七味葱白汤（《重订通俗伤寒论》）

【组成】鲜葱白三枚至四枚，生葛根一钱至钱半，细生地钱半至三钱，淡豆豉二钱至三钱，原麦冬一钱至钱半，鲜生姜一片或两片，百劳水四碗。

【适应证】伤寒寒疫三日以内。头痛如破，及温病初起烦热，其功最著。

【方解】葱、豉、姜配以地、麦、葛根，养血解肌。百劳水轻宣流利。即治虚人风热，伏气发温，及产后感冒。无不随手获效，真血虚发汗之良剂。凡夺血液枯者，用纯表药全然无汗，得此阴气外溢则汗出。

（八）理气发汗方

【方剂】香苏葱豉汤（《重订通俗伤寒论》）

【组成】制香附钱半至二钱，新陈皮钱半至二钱，鲜葱白二枚至三枚，紫苏钱半至三钱，清炙草六分至八分，淡香豉三钱至四钱。

第五讲 临床常用八法与成方

【适应证】妊娠伤寒，恶寒发热，无汗，头身痛，胸脘痞闷，苔薄白，脉浮。

【方解】女子善怀，每多抑郁，故表郁无汗，以香苏饮为主方，盖香附为气中血药，善疏气郁；紫苏为血中气药，善解血郁；葱豉轻扬发表为臣；佐以陈皮理气；炙草和药，又气血调和。则表郁解而津津汗出矣。既能疏郁达表，又能调气安胎，血虚者可略加归芍。参严氏紫苏饮子法。专门产科者注意之。

（九）化饮发汗方

【方剂】小青龙汤（《伤寒论》）

【组成】麻黄（去节）三两，芍药三两，细辛三两，干姜，三两，炙甘草三两，桂枝（去皮）三两，五味子半升，半夏（洗）半升。

【适应证】外寒里饮证。恶寒发热，头身疼痛，无汗，喘咳，痰涎清稀而量多，胸痞，或干呕，或痰饮喘咳，不得平卧，或身体疼重，头面四肢浮肿，舌苔白滑，脉浮。

【方解】本方主治外感风寒，寒饮内停之证。宜解表与化饮配合，一举而表里双解。方中麻黄、桂枝相须为君，发汗散寒以解表邪，且麻黄又能宣发肺气而平喘咳，桂枝化气行水以利里饮之化。干姜、细辛为臣，温肺化饮，兼助麻、桂解表祛邪。然而素有痰饮，脾肺本虚，若纯用辛温发散，恐耗伤肺气，故佐以五味子敛肺止咳、芍药和营养血，二药与辛散之品相配，一散一收，既可增强止咳平喘之功，又可制约诸药辛散温燥太过之弊；半夏燥湿化痰，和胃降逆，亦为佐药。炙甘草兼为佐使之药，既可益气和中，又能调和辛散酸收之品。药虽八味，配伍严谨，散中有收，开中有阖，使风寒解，水饮去，宣降复，则诸症自平。

【临床应用】常用于支气管炎、支气管哮喘、肺炎、百日咳、肺心病、过敏性鼻炎、卡他性眼炎、卡他性中耳炎等属于外寒里饮证者。

（十）蠲痰发汗方

【方剂】越婢加半夏汤（《金匮要略》）

【组成】蜜炙麻黄一钱，姜半夏四钱，鲜生姜一钱，生石膏四钱，生粉甘草八分，大黑枣四枚（泡去皮）。

【适应证】肺胀，咳嗽上气，胸满气喘，目如脱状，脉浮大者。

【方解】外感风寒，激动肺脏痰火；发为喘嗽，目突如脱，右脉浮大者，则以越脾加半夏汤为正治，方用麻黄、生姜开表为君，以辛散外来之风寒。石膏清里为臣，以寒降上逆之肺火。妙在姜半夏之辛滑涤痰，以开肺气之壅塞，使以草枣，滋补中气，缓和诸药，俾肺窍中之痰涎净尽，则火无所根据傍而自出矣，此为辛散风寒，整肃痰火之良方。

（十一）宣肺发汗方

【方剂】新加三拗汤（《重订通俗伤寒论》）

【组成】麻黄（带节）六分，荆芥穗二钱，苦桔梗一钱，金橘饼一枚，苦杏仁一钱半，苏薄荷一钱，生甘草五分，大蜜枣一枚。

【适应证】太阳经为一身之外卫，主皮毛，而皮毛又为肺之合，故足太阳与手太阴二经之病，往往互见。如《伤寒论》头痛恶寒，固太阳经症，鼻鸣而喘，即肺经症矣。

【方解】此以麻黄汤去桂枝为君。而麻黄留节，发中有收。苦杏仁留尖取其发，留皮取其涩，略杵取其味易出。甘草生用，补中有散。三味与仲景法相拗故名。俞氏佐以荆、薄疏风，桔、甘宣上，使以橘饼、蜜枣，辛甘微散。变仲景峻剂为平剂。以治风伤肺、寒伤太阳、头痛恶寒、无汗而喘、咳嗽白痰等证，效如桴鼓。可谓屡用达药，善于化裁者矣。

（十二）发汗利水方

【方剂】麻附五皮饮（《重订通俗伤寒论》）

【组成】麻黄一钱，淡附片八分，浙苓皮三钱，大腹皮二钱，细辛五分，新陈皮钱半，五加皮三钱，生姜皮一钱。

【方解】此方以麻黄附子细辛汤合五皮饮为剂。君以麻黄，外走太阳而上开肺气，臣以辛附，温化肾气，佐以五皮。开腠理以达皮肤，为治一身尽肿。化气发汗之良方。麻黄虽为发汗之峻品，而用于水肿证，其力较减，其性反缓者。以水气抵抗之力大也，妙在下行之性，又能利溺，故前哲于水肿证。多用麻黄者以此，惜世俗无普通医识，辄畏麻黄如虎，致良药见弃，良可慨焉。但必须先煎数沸，掠去浮沫，以减麻烈之性，庶无流弊。

二、常用吐法成方

（一）缓而补者

【方剂】参芦散（《医方集解》）

【组成】人参芦。

【适应证】治虚弱人痰涎壅盛。

【方解】此手太阴足太阳药。经曰："在上者因而越之。"痰涎上壅，法当涌之。病人虚羸，故以参芦代藜芦、瓜蒂，宣犹代补，不致耗伤元气也。

（二）猛而峻者

【方剂】三圣散（《儒门事亲》）

【组成】防风三两（去芦），瓜蒂三两（拣净研破，以纸卷定，连纸锉细，去纸，用粗箩子箩过，另放末，将渣炒微黄，次入末一处同炒黄用），藜芦（去苗及心，加减用之）或一两或半两或一分。

【适应证】中风闭证，痫、癫、狂，痰厥头痛。中风失音闷乱，口眼㖞斜，不省人事，牙关紧闭。阴痫及癫狂，痰厥头痛。

（三）垂危急救者

【方剂】通关散（《丹溪心法附余》）

【组成】细辛3g（洗去土、叶），猪牙皂角3g（去子）。少许，搐鼻取嚏。

【适应证】卒中风邪，昏闷不醒，牙关紧闭，汤水不下。小儿急惊风。

三、常用下法成方

（一）泻热救阴方

【方剂】大承气汤（《伤寒论》）

【组成】大黄（酒洗）四两，厚朴（去皮，炙）半斤，枳实（炙）五枚，芒硝三合。

【适应证】

（1）阳明腑实证。症见大便不通，频转矢气，脘腹痞满，腹痛拒按，按之则硬，甚或潮热谵语，手足濈然汗出，舌苔黄燥起刺，或焦黑燥裂，脉沉实。

（2）热结旁流证。症见下利清水，色纯青，其气臭秽，脐腹疼痛，按之坚硬有块，口舌干燥，脉滑实。

（3）里热实证之热厥、痉病或发狂等。

【方解】本方为治阳明腑实证的主方。其成因系由伤寒之邪内传阳明之腑，入里化热，或温病邪入胃肠，热盛灼津，燥屎乃成，邪热与肠中燥屎互结成实所致。实热内结，胃肠气滞，腑气不通，故大便秘结不通、频转矢气、脘腹痞满胀痛；燥屎结聚肠中，则腹痛拒按，按之坚硬；里热炽盛，上扰神明，故谵语；四肢皆禀气于阳明，阳明经气旺于申酉之时，热结于里，郁蒸于外，故潮热、手足濈然汗出；舌苔黄燥或焦黑燥裂，脉沉实是热盛津伤，燥实内结之征。前人将本方证的证候特点归纳为"痞、满、燥、实"四字。所谓"痞"，即自觉胸脘闷塞不通，有压重感；"满"，是脘腹胀满，按之有抵抗感；"燥"，是肠中燥屎干结不下；"实"，是实热内结，腹痛拒按，大便不通，或下利清水而腹痛不减，以及潮热谵语，脉实等。至于"热结旁流"证，乃燥屎坚结于里，胃肠欲排不能，逼迫津液从燥屎之旁流下所致。热厥、痉病、发狂等，皆因实热内结，或气机阻滞，阳气受遏，不能外达于四肢；或热盛伤津劫液，筋脉失养而挛急；或胃肠浊热上扰心神，神明昏乱等所造成。证候表现虽然各异，然其病机则同，皆是里热结实之重证，法当峻下热结，急下存阴，釜底抽薪。方中大黄苦寒通降，泻热通便，荡涤胃肠实热积滞，是为君药。芒硝咸寒润降，泻热通便，软坚润燥，以除燥坚，用以为臣。硝、黄配合，相须为用，泻下热结之功益峻。实热内阻，腑气不行，故佐以厚朴下气除满、枳实行气消痞，合而用之，既能消痞除满，又使胃肠气机通降下行以助泻下通便。四药相合，共奏峻下热结之功。本方峻下热结，

174

承顺胃气之下行，故名"大承气"。吴瑭《温病条辨》说："承气者，承胃气也……曰大承气者，合四药而观之，可谓无坚不破，无微不入，故曰大也。"热结旁流，治以大承气汤，是因"旁流"为现象，燥屎坚结才是本质，故用峻下，使热结得去，"旁流"可止，乃属"通因通用"之法。热厥，治以大承气汤，是因四肢厥冷为假象，里实热结是本质，所谓"热深者，厥亦深"，四肢虽厥寒，但必见大便秘结、腹痛拒按、口干舌燥、脉滑实等实热证候，故用寒下，使热结得下，气机宣畅，阳气敷布外达，而厥逆可回。这种用寒下之法治厥冷之证，亦称为"寒因寒用"。

本方煎服方法为先煎枳、朴，后下大黄，芒硝溶服。因大黄生用、后下则泻下之力峻，久煎则泻下之力缓，正如《伤寒来苏集·伤寒附翼》所说："生者气锐而先行，熟者气钝而和缓。"

【临床应用】本方常用于急性单纯性肠梗阻、粘连性肠梗阻、蛔虫性肠梗阻、急性胆囊炎、急性胰腺炎、幽门梗阻，以及某些热性病过程中出现高热、神昏谵语、惊厥、发狂而见大便不通、苔黄脉实者。

（二）理气泻热方

【方剂】小承气汤（《伤寒论》）

【组成】大黄（酒洗）四两，厚朴（去皮，炙）二两，枳实（炙）三枚大者，以水四升，煮取一升二合，去滓，分温二服。初服当更衣，不尔者，尽饮之。若更衣者，勿服之。

【适应证】阳明腑实轻证。谵语潮热，大便秘结，胸腹痞满，舌苔老黄，脉滑而疾；或痢疾初起，腹中胀痛，里急后重者。

（三）泻热润燥方

【方剂】调胃承气汤（《伤寒论》）

【组成】大黄（去皮，清酒洗）四两，甘草（炙）二两，芒硝半升，以水三升，煮二物至一升，去滓，内芒硝，更上微火一二沸，温顿服之，以调胃气。

【功用】缓下热结。

【适应证】阳明病胃肠燥热证。大便不通，口渴心烦，蒸蒸发热，或腹中胀满，或为谵语，舌苔正黄，脉滑数；以及胃肠热盛而致发斑吐衄，口齿咽喉肿痛等。任老常用于风温之热结旁流证。

（四）泻火解毒方

【方剂】紫草承气汤（《证治准绳·幼科》）

【组成】厚朴60g，大黄120g，枳实30g，紫草30g。

【功用】泄热解毒。

【适应证】治身热，脉数大，便秘而腹胀，属热毒壅遏者；或疮未出而喘息腹胀，大便不通，烦躁作渴，谵语不安者。

（五）涤痰泻热方

【方剂】礞石滚痰丸（《养生主论》）

【功用】降火逐痰。

【适应证】用于实热顽痰证。发为癫狂惊悸，或怔忡昏迷，或胸脘痞闷，或眩晕耳鸣，或不寐，或奇怪之梦，或咳喘痰稠，大便秘结。舌苔老黄而厚，脉滑数而有力。

（六）泻热行血方

【方剂】桃仁承气汤（《重订通俗伤寒论》）

【组成】桃仁9g，五灵脂6g（包），生蒲黄4.5g，鲜生地24g，生川军6g（酒洗），元明粉3g，生甘草1.8g，犀角汁4匙（冲）。

【适应证】下焦瘀热，热结血室，谵语如狂，小腹窜痛，带下如注，腰痛如折。

（七）滋阴润燥方

【方剂】脾约丸（《伤寒论》）

【组成】麻子仁二升，芍药半斤，枳实（炙）半斤，大黄（去皮）一斤，厚朴（炙，去皮）一尺，杏仁（去皮尖，熬，别作脂）一升。

【功用】润肠泄热，行气通便。

【适应证】胃肠燥热，脾约便秘证。大便干结，小便频数。

【方解】本方证乃因胃肠燥热，脾津不足所致，《伤寒论》称之为"脾约"。成无己说："约者，约结之约，又约束也。经曰：脾主为胃行其津液者也，今胃强脾弱，约束津液不得四布，但输膀胱，致小便数而大便硬，故曰其脾为约。"根据"燥者润之""留者攻之"的原则，故当润肠泻实，宜润肠药与泻下药同用。方中麻子仁性味甘平，质润多脂，功能润肠通便，是为君药。杏仁上肃肺气，下润大肠；白芍养血敛阴，缓急止痛为臣。大黄、枳实、厚朴即小承气汤，以轻下热结，除胃肠燥热为佐。蜂蜜甘缓，既助麻子仁润肠通便，又可缓和小承气汤攻下之力，以为佐使。综观本方，虽用小承气以泻下泄热通便，而大黄、厚朴用量俱从轻减，更取质润多脂之麻仁、杏仁、芍药、白蜜等，一则益阴增液以润肠通便，使腑气通，津液行，二则甘润减缓小承气攻下之力。本方具有下不伤正、润而不腻、攻润相合的特点，以达润肠、通便、缓下之功，使燥热去，阴液复，而大便自调。

本方为丸剂，而且只服10小丸，依次渐加，均意在缓下，润肠通便。

四、常用和法成方

（一）益气和解方

【方剂】小柴胡汤（《伤寒论》）

【组成】柴胡半斤，黄芩三两，人参三两，甘草（炙）三两，半夏半升，生姜（切）三两，大枣（擘）十二枚。

【功用】和解少阳。

【适应证】

（1）伤寒少阳证：症见往来寒热，胸胁苦满，嘿嘿不欲饮食，心烦喜呕，口苦，咽干，目眩，舌苔薄白，脉弦者。

（2）热入血室证：症见妇人伤寒，经水适断，寒热发作有时。

（3）黄疸、疟疾以及内伤杂病而见少阳证者。

【方解】本方为和解少阳的代表方剂。少阳经脉循胸布胁，位于太阳、阳明表里之间。伤寒邪犯少阳，邪正相争，正胜欲拒邪出于表，邪胜欲入里并于阴，故往来寒热；足少阳之脉起于目锐眦，其支者，下胸中，贯膈，络肝，属胆，循胁里；邪在少阳，经气不利，郁而化热，胆火上炎，而致胸胁苦满、心烦、口苦、咽干、目眩；胆热犯胃，胃失和降，气逆于上，故嘿嘿不欲饮食而喜呕；若妇人经期，感受风邪，邪热内传，热与血结，血热瘀滞，疏泄失常，故经水不当断而断、寒热发作有时。邪在表者，当从汗解；邪入里者，则当吐下。今邪既不在表，又不在里，而在表里之间，则非汗、吐、下所宜，故惟宜和解之法。方中柴胡苦平，入肝胆经，透泄少阳之邪，并能疏泄气机之郁滞，使少阳半表之邪得以疏散，为君药。黄芩苦寒，清泄少阳半里之热，为臣药。柴胡之升散，得黄芩之降泄，两者配伍，是和解少阳的基本结构。胆气犯胃，胃失和降，佐以半夏、生姜和胃降逆止呕；邪从太阳传入少阳，缘于正气本虚，故又佐以人参、大枣益气健脾，一者取其扶正以祛邪，一者取其益气以御邪内传，俾正气旺盛，则邪无内向之机。炙甘草助参、枣扶正，且能调和诸药，为使药。诸药合用，以和解少阳为主，兼补胃气，使邪气得解，枢机得利，胃气调和，则诸症自除。原方"去滓再煎"，使药性更为醇和，药汤之量更少，减少了汤液对胃的刺激，避免停饮致呕。

小柴胡汤为和剂，一般服药后不经汗出而病解，但也有药后得汗而愈者，这是正复邪却，胃气调和所致。正如《伤寒论》所说："上焦得通，津液得下，胃气因和，身濈然汗出而解。"若少阳病证经误治损伤正气，或患者素体正气不足，服用本方，亦可见到先寒战后发热而汗出的"战汗"现象，属正胜邪却之征。

（二）清里和解方

【方剂】大柴胡汤（《金匮要略》）

【组成】柴胡半斤，黄芩三两，芍药三两，半夏（洗）半升，生姜（切）五两，枳实（炙）四枚，大枣（擘）十二枚，大黄二两，上八味，以水一斗二升，煮取六升，去滓，再煮，温服一升，日三服。

【功用】和解少阳，内泻热结。

【适应证】少阳阳明合病。症见往来寒热，胸胁苦满，呕不止，郁郁微烦，心下痞硬，或心下满痛，大便不解或协热下利，舌苔黄，脉弦数有力。

【方解】本方系小柴胡汤去人参、甘草，加大黄、枳实、芍药而成，亦是小柴胡汤与小承气汤两方加减合成，是和解为主与泻下并用的方剂。小柴胡汤为治伤寒少阳病的主方，因兼阳明腑实，故去补益胃气之人参、甘草，加大黄、枳实、芍药以治疗阳明热结之证。因此，本方主治少阳阳明合病，仍以少阳为主。症见往来寒热、胸胁苦满，表明病变部位仍未离少阳；呕不止与郁郁微烦，则较小柴胡汤证之心烦喜呕为重，再与心下痞硬或满痛、便秘或下利、舌苔黄、脉弦数有力等合参，说明病邪已进入阳明，有化热成实的热结之象。在治法上，病在少阳，本当禁用下法，但与阳明腑实并见的情况下，就必须表里兼顾。《医方集解》说："少阳固不可下，然兼阳明腑实则当下。"方中重用柴胡为君药，配臣药黄芩和解清热，以除少阳之邪；轻用大黄配枳实以内泻阳明热结，行气消痞，亦为臣药。芍药柔肝缓急止痛，与大黄相配可治腹中实痛，与枳实相伍可以理气和血，以除心下满痛；半夏和胃降逆，配伍大量生姜，以治呕逆不止，共为佐药。大枣与生姜相配，能和营卫而行津液，并调和脾胃，功兼佐使。总之，本方既不悖于少阳禁下的原则，又可和解少阳，内泻热结，使少阳与阳明合病得以双解，可谓一举两得。正如《医宗金鉴·删补名医方论》所说："斯方也，柴胡得生姜之倍，解半表之功捷；枳、芍得大黄之少，攻半里之效徐，虽云下之，亦下中之和剂也。"然较小柴胡汤专于和解少阳一经者力量为大，名曰"大柴胡汤"。

（三）清降和解方

【方剂】柴胡白虎汤（《重订通俗伤寒论》）

【组成】川柴胡1钱，生石膏8钱（研），天花粉3钱，生粳米3钱，青子芩1钱半，知母4钱，生甘草8分，鲜荷叶1片。

【功用】清胃泄热。

【适应证】主温疟，热重寒轻，脉多弦数，或右脉洪盛。

【方解】柴胡达膜，黄芩清火，本为和解少阳之君药；而臣以白虎法者，以其少阳证少而轻，阳明证多而重也；佐以花粉，为救液而设；使以荷叶，为升清而用。合而为和解少阳阳明，寒轻热重，火来救燥之良方。

（四）清热和解方

【方剂】蒿芩清胆汤（《重订通俗伤寒论》）

【组成】青蒿脑钱半至二钱，淡竹茹三钱，仙半夏钱半，赤茯苓三钱，青子芩钱半至三钱，生枳壳钱半，陈广皮钱半，碧玉散（滑石、甘草、青黛，包）三钱。

【功用】清胆利湿，和胃化痰。

【适应证】少阳湿热证。症见寒热如疟，寒轻热重，口苦膈闷，吐酸苦水，或呕黄涎而黏，甚则干呕呃逆，胸胁胀疼，小便黄少，舌红苔白腻，间现杂色，脉数而右滑左弦者。

【方解】本方为治少阳胆热偏重，兼有湿热痰浊内阻之证。湿遏热郁，阻于少阳胆与三焦；三焦之气机不畅，胆中之相火乃炽，以致少阳枢机不利。胆经郁热偏重，故寒热如疟、寒轻热重、口苦膈闷、胸胁胀痛；胆热犯胃，液郁为痰，胃气上逆，故吐酸苦水，或呕黄涎而黏，甚则干呕呃逆；湿阻三焦，水道不畅，以致小便短少，其色黄赤。治宜清胆利湿，和胃化痰。方中青蒿苦寒芳香，清透少阳邪热；黄芩苦寒，善清胆热，并能燥湿，两药相合，既可内清少阳湿热，又能透邪外出，共为君药。竹茹善清胆胃之热，化痰止呕；枳壳下气宽中，除痰消痞；半夏燥湿化痰，和胃降逆；陈皮理气化痰，宽胸畅膈。四药相伍，使热清湿化痰除，共为臣药。赤茯苓、碧玉散清热利湿，导邪从小便而去，为佐使药。综合全方，可使胆热清，痰湿化，气机畅，胃气和，诸症均解。

本方与小柴胡汤均能和解少阳，用于邪在少阳、往来寒热、胸胁不适者。但小柴胡汤以柴胡、黄芩配人参、大枣、炙甘草，和解中兼有益气扶正之功，宜于邪踞少阳，胆胃不和者；蒿芩清胆汤以青蒿、黄芩配赤茯苓、碧玉散，于和解之中兼有清热利湿、理气化痰之效，宜于少阳胆热偏重，兼有湿热痰浊者。

（五）温通和解方

【方剂】柴胡桂姜汤（《痎疟纂要》）

【组成】柴胡、黄芩、半夏、人参、甘草、酒芍、桂枝、栝楼、牡蛎、干姜。

【适应证】由阳气素虚，而盛暑之时贪凉饮冷，以致阴气益盛，阳气愈微而发牡疟，属肾，但寒不热，其症四肢厥逆，口鼻冷气，头眩目涩，胸满肚疼。

（六）养血和解方

【方剂】柴胡四物汤（《素问病机气宜保命集》）

【组成】川芎、熟地黄、当归、芍药各4.5g，柴胡2.4g，人参、黄芩、甘草、半夏曲各9g。

【适应证】产后日久虚劳，微有寒热，脉沉而浮者。

五、常用温法成方

（一）温中散寒方

【方剂】附子理中汤（《三因极一病证方论》）

【组成】大附子（炮，去皮、脐）、人参、干姜（炮）、甘草（炙）、白术，各等份，上药锉散。每服12g，用水225ml，煎取160ml，去滓，不拘时服。

【功用】补虚回阳，温中散寒。

【适应证】主治五脏中寒，口噤，四肢强直，失音不语；下焦虚寒，火不生土，脘腹冷痛，呕逆泄泻。

（二）温经散寒方

【方剂】麻黄附子细辛汤（《伤寒论》）

【组成】麻黄二两，附子一枚，细辛二两。

【适应证】外感风寒为本方主证，少阴阳虚为兼证。

【方解】少阴病本为阳气虚寒证，应不发热，今反发热，为外有表邪之象。但表证脉又应浮，今反见沉脉，知病在少阴。方用麻黄发汗解表，为君药。细辛入少阴肾经，能解少阴风寒，为臣药。附子顾护肾阳。诸药相合，发中有补，使表解，而阳气不受损害，可见仲景之匠心。

（三）温阳救逆方

【方剂】四逆汤《伤寒论》

【组成】甘草（炙）二两，干姜一两半，附子一枚（生用，去皮，破八片）。

【功用】回阳救逆。

【适应证】心肾阳衰寒厥证。四肢厥逆，恶寒蜷卧，神衰欲寐，面色苍白，腹痛下利，呕吐不渴，舌苔白滑，脉微细。

【方解】本方证乃因心肾阳衰，阴寒内盛所致。阳气不能温煦周身四末，故四肢厥逆、恶寒蜷卧；不能鼓动血行，故脉微细。《素问·生气通天论》曰："阳气者，精则养神，柔则养筋。"今心阳衰微，神失所养，则神衰欲寐；肾阳衰微，不能暖脾，升降失调，则腹痛吐利。此阳衰寒盛之证，非纯阳大辛大热之品，不足以破阴寒，回阳气，救厥逆。故方中以大辛大热之生附子为君，入心、脾、肾经，温壮元阳，破散阴寒，回阳救逆。生用则能迅达内外以温阳逐寒。臣以辛热之干姜，入心、脾、肺经，温中散寒，助阳通脉。附子与干姜同用，一温先天以生后天，一温后天以养先天，相须为用，相得益彰，温里回阳之力大增，是回阳救逆的常用组合。炙甘草之用有三：一则益气补中，使全方温补结合，以治虚寒之本；二则甘缓姜、附峻烈之性，使其破阴回阳而无暴散之虞；三则调和药性，并使药力作用持久，是为佐药而兼使药之用。综观本方，药简力专，大辛大热，使阳复厥回，故名"四逆汤"。

（四）温健脾阳方

【方剂】香砂理中汤（《医灯续焰》）

【组成】干姜（炮），白术（炒），甘草（炙），人参，木香，砂仁。

【适应证】脾胃虚寒气滞，肠鸣泄泻，腹痛喜温喜按，或见呕吐，胸膈满闷，腹中雷鸣。

（五）温脾养阴方

【方剂】理阴煎（《景岳全书》）

【组成】熟地9~21g或30~60g，当归6~9g或15~21g，炙甘草3~6g，干姜（炒黄色）3~9g，或加肉桂3~6g。

【功用】益肾健脾，活血调经。

【适应证】阳气虚弱，痰饮内停。胀满呕哕，恶心吐泻，腹中疼痛，妇人经迟血滞。

（六）温中缓急方

【方剂】小建中汤（《伤寒论》）

【组成】桂枝三两（去皮），甘草二两（炙），大枣十二枚（擘），芍药六两，生姜三两（切），胶饴一升。

【适应证】本方用于中焦虚寒，肝脾不和证。症见腹中拘急疼痛，喜温喜按，神疲乏力，虚怯少气；或心中悸动，虚烦不宁，面色无华；或伴四肢酸楚，手足烦热，咽干口燥。舌淡苔白，脉细弦。

【方解】本方病证因中焦虚寒，肝脾失和，化源不足所致。中焦虚寒，肝木乘土，故腹中拘急疼痛、喜温喜按。脾胃为气血生化之源，中焦虚寒，化源匮乏，气血俱虚，故见心悸、面色无华、发热、口燥咽干等。症虽不同，病本同一，总由中焦虚寒所致。治当温中补虚而兼养阴，和里缓急而能止痛。方中重用甘温质润之饴糖为君，温补中焦，缓急止痛。臣以辛温之桂枝温阳气，祛寒邪；酸甘之白芍养营阴，缓肝急，止腹痛。佐以生姜温胃散寒，大枣补脾益气。炙甘草益气和中，调和诸药，是为佐使之用。其中饴糖配桂枝，辛甘化阳，温中焦而补脾虚；芍药配甘草，酸甘化阴，缓肝急而止腹痛。六药合用，温中补虚缓急之中，蕴有柔肝理脾，益阴和阳之意，用之可使中气强健，阴阳气血生化有源，故以"建中"名之。

（七）温中化浊方

【方剂】藿香正气散（《太平惠民和剂局方》）

【组成】大腹皮、白芷、紫苏、茯苓（去皮）各一两，半夏曲、白术、陈皮（去白）厚朴（去粗皮）、姜汁（炙）、苦桔梗各二两，藿香（去土）三两，甘草（炙）二两半。

【功用】解表化湿，理气和中。

【适应证】外感风寒，内伤湿滞证。恶寒发热，头痛，胸膈满闷，脘腹疼痛，恶心呕吐，肠鸣泄泻，舌苔白腻，以及山岚瘴疟等。

【方解】本方主治之外感风寒，内伤湿滞证，为夏月常见病证。风寒外束，卫阳郁遏，故见恶寒发热等表证；内伤湿滞，湿浊中阻，脾胃不和，升降失常，则为上吐下泻；湿阻气滞，则胸膈满闷、脘腹疼痛。治宜外散风寒，内化湿浊，兼以理气和中之法。方中藿香为君，既以其辛温之性而解在表之风寒，又取其芳香之气而化在里之湿浊，且可辟秽和中而止呕，为治霍乱吐泻之要药。半夏曲、陈皮理气燥湿，和胃降逆以止呕；白术、茯苓健脾运湿以止泻，共助藿香内化湿浊而止吐泻，俱为臣药。湿浊中阻，气机不畅，故佐以大腹皮、厚朴行气化湿，畅中行滞，且寓气行则湿化之义；紫苏、白芷辛温发散，助藿香外散风寒，紫苏尚可醒脾宽中，行气止呕，白芷兼能燥湿化浊；桔梗宣肺利膈，既益解表，又助化湿；煎用生姜、大枣，内调脾胃，外和营卫。使以甘草调和药性，并协姜、枣以和中。诸药合用，外散风寒与内化湿滞相伍，健脾利湿与理气和胃共施，使风寒外散，湿浊内化，气机通畅，脾胃调和，清升浊降，则霍乱自已。感受山岚瘴气及水土不服者，亦可以本方辟秽化浊，和中悦脾而治之。

（八）温中理气方

【方剂】厚朴温中汤（《内外伤辨惑论》）

【组成】厚朴（姜制）、陈皮（去白）各一两（各30g），甘草（炙）、茯苓（去皮）、草豆蔻仁、木香各五钱，干姜七分。

【适应证】本方主治脾胃寒湿气滞证。脘腹胀满或疼痛，不思饮食，四肢倦怠，舌苔白腻，脉沉弦。具有行气除满，温中燥湿功效。

【方解】本方为治疗脾胃寒湿气滞的常用方。本方重点在于温中，对于客寒犯胃致脘痛呕吐者，亦可用之。寒性凝滞，湿性黏腻，易阻气机，若寒湿着而不行，困于脾胃，则致脾胃气机阻滞，升降失常，遂成脘腹胀满或疼痛、不思饮食、四肢倦怠等症。寒不温不去，湿不燥不除，气不行不畅，故当行其气、温其中、祛其寒、燥其湿。方中厚朴辛苦温燥；行气消胀，燥湿除满为君药。草豆蔻辛温芳香，温中散寒，燥湿运脾为臣药。陈皮、木香行气宽中，助厚朴消胀除满；干姜、生姜温脾暖胃，助草豆蔻散寒止痛；茯苓渗湿健脾，均为佐药。甘草益气和中，调和诸药，功兼佐使。诸药合用，共成行气除满，温中燥湿之功，使寒湿得除，气机调畅，脾胃复健，则痛胀自解。

【临床应用】本方常用于慢性肠炎、慢性胃炎、胃溃疡、妇女白带等属寒湿气滞者。

（九）温中利湿方

【方剂】苓术二陈煎（《景岳全书》）

【组成】猪苓5g，白术3～6g，泽泻5g，陈皮3g，半夏6～9g，茯苓5g，炙甘草（2）5g，干姜（炒黄）3～6g。

【适应证】主治痰饮水气停蓄心下，呕吐，吞酸。

六、常用清法成方

（一）清热解毒方

【方剂】黄连解毒汤（《肘后备急方》）

【组成】黄连三两，黄芩、黄柏各二两，栀子十四枚（擘）。

【功用】泻火解毒。

【适应证】主要用于三焦火毒证。大热烦躁，口燥咽干，错语不眠；或热病吐血、衄血；或热甚发斑，或身热下利，或湿热黄疸；或外科痈疡疔毒，小便黄赤，舌红苔黄，脉数有力。

【方解】本方为苦寒直折，清热解毒的基础方。本方证乃火毒充斥三焦所致。火毒炽盛，内外皆热，上扰神明，故烦热错语；血为热迫，随火上逆，则为吐衄；热伤络脉，血溢肌肤，则为发斑；热盛则津伤，故口燥咽干；热壅肌肉，则为痈肿疔毒；舌红苔黄，脉数有力，皆为火毒炽盛之征。综上诸症，皆为实热火毒为患，治宜泻火解毒。方中以大苦大寒之黄连清泻心火为君，兼泻中焦之火。臣以黄芩清上焦之火。佐以黄柏泻下焦之火；栀子清泻三焦之火，导热下行，引邪热从小便而出。四药合用，苦寒直折，三焦之火邪去而热毒解，诸症可愈。

【临床应用】本方常用于败血症、脓毒血症、痢疾、肺炎、泌尿系感染、流行性脑脊髓膜炎、乙型脑炎以及感染性炎症等属热毒为患者。

（二）清瘟解毒方

【方剂】清瘟败毒饮（《疫疹一得》）

【组成】生石膏大剂六两至八两，中剂二两至四两两，小剂八钱至一两二钱；小生地大剂六钱至一两，中剂三钱至五钱，小剂二钱至四钱；乌犀角大剂六钱至八钱，中剂三钱至四钱，小剂一钱至一钱半；生栀子、桔梗、黄芩、知母、赤芍、玄参、连翘、竹叶、甘草、丹皮。

【功用】清热解毒，凉血泻火。

【适应证】主治瘟疫热毒，充斥内外，气血两燔证。大热渴饮，头痛如劈，干呕狂躁，谵语神昏，视物错瞀，或发斑疹，或吐血、衄血，四肢或抽搐，舌绛唇焦，脉沉数，可沉细而数，或浮大而数。疫证初起，恶寒发热，头痛如劈，烦躁谵妄，身热肢冷，舌刺唇焦，上呕下泄，六脉沉细而数，即用大剂；沉而数者，用中剂；浮大而数者，用小剂。如斑一出，即用大青叶，量加升麻四五分，引毒外透。

【临床应用】现代多用于治疗流行性出血热、败血症、脓毒血症、脑炎、病毒性脑炎、髋关节炎、传染性单核细胞增多症、钩端螺旋体病、麻疹等。

第五讲 临床常用八法与成方

（三）清宣痰火方

【方剂】玳瑁郁金汤（《重订通俗伤寒论》）

【组成】生玳瑁3g（研碎），生山栀9g，细木通3g，淡竹沥20ml（冲），广郁金6g（生打），青连翘6g（带心），粉丹皮6g，生姜汁2滴（冲），鲜石菖蒲汁10ml（冲），紫金片1g（开水烊冲）。

【功用】清宣包络痰火。

【适应证】主治邪热内陷心包，郁蒸津液为痰，迷漫心窍，神识昏蒙，妄言妄见，咯痰不爽。

（四）清宣痰热方

【方剂】犀角清络饮（《俞根初通俗伤寒论方》）

【组成】犀角1钱，丹皮1钱5分，赤芍2钱，生地5钱，竹沥3钱，桃仁1钱5分，连翘3钱，黄芩（酒炒）1钱5分，鲜茅根1两，姜汁3滴，灯心5分，鲜石菖蒲2钱。

【适应证】热传于里，不恶寒但发热，无汗，心烦，谵语，舌绛，口干，手足躁扰甚则如狂。大便色黑，此属瘀热内结之证宜下方。

（五）凉血解毒方

【方剂】至宝丹（《和剂局方》）

【组成】犀角200g（现改用水牛角），牛黄50g，玳瑁100g，琥珀100g，朱砂100g，雄黄100g，麝香10g，安息香150g，冰片10g。

【功用】清热解毒，开窍定惊。

【适应证】主治热病，痰热内闭，高热惊厥，神昏谵语。

【方解】方中犀角、牛黄、玳瑁清热凉血解毒；琥珀、朱砂重镇安神；雄黄解毒豁痰；麝香、安息香辟秽化浊，开窍醒神。

【临床应用】现常用于流行性乙脑、流行性脑脊髓膜炎、脑血管意外、中暑、肝昏迷、癫痫、尿毒症等疾病的治疗。

（六）泻火散毒方

【方剂】紫雪丹（《利剂局方》）

【组成】石膏、寒水石、磁石、滑石、犀角、羚羊角、木香、沉香、元参、升麻、甘草、丁香、朴硝、硝石、麝香、朱砂等16味药物配制而成。目前各地配制不同，药味和药量各有出入。

【功用】清热解毒，镇痉熄风，开窍定惊。

【适应证】主治温热病、热邪内陷心包，症见高热烦躁，神昏谵语、抽风痉厥、口渴唇焦，尿赤便闭，及小儿热盛惊厥。

【方解】本证为温热病发展过程中，热邪炽盛，内陷心包，伤及津液，引动肝风所致，其中热邪炽盛为首要病因。方中石膏、滑石、寒水石清热泻火；羚羊角凉肝熄风；犀角清心凉血解毒；升麻、玄参、炙甘草清热解毒；朴硝、硝石清热散结；麝香开窍醒神；木香、丁香、沉香宣通气机，以助开窍；朱砂、磁石、金箔重镇安神。

（七）清热镇静方

【方剂】安宫牛黄丸（《温病条辨》）

【组成】牛黄一两，郁金一两，犀角（水牛角代）一两，黄连一两，朱砂一两，梅片二钱五分，麝香二钱五分，真珠五钱，山栀一两，雄黄一两，黄芩一两。

【用法用量】上为极细末，炼老蜜为丸，每丸一钱（3g），金箔为衣，蜡护。脉虚者人参汤下，脉实者银花、薄荷汤下，每服一丸。大人病重体实者，日再服，甚至日三服；小儿服半丸，不知，再服半丸（现代用法：以水牛角浓缩粉50g替代犀角。以上11味，珍珠水飞或粉碎成极细粉，朱砂、雄黄分别水飞成极细粉；黄连、黄芩、栀子、郁金粉碎成细粉；将牛黄、水牛角浓缩粉及麝香、冰片研细，与上述粉末配研、过筛、混匀，加适量炼蜜制成大蜜丸。每服1丸，每日1次；小儿3岁以内1次1/4丸，4~6岁1次1/2丸，每日1次；或遵医嘱。亦作散剂：按上法制得，每瓶装（1）6g。每服（1）6g，1日1次；小儿3岁以内1次0.4g，4~6岁1次0.8g，1日1次；或遵医嘱）。

【功用】清热解毒，开窍醒神。

【适应证】主治邪热内陷心包证。高热烦躁，神昏谵语，舌謇肢厥，舌红或绛，脉数有力。亦治中风昏迷，小儿惊厥属邪热内闭者。

【方解】本方为治疗热陷心包证的常用方，亦是凉开法的代表方。热闭心包，必扰神明，故高热烦躁、神昏谵语；"温邪内陷之证，必有黏腻秽浊之气留恋于膈间"，邪热夹秽浊蒙蔽清窍，势必加重神昏；舌为心窍，热闭窍机，则舌謇不语；热闭心包，热深厥亦深，故伴见手足厥冷，是为热厥。所治中风昏迷、小儿高热惊厥，当属热闭心包之证。治以清热解毒、开窍醒神为法，并配辟秽安神之品。方中牛黄苦凉，清心解毒，辟秽开窍；水牛角咸寒，清心凉血解毒；麝香芳香开窍醒神。三药相配，是为清心开窍、凉血解毒的常用组合，共为君药。臣以大苦大寒之黄连、黄芩、山栀清热泻火解毒，合牛黄、犀角则清解心包热毒之力颇强；冰片、郁金芳香辟秽，化浊通窍，以增麝香开窍醒神之功。佐以雄黄助牛黄辟秽解毒；朱砂、珍珠镇心安神，以除烦躁不安。用炼蜜为丸，和胃调中为使药。原方以金箔为衣，取其重镇安神之效。本方清热泻火、凉血解毒与芳香开窍并用，但以清热解毒为主，意"使邪火随诸香一齐俱散也"（《温病条辨》）。

【临床应用】本方常用于流行性乙型脑炎、流行性脑脊髓膜炎、中毒性痢疾、尿毒症、肝昏迷、急性脑血管病、肺性脑病、颅脑外伤、小儿高热惊厥以及感染或中毒引起的高热神昏等属热闭心包者。

（八）清热凉血方

【方剂】犀角地黄汤（芍药地黄汤）（《小品方》）

【组成】犀角（水牛角代）一两，生地黄半斤，芍药三分，牡丹皮一两。

【功用】清热解毒，凉血散瘀。

【适应证】主治热入血分证。

（1）热扰心神，身热谵语，舌绛起刺，脉细数。

（2）热伤血络，斑色紫黑，吐血、衄血、便血、尿血等，舌红绛，脉数。

（3）蓄血瘀热，喜忘如狂，漱水不欲咽，大便色黑易解等。

【方解】本方是治疗温热病热入血分证的常用方，本方治证由热毒炽盛于血分所致。心主血，又主神明，热入血分，一则热扰心神，致躁扰昏狂；二则热邪迫血妄行，致使血不循经，溢出脉外而发生吐血、衄血、便血、尿血等各部位之出血，离经之血留阻体内又可出现发斑、蓄血；三则血分热毒耗伤血中津液，血因津少而浓稠，运行涩滞，渐聚成瘀，故舌紫绛而干。此际不清其热则血不宁，不散其血则瘀不去，不滋其阴则火不熄，正如叶天士所谓"入血就恐耗血动血，直须凉血活血。"治当以清热解毒，凉血散瘀为法。方用苦咸寒之犀角为君，凉血清心而解热毒，使火平热降，毒解血宁。臣以甘苦寒之生地，凉血滋阴生津，一以助犀角清热凉血，又能止血；一以复已失之阴血。用苦微寒之赤芍与辛苦微寒之丹皮共为佐药，清热凉血，活血散瘀，可收化斑之功。四药相配，共成清热解毒，凉血散瘀之剂。本方配伍特点是凉血与活血散瘀并用，使热清血宁而无耗血动血之虑，凉血止血又无冰伏留瘀之弊。

本方与清营汤均以水牛角、生地为主，以治热入营血证。但清营汤是在清热凉血中伍以银花、连翘等轻清宣透之品，寓有"透热转气"之意，适用于邪初入营尚未动血之证；本方配伍赤芍、丹皮泄热散瘀，寓有"凉血散血"之意，用治热入血分而见耗血、动血之证。

【临床应用】本方常用于重症肝炎、肝昏迷、弥漫性血管内凝血、尿毒症、过敏性紫癜、急性白血病、败血症等属血分热盛者。

（九）清肝保肝方

【方剂】桑丹泻白汤（《重订通俗伤寒论》）

【组成】霜桑叶9g，生桑皮12g，淡竹茹6g，清炙草1.8g，粉丹皮4.5g（醋炒），地骨皮15g，川贝母9g（去心），生粳米9g，金橘脯1枚（切碎），大蜜枣1枚（对擘）。

【功用】清肝火，泻肺热，蠲痰调中。

【适应证】主治肝火灼肺，咳则胁痛，不能转侧，甚则咯血，或痰中夹有血丝、血珠。

【方解】方中桑叶、丹皮辛凉泄肝为君；桑皮、地骨皮泻肺中之伏火，竹茹、川贝涤肺中之痰为臣；炙甘草、粳米温润甘淡，缓肝急以和胃为佐；橘皮、蜜枣微辛甘润，畅肺气以养肺液为使。诚为清肝保肺，蠲痰调中之良方。然惟热郁化火，液郁为痰，因而治节不行，上壅为咳喘肿满者，始为相宜。若由风寒而致者切忌，误服多成痨嗽。

（十）清热生津方

【方剂】白虎汤（《伤寒论》）

【组成】石膏一斤（碎），知母六两，甘草二两（炙），粳米六合。

【功用】清热生津。

【适应证】本方为治阳明气分热盛证的基础方，主治气分热盛证，症见壮热面赤，烦渴引饮，汗出恶热，脉洪大有力。

【方解】本方原为治阳明经证的主方，后世温病学家又以此为治气分热盛的代表方剂。凡伤寒化热内传阳明之经，或温邪由卫及气，皆能出现本证。里热炽盛，故壮热不恶寒；胃热津伤，乃见烦渴引饮；里热蒸腾，逼津外泄，则汗出；脉洪大有力为热盛于经所致。气分热盛，但未致阳明腑实，故不宜攻下；热盛津伤，又不能苦寒直折。惟以清热生津法最宜。方中君药生石膏，辛甘大寒，入肺胃二经，功善清解，透热出表，以除阳明气分之热。臣药知母，苦寒质润，一以助石膏清肺胃之热，一以滋阴润燥救已伤之阴津。石膏与知母相须为用，可增强清热生津之功。佐以粳米、炙甘草益胃生津，亦可防止大寒伤中之弊。炙甘草兼以调和诸药为使。四药相配，共奏清热生津，止渴除烦之功，使其热清津复诸症自解。

【临床应用】本方常用于感染性疾病，如大叶性肺炎、流行性乙型脑炎、流行性出血热、牙龈炎以及小儿夏季热、糖尿病、风湿性关节炎等属气分热盛者。

（十一）滋阴清热方

【方剂】知柏地黄汤（《医宗金鉴》）

【组成】熟地黄24g，山茱萸12g，干山药12g，泽泻9g，茯苓9g（去皮），丹皮9g，知母24g，黄柏24g。

【功用】滋阴降火。

【适应证】主治阴虚热盛。

七、常用消法成方

（一）消食导滞方

（1）【方剂】平胃散（《简要济众方》）

【组成】苍术（去黑皮，捣为粗末，炒黄色）四两，厚朴（去粗皮，涂生姜汁，炙令香熟）三两，陈橘皮（洗令净，焙干）二两，甘草（炙黄）一两，共为细末，每服4~6g，姜枣煎汤送下；或作汤剂，水煎服，用量按原方比例酌减。

【功用】燥湿运脾，行气和胃。

【适应证】本方为治疗湿滞脾胃证之基础方。主治湿滞脾胃证，症见脘腹胀满，不思饮食，口淡无味，恶心呕吐，嗳气吞酸，肢体沉重，怠惰嗜卧，常多自利，舌苔白腻而厚，脉缓。

【方解】本方为治疗湿滞脾胃的基础方。脾为太阴湿土，居中州而主运化，其性喜燥恶湿，湿邪滞于中焦，则脾运不健，且气机受阻，故见脘腹胀满、食少无味；胃失和降，上逆而为呕吐恶心、嗳气吞酸；湿为阴邪，其性重着黏腻，故为肢体沉重、怠惰嗜卧。湿邪中阻，下注肠道，则为泄泻。治当燥湿运脾为主，兼以行气和胃，使气行则湿化。方中以苍术为君药，以其辛香苦温，入中焦能燥湿健脾，使湿去则脾运有权，脾健则湿邪得化。湿邪阻碍气机，且气行则湿化，故方中臣以厚朴，本品芳化苦燥，长于行气除满，且可化湿。与苍术相伍，行气以除湿，燥湿以运脾，使滞气得行，湿浊得去。陈皮为佐，理气和胃，燥湿醒脾，以助苍术、厚朴之力。使以甘草，调和诸药，且能益气健脾和中。煎加姜、枣，以生姜温散水湿且能和胃降逆，大枣补脾益气以襄助甘草培土制水之功，姜、枣相合尚能调和脾胃。综合全方，燥湿与行气并用，而以燥湿为主。燥湿以健脾，行气以祛湿，使湿去脾健，气机调畅，脾胃自和。

【临床应用】本方常用于慢性胃炎、消化道功能紊乱、胃及十二指肠溃疡等属湿滞脾胃者。

（2）【方剂】枳实导滞丸（《内外伤辨惑论》）

【组成】大黄一两，枳实（麸炒）、神曲（炒）各五钱，茯苓（去皮）、黄芩（去腐）、黄连（拣净）、白术各三钱，泽泻二钱。

【功用】消导化积，清热利湿。

【适应证】主治湿热食积证。脘腹胀痛，下痢泄泻，或大便秘结，小便短赤，舌苔黄腻，脉沉有力。

【方解】本方证因湿热食滞，内阻胃肠所致。湿热饮食积滞内停，气机壅塞，故见脘腹胀满疼痛；食积不消，湿热不化，则大便泄泻或下痢；若热壅气阻，又可见大便秘结。治宜消积导滞，清热利湿。方中以苦寒之大黄为君，攻积泻热，使积热从大便而下。以苦辛微寒之枳实为臣，行气消积，除脘腹之胀满。佐以苦寒之黄连、黄芩清热燥湿，又可厚肠止利；茯苓、泽泻甘淡，渗利水湿而止泻；白术甘苦性温，健脾燥湿，使攻积而不伤正；神曲甘辛性温，消食化滞，使食消则脾胃和。诸药相伍，积去食消，湿去热清，诸症自解。此方用于湿热食滞之泄泻、下痢，亦属"通因通用"之法。

（二）消痰达郁方

【方剂】透罗丹（《卫生宝鉴》）

【组成】皂角（酥炙，去皮、弦）、黑牵牛（炒）、半夏、大黄（湿纸包，煨焙）、杏仁（去皮、尖，麸炒）各30g，巴豆（去油，另研）3g。上六味，为末，生姜自然汁为丸，如梧桐子大。

【功用】下痰止咳。

【适应证】主治痰实咳嗽，胸肺不利。生姜汤送下30丸。咳嗽甚者，三四服必效。

（三）消水逐湿方

【方剂】十枣汤（《伤寒论》）

【组成】芫花（熬）、甘遂、大戟各等份。上3味等份为末，或装入胶囊，每服0.5～1g，每日1次，以大枣10枚煎汤送服，清晨空腹服。得快下利后，糜粥自养。

【功用】攻逐水饮。

【适应证】

（1）悬饮。症见咳唾胸胁引痛，心下痞硬胀满，干呕短气，头痛目眩，或胸背掣痛不得息，舌苔滑，脉沉弦。

（2）水肿。症见一身悉肿，尤以身半以下为重，腹胀喘满，二便不利。

【方解】本方证因水饮壅盛于里，停于胸胁，或水饮泛溢肢体所致。水停胸胁，气机阻滞，故胸胁作痛；水饮上迫于肺，肺气不利，故咳唾引胸胁疼痛，甚或胸背掣痛不得息。饮为阴邪，随气流动，停留心下，气结于中，故心下痞硬胀满、干呕短气；饮邪上扰清阳，故头痛目眩；饮邪结聚，胸胁疼痛，故脉沉弦。水饮泛溢肢体，内聚脘腹，三焦水道受阻，故一身悉肿、腹胀喘满、二便不利。本方证为水饮壅盛之实证，治宜攻逐水饮，使水邪速下。方中甘遂善行经隧水湿，是为君药。大戟善泄脏腑水湿，芫花善消胸胁伏饮痰癖，均为臣药。三药峻烈，各有专攻，合而用之，则经隧、脏腑、胸胁积水皆能攻逐，且逐水之力愈著。然三药峻猛有毒，易伤正气，故以大枣十枚为佐，煎汤送服，寓意有三：缓和诸药毒性；益气护胃，减少药后反应；培土制水，邪正兼顾。

（四）理气消积方

【方剂】大七气汤（《医学入门》）

【组成】三棱、莪术、青皮、陈皮、藿香、桔梗、官桂、益智仁各一钱，甘草七分半，香附一钱半，姜枣煎服。

【适应证】治七情相干，阴阳不得升降，气道壅滞，攻冲作疼。

【方解】方中青皮、陈皮、藿香、桔梗、香附行气散结；益智仁、官桂、三棱、莪术温经通络；甘草调和诸药。

（五）消积杀虫方

【方剂】下虫万应丸（《医镜》）

【组成】醋制雷丸、枣儿槟榔、炒黑丑、酒炒锦纹、广木香各一两，上沉香五钱，共研细末。皂荚、苦楝根各四两，煎水泛丸，绿豆大，每服一钱至三钱，五更时砂糖汤送下。

八、常用补法成方

（一）清补方

1. 甘寒清补

（1）【方剂】叶氏养胃方（《临证指南医案》）

【组成】麦冬、生扁豆、玉竹、生甘草、桑叶、沙参。

【适应证】阴虚证胃病的常用方剂。

【方解】叶氏关于脾胃分治的认识和首创甘润养胃阴的学术观点，弥补了东垣以内伤劳倦立方之意，给后世医家以启迪。

（2）【方剂】五汁饮（《温病条辨》）

【组成】梨汁、荸荠汁、鲜苇根汁、麦冬汁、藕汁（或用蔗浆），上五汁，临时斟酌多少，和匀凉服。不甚喜凉者，重汤炖温服。

【功用】甘寒清热，生津止渴。

【适应证】治太阴温病，热灼津伤，口渴，吐白沫，黏滞不快者。

2. 清养

【方剂】竹叶石膏汤（《伤寒论》）

【组成】竹叶二把，石膏一斤，半夏半升（洗），麦门冬一升（去心），人参二两，甘草二两（炙）粳米半升，上七味，以水一斗，煮取六升，去滓，纳粳米，煮米熟，汤成去米，温服一升，日三服。

【功用】清热生津，益气和胃。

【适应证】本方为治疗热病后期，余热未清，气阴耗伤的常用方。主治伤寒、温病、暑病余热未清，气津两伤证。身热多汗，心胸烦闷，气逆欲呕，口干喜饮，或虚烦不寐，舌红苔少，脉虚数。

【方解】本方证乃热病后期，余热未清，气津两伤，胃气不和所致。热病后期，高热虽除，但余热留恋气分，故见身热有汗不解、脉数；余热内扰，故心胸烦闷；口干，舌红少苔是阴伤之兆；气短神疲，脉虚是气虚之征；胃失和降，乃致气逆欲呕。气分余热宜清，气津两伤宜补。治当清热生津，益气和胃。方中竹叶配石膏清透气分余热，除烦止渴为君。人参配麦冬补气养阴生津为臣。半夏降逆和胃以止呕逆为佐。甘草、粳米和脾养胃以为使。全方清热与益气养阴并用，祛邪扶正兼顾，清而不寒，补而不滞，为本方的配伍特点。本方实为一首清补双顾之剂，使热清烦除、气津得复，诸症自愈，正如《医宗金鉴》说："以大寒之剂，易为清补之方。"

【临床应用】本方常用于流脑后期、夏季热、中暑等属余热未清，气津两伤者。糖尿病的干渴多饮属胃热阴伤者，亦可应用。

3. 清润

【方剂】养阴清肺汤（《重楼玉钥》）

【组成】大生地二钱，麦冬一钱二分，生甘草五分，玄参钱半，贝母（去心）八分，丹皮八分，薄荷五分，白芍（炒）八分，一般日服 1 剂，重证可日服 2 剂。

【功用】养阴清肺，解毒利咽。

【适应证】本方是治疗阴虚白喉的常用方。主治白喉之阴虚燥热证。症见喉间起白如腐，不易拭去，并逐渐扩展，病变甚速，咽喉肿痛，初起或发热或不发热，鼻干唇燥，或咳或不咳，呼吸有声，似喘非喘，脉数无力或细数。

【方解】白喉一证，多由素体阴虚蕴热，复感燥气疫毒所致。喉为肺系，少阴肾脉循喉咙系舌本，肺肾阴虚，虚火上炎，复加燥热疫毒上犯，以致喉间起白如腐、咽喉肿痛、鼻干唇燥。治宜养阴清肺，兼散疫毒。故《重楼玉钥》说："经治之法，不外肺肾，总要养阴清肺，兼辛凉而散为主。"方中重用大生地甘寒入肾，滋阴壮水，清热凉血，为君药。玄参滋阴降火，解毒利咽；麦冬养阴清肺，共为臣药。佐以丹皮清热凉血，散瘀消肿；白芍敛阴和营泄热；贝母清热润肺，化痰散结；少量薄荷辛凉散邪，清热利咽。生甘草清热，解毒利咽，并调和诸药，以为佐使。诸药配伍，共奏养阴清肺，解毒利咽之功。本方配伍特点是邪正兼顾，养肺肾之阴以扶其正；凉血解毒，散邪利咽以祛其邪。

【临床应用】本方常用于急性扁桃体炎、急性咽喉炎、鼻咽癌等证属阴虚燥热者。

4. 清热养血

（1）【方剂】清燥养荣汤（《温疫论》）

【组成】知母、天花粉、当归身、白芍、陈皮、地黄汁、甘草。

【功用】清热，凉血，解毒。

【适应证】疫病解后阴枯血燥者。日光皮炎。

（2）【方剂】加减复脉汤《温病条辨》

【组成】炙甘草 18g，干地黄 18g，生白芍 18g，麦冬 15g，阿胶 9g，麻仁 9g。

【功用】滋阴养血，生津润燥。

【适应证】温热病后期，邪热久羁，阴液亏虚证。身热面赤，口干舌燥，脉虚大，手足心热甚于手足背者。

（3）【方剂】补阴益气煎（《景岳全书》）

【组成】人参 3~9g，当归 6~9g，山药（酒炒）6~9g，熟地 9~15g 或 30~60g，陈皮 3g，炙甘草 3g，升麻 0.9~1.5g，柴胡 3~6g。

【适应证】主治劳倦伤阴，精不化气，或阴虚内乏，以致外感不解，寒热痰疟，或防虚便结不通。

(4)【方剂】清滋脊髓汤（《重订广温热论》）

【组成】熟地炭、炙龟板各四钱，（盐水炒）川柏八分，知母钱半，猪脊髓一条，甲鱼头一枚，煎成，冲甜酱油半瓢。

（二）温补方

1. 温补肾阳

(1)【方剂】六味回阳饮（《景岳全书》）

【组成】人参 30 ~ 60g，制附子 6 ~ 9g，干姜（炮）6 ~ 9g，炙甘草 3g，熟地 15 ~ 30g，当归身 9g（如泄泻或血动者，以冬术易之）　（注：冬术即白术，平江县产的白术最好，平江的白术又名"冬术""于术"。）

【功用】益气回阳，养血救脱。

【适应证】主治阴阳将脱。如肉振汗多者，加炙黄芪 12 ~ 15g，或 30g，或冬白术 9 ~ 15g；如泄泻者，加乌梅 2 枚，或北五味 20 粒。

(2)【方剂】金匮肾气丸（《金匮要略》）

【组成】干地黄八两，薯蓣、山茱萸各四两，泽泻、茯苓、牡丹皮各三两，桂枝、附子（炮）各一两，上为细末，炼蜜和丸，如梧桐子大，酒下十五丸，日再服。

【功用】补肾助阳。

【适应证】主治肾阳不足证。腰痛脚软，身半以下常有冷感，少腹拘急，小便不利，或小便反多，入夜尤甚，阳痿早泄，舌淡而胖，脉虚弱，尺部沉细，以及痰饮，水肿，消渴，脚气，转胞等。

【方解】本方证皆由肾阳不足所致。腰为肾府，肾阳不足，故腰痛脚软、身半以下常有冷感、少腹拘急；肾阳虚弱，不能化气利水，水停于内，则小便不利、少腹拘急，甚或转胞；肾阳亏虚，水液直趋下焦，津不上承，故消渴、小便反多；肾主水，肾阳虚弱，气化失常，水液失调，留滞为患，可发为水肿、痰饮、脚气等。病症虽多，病机均为肾阳亏虚，所以异病同治，治宜补肾助阳为法，即王冰之谓"益火之源，以消阴翳"之理。方中附子大辛大热，为温阳诸药之首；桂枝辛甘而温，乃温通阳气要药；二药相合，补肾阳之虚，助气化之复，共为君药。然肾为水火之脏，内寓元阴元阳，阴阳一方的偏衰必将导致阴损及阳或阳损及阴，而且肾阳虚一般病程较久，多可由肾阴虚发展而来，若单补阳而不顾阴，则阳无以附，无从发挥温升之能，正如张介宾说："善补阳者，必于阴中求阳，则阳得阴助，而生化无穷"，故重用干地黄滋阴补肾；配伍山茱萸、山药补肝脾而益精血，共为臣药。君臣相伍，补肾填精，温肾助阳，不仅可藉阴中求阳而增补阳之力，而且阳药得阴药之柔润则温而不燥，阴药得阳药之温通则滋而不腻，二者相得益彰。方中补阳之品药少量轻而滋阴之品药多量重，可见其立方之旨，并非峻补元阳，乃在微微生火，鼓舞肾气，即取"少火生气"之义。正如柯琴所云："此肾气丸纳桂、附于滋阴剂中十倍之一，意不在补火，而在微微生火，即生肾气也"。再以泽泻、茯苓利水渗湿，配桂枝又善温化痰饮；丹皮苦辛而寒，擅入血分，合桂枝则可调血分之滞，三药寓泻于补，俾邪去而补药得力，为制诸阴药可能助湿碍邪之虞。诸药合用，助阳之弱以化水，滋阴之虚以生气，使肾阳振奋，气化复常，则诸症自除。

【临床应用】本方常用于慢性肾炎、糖尿病、醛固酮增多症、甲状腺功能低下、神经衰弱、肾上腺皮质功能减退、慢性支气管哮喘、更年期综合征等属肾阳不足者。

2. 温补胃阳

【方剂】黄芪建中汤（《金匮要略》）

【组成】桂枝（去皮）三两，甘草（炙）二两，大枣（擘）十二枚，芍药六两，生姜（切）三两，胶饴一升，黄芪一两半，煎服法同小建中汤。

【功用】温中补气，和里缓急。

【适应证】阴阳气血俱虚证。里急腹痛，喜温喜按，形体羸瘦，面色无华，心悸气短，自汗盗汗。

【方解】黄芪建中汤于小建中汤内加黄芪，是增强益气建中之力，阳生阴长，诸虚不足之证自除。

3. 温补肺阳

【方剂】参芪保元汤（《明医指掌》）

【组成】人参 1 钱，黄芪 2 钱，甘草 5 分（初热生用，出定炙用），官桂 3 分。加生姜 3 片，糯米 1 撮，水煎，入人乳温服。

【适应证】气虚痘疹。

【方解】方中参、芪、甘草性味甘温，专补中气之虚，而又加官桂以制其血。血在内，引而出之；血在外，引而入之。参、芪非桂之逐血引导，则不能独树其功也。又加生姜、糯米，以助参、芪之力。

4. 温补脾阳

【方剂】春脾煎。

5. 温补肝阳

【方剂】暖肝煎（《景岳全书》）

【组成】当归二钱，枸杞子三钱，小茴香二钱，肉桂一钱，乌药二钱，沉香一钱（木香亦可），茯苓二钱。

【功用】温补肝肾，行气止痛。

【适应证】主治肝肾不足，寒滞肝脉证。睾丸冷痛，或小腹疼痛，疝气痛，畏寒喜暖，舌淡苔白，脉沉迟。

【方解】本方证因肝肾不足，寒客肝脉，气机郁滞所致。寒为阴邪，其性收引凝滞，若肝肾不足，则寒易客之，使肝脉失和，气机不畅，故见睾丸冷痛、或少腹疼痛、或疝气痛诸症。治宜补肝肾，散寒凝，行气滞。方中肉桂辛甘大热，温肾暖肝，祛寒止痛；小茴香味辛性温，暖肝散寒，理气止痛，二药合用，温肾暖肝散寒，共为君药。当归辛甘性温，养血补肝；枸杞子味甘性平，补肝益肾，二药均补肝肾不足之本；乌药、沉香辛温散寒，行气止痛，以去阴寒冷痛之标，同为臣药。茯苓甘淡，渗湿健脾；生姜辛温，散寒和胃，皆为佐药。综观全方，以温补肝肾治其本，行气逐寒治其标，使下元虚寒得温，寒凝气滞得散，则睾丸冷痛、少腹疼痛、疝气痛诸症可愈。

本方补养、散寒、行气并重，运用时应视其虚、寒、气滞三者孰轻孰重，相应调整君臣药的配伍关系，使之更能切中病情。

6. 温补心阳

【方剂】参附养荣汤（《温疫论》）

【组成】当归1钱，白芍1钱，生地3钱，人参1钱，附子（炮）7分，干姜（炒）1钱。

【适应证】因他病先亏，或因新产后气血两虚，或禀赋娇怯，疫邪留于心胸，令人痞满，因下益虚，失其健运，邪气留止，愈下而痞愈甚者。瘟疫下后虚痞，不热不渴，脉平而弱。

（三）调补方

1. 气虚

【方剂】全真一气汤（《冯氏锦囊·药按》）

【组成】熟地8钱（如大便不实，焙干用；如阴虚甚者，加倍用），制麦门冬（去心，恐寒胃气，拌炒米炒黄色，去米用）3钱（肺虚脾弱者少减之），鸡腿白术（炒深黄色，置地上一宿，出火气，不用土炒。如阴虚而脾不甚虚者，人乳拌透，晒干，炒黄）3钱（如脾虚甚者，用至4~5钱），牛膝（去芦）由2钱加至3钱，五味子由8分至1钱5分，制附子由1钱加至2钱余，人参（脾虚甚者，由2~3钱加至4~5钱，虚极者1~2两，另煎、冲水煎，冲参汤服）。

【功用】滋阴救火。

【适应证】阴分焦燥，上实下虚，上热下寒，阴竭于内，阳越于外，斑疹热极烦躁，上喘下泻。

【方解】方以熟地滋肾水之干；麦冬、五味润肺金之燥；人参、白术补中宫土气，俾上能散津于肺，下能输精于肾；附子性温以补火，牛膝引火气下行，不为食气之壮火，而为生气之少火，从桂附地黄丸套来，与景岳镇阴煎同意。中风大病阴虚发热，吐血喘咳，一切虚劳重症。

【临床应用】临床可应用于麻疹，小儿手足瘫软。

2. 液虚

【方剂】五汁饮（《温病条辨》）

【组成】梨汁、荸荠汁、鲜茅根汁、麦冬汁、藕汁（或用蔗汁。）

【功用】调补液虚。

【适应证】肺胃伤津、口中燥渴。

3. 疏肝和胃

【方剂】逍遥散（《太平惠民和剂局方》）

【组成】甘草（微炙赤）半两，当归（去苗，锉，微炒）、茯苓（去皮，白者）、白芍药、白术、柴胡（去苗）各一两。

【功用】疏肝解郁，养血健脾。

【适应证】主治肝郁血虚脾弱证。症见两胁作痛，头痛目眩，口燥咽干，神疲食少，或月经不调，乳房胀痛，脉弦而虚者。

【方解】肝性喜条达，恶抑郁，为藏血之脏，体阴而用阳。若情志不畅，肝木不能条达，则肝体失于柔和，以致肝郁血虚；足厥阴肝经"布胁肋，循喉咙之后，上入颃颡，连目系，上出额，与督脉会于巅。"肝郁血虚则两胁作痛，头痛目眩；郁而化火，故口燥咽平；肝木为病易于传脾，脾胃虚弱故神疲食少；肝藏血，主疏泄，肝郁血虚脾弱，在妇女多见月经不调、乳房胀痛。治宜疏肝解郁，养血健脾之法。方中以柴胡疏肝解郁，使肝气得以条达为君药。当归甘辛苦温，养血和血；白芍酸苦微寒，养血敛阴，柔肝缓急；归、芍与柴胡同用，补肝体而助肝用，使血和则肝和，血充则肝柔，共为臣药。木郁不达致脾虚不运，故以白术、茯苓、甘草健脾益气，既能实土以御木侮，且使营血生化有源，共为佐药。用法中加薄荷少许，疏散郁遏之气，透达肝经郁热；烧生姜温运和中，且能辛散达郁，亦为佐药。甘草尚能调和诸药，兼为使药。诸药合用，使肝郁得疏，血虚得养，脾弱得复，气血兼顾，肝脾同调，立法周全，组方严谨，故为调肝养血之名方。

【临床应用】本方常用于慢性肝炎、肝硬化、胆石症、胃及十二指肠溃疡、慢性胃炎、胃肠神经官能症、经前期紧张症、乳腺小叶增生、更年期综合征、盆腔炎、不孕症、子宫肌瘤等属肝郁血虚脾弱者。

（四）平补方

1. 补气

【方剂】四君子汤（《太平惠民和剂局方》）

【组成】人参（去芦）、白术、茯苓（去皮）各9g，甘草（炙）6g。

【功用】益气健脾。

【适应证】脾胃气虚证。症见面色萎白，语声低微，气短乏力，食少便溏，舌淡苔白，脉虚弱。

【方解】本方证由脾胃气虚，运化乏力所致。脾胃为后天之本，气血生化之源，脾胃气虚，受纳与健运乏力，则饮食减少；湿浊内生，故大便溏薄；脾主肌肉，脾胃气虚，四肢肌肉无所禀受，故四肢乏力；气血生化不足，血不足不荣于面，而见面色萎白；脾为肺之母，脾胃一虚，肺气先绝，故见气短、语声低微；舌淡苔白，脉虚弱皆为气虚之象。正如《医方考》所说："夫面色萎白，则望之而知其气虚矣；言语轻微，则闻之而知其气虚矣；四肢无力，则问之而知其气虚矣；脉来虚弱，则切之而知其气虚矣。"治宜补益脾胃之气，以复其运化受纳之功。方中人参为君，甘温益气，健脾养胃。臣以苦温之白术，健脾燥湿，加强益气助运之力；佐以甘淡茯苓，健脾渗湿，苓、术相配，则健脾祛湿之功益著。使以炙甘草，益气和中，调和诸药。四药配伍，共奏益气健脾之功。

本方与理中丸比较，两方均用人参、白术、炙甘草以补益中气，仅一药之别，而功能相异。四君子汤配茯苓，功用以益气健脾为主，主治脾胃气虚证；理中丸用干姜，功用以温中祛寒为主，适用于中焦虚寒证。

【临床应用】常用于慢性胃炎、胃及十二指肠溃疡等属脾气虚者。

2. 补血

【方剂】四物汤（《仙授理伤续断秘方》）

【组成】当归（去芦，酒浸炒）9g，川芎 6g，白芍 9g，熟干地黄（酒蒸）12g。

【功用】补血调经。

【适应证】主治营血虚滞证。头晕目眩，心悸失眠，面色无华，妇人月经不调，量少或经闭不行，脐腹作痛，甚或瘕块硬结，舌淡，口唇、爪甲色淡，脉细弦或细涩。

【方解】本方治证由营血亏虚，血行不畅，冲任虚损所致。血虚与心、肝两脏关系最为密切。肝藏血，血虚则肝失所养，无以上荣，故头晕目眩；心主血，藏神，血虚则心神失养，故心悸失眠；营血亏虚，则面部、唇舌、爪甲等失于濡养，故色淡无华；冲为血海，任主胞胎，冲任虚损，肝血不足，加之血行不畅，则月经不调，可见月经量少、色淡、或前或后，甚或经闭不行等症；血虚则血脉无以充盈，血行不畅易致血瘀，可见脐腹疼痛，甚或瘕块硬结；脉细涩或细弦为营血亏虚，血行不畅之象。治宜补养营血为主，辅以调畅血脉。方中熟地甘温味厚质润，入肝、肾经，长于滋养阴血，补肾填精，为补血要药，故为君药。当归甘辛温，归肝、心、脾经，为补血良药，兼具活血作用，且为养血调经要药，用为臣药。佐以白芍养血益阴；川芎活血行气。四药配伍，共奏补血调血之功。

本方的配伍特点是以熟地、白芍阴柔补血之品（血中血药）与辛香之当归、川芎（血中气药）相配，动静相宜，补血而不滞血，行血而不伤血，温而不燥，滋而不腻，成为补血调血之良方。本方在《仙授理伤续断秘方》中治外伤瘀血作痛，宋代《太平惠民和剂局方》用于妇人诸疾。

【临床应用】常用于妇女月经不调、胎产疾病、荨麻疹以及过敏性紫癜等属营血虚滞者。

3. 气血双补

【方剂】八珍汤（《瑞竹堂经验方》）

【组成】人参、白术、白茯苓、当归、川芎、白芍药、熟地黄、甘草（炙）各一两，加生姜3片，大枣5枚，水煎服。

【功用】益气补血。

【适应证】主治气血两虚证。症见面色苍白或萎黄，头晕目眩，四肢倦怠，气短懒言，心悸怔忡，饮食减少，舌淡苔薄白，脉细弱或虚大无力。

【方解】本方所治气血两虚证多由久病失治、或病后失调、或失血过多而致，病在心、脾、肝三脏。心主血，肝藏血，心肝血虚，故见面色苍白、头晕目眩、心悸怔忡、舌淡脉细；脾主运化而化生气血，脾气虚，故面黄肢倦、气短懒言、饮食减少、脉虚无力。治宜益气与养血并重。方中人参与熟地相配，益气养血，共为君药。白术、茯苓健脾渗湿，助人参益气补脾；当归、白芍养血和营，助熟地滋养心肝，均为臣药。川芎为佐，活血行气，使地、归、芍补而不滞。炙甘草为使，益气和中，调和诸药。全方八药，实为四君子汤和四物汤的复方。用法中加入姜、枣为引，调和脾胃，以资生化气血，亦为佐使之药。

【临床应用】本方常用于病后虚弱、各种慢性病，以及妇女月经不调等属气血两虚者。

4. 气液双补

【方剂】参麦汤（《医学衷中参西录》）

【组成】生山药20g，干麦冬（带心）12g，牛蒡子（炒捣）10g，人参10g，生杭芍10g，清半夏6g，苏子（炒捣）6g，甘草5g。

【功用】降逆镇喘，润肺止咳。

【适应证】主治阴分亏损已久，进至肺虚有痰，咳嗽劳喘，或兼肺有结核者。

【方解】人参为补肺之主药，而有肺热还伤肺之虞，有麦冬以佐之，则转能退热。麦冬为润肺之要品，而有咳嗽忌用之说，有半夏以佐之，则能止嗽。至于山药，其收涩也，能助人参以补气；其黏润也，能助麦冬以滋液。虽多服久服，或有壅滞，而牛蒡子之滑利，实又可以相济。且牛蒡子能降肺气之逆，半夏能降胃气、冲气之逆，苏子与人参同用，又能降逆气之因虚而逆。平其逆气，则喘与嗽不治自愈也。用白芍者，因肝为肺之对宫，肺金虚损，不能清肃下行以镇肝木，则肝火恒恣横而上逆，故加芍药以敛戢其火。且芍药与甘草同用，甘苦化合味近人参，即功近人参，而又为补肺之品也。

(2)【方剂】参燕异功煎（《重订通俗伤寒论》）

【组成】吉林参、光燕条各一钱，生于术、云苓各钱半，广橘白六分，清炙草四分。

（五）补精方

(1)【方剂】左归丸（《景岳全书》）

【组成】大怀熟地八两，山药（炒）四两，枸杞四两，山茱萸四两，川牛膝（酒洗蒸熟）三两，鹿角胶（敲碎，炒珠）四两，龟板胶（切碎，炒珠）四两，菟丝子（制）四两。

【功用】滋阴补肾，填精益髓。

【适应证】本方为治疗真阴不足证的常用方。症见头晕目眩，腰酸腿软，遗精滑泄，自汗盗汗，口燥舌干，舌红少苔，脉细。

【方解】本方证为真阴不足，精髓亏损所致。肾藏精，主骨生髓，肾阴亏损，精髓不充，封藏失职，故头晕目眩、腰酸腿软、遗精滑泄；阴虚则阳亢，迫津外泄，故自汗盗汗；阴虚则津不上承，故口燥舌干、舌红少苔；脉细为真阴不足之象。治宜壮水之主，培补真阴。方中重用熟地滋肾填精，大补真阴，为君药。山茱萸养肝滋肾，涩精敛汗；山药补脾益阴，滋肾固精；枸杞补肾益精，养肝明目；龟、鹿二胶，为血肉有情之品，峻补精髓，龟板胶偏于补阴，鹿角胶偏于补阳，在补阴之中配伍补阳药，取"阳中求阴"之义，均为臣药。菟丝子、川牛膝益肝肾，强腰膝，健筋骨，俱为佐药。诸药合用，共奏滋阴补肾，填精益髓之效。

左归丸是张介宾由六味地黄丸化裁而成。他认为："补阴不利水，利水不补阴，而补阴之法不宜渗"，故去"三泻"（泽泻、茯苓、丹皮），加入枸杞、龟板胶、牛膝加强滋补肾阴之力；又加入鹿角胶、菟丝子温润之品补阳益阴，阳中求阴，即张介宾所谓："善补阴者，必于阳中求阴，则阴得阳升而泉源不竭"之义。本方纯补无泻、阳中求阴是其配伍特点。

左归丸与六味地黄丸均为滋阴补肾之剂，但立法和主治均有不同。六味地黄丸以补肾阴为主，寓泻于补，补力平和，适用于肾虚不著而兼内热之证；左归丸纯甘壮水，补而无泻，补力较峻，适用于真阴不足，精髓亏损之证。故《王旭高医书六种·医方证治汇编歌诀》中说："左归是育阴以涵阳，不是壮水以制火。"

【临床应用】本方常用于老年性痴呆、更年期综合征、老年骨质疏松症、闭经、月经量少等属于肾阴不足，精髓亏虚者。

(2)【方剂】聚精丸（《证治准绳·女科》）

【组成】黄鱼鳔胶500g（白净者，切碎，用蛤粉炒成珠，以无声为度），沙苑蒺藜240g（马乳浸两宿，隔汤蒸一炷香久，取起焙干），上药为末，炼蜜为丸，如梧桐子大。每服80丸，空腹时用温酒或白水送下。

【功用】补益肝肾，涩精止遗。

【适应证】肾虚封藏不周，梦遗滑精，阳痿无子。

【方解】鳔胶膏液之属，大滋肾脏脂膏，而脏腑咸受；其益沙苑秘涩之属，大封精气蛰藏，而诸窍无不秘密矣。炼蜜以润之，使肾脏内充则精气自固，而蓄泄有权，精滑有不止者乎，此聚精摄液之剂，诚为肾虚封藏不固之专方。

【注】服药期间，忌食鱼及牛肉。

（六）峻补方

1. 气血双补

【方剂】八珍汤。

2. 阴阳并补

【方剂】右归饮（《景岳全书》）

【组成】熟地二三钱或加至一二两，山药（炒）二钱，枸杞子二钱，山茱萸一钱，甘草（炙）一二钱，肉桂一二钱，杜仲（姜制）二钱，制附子一至三钱，上以水二盅，煎至七分，食后温服。

【功用】温补肾阳，填精补血。

【适应证】肾阳不足证。症见气怯神疲，腹痛腰酸，手足不温，阳痿遗精，大便溏薄，小便频多，舌淡苔薄，脉来虚细者；或阴盛格阳，真寒假热之证。

【方解】本方主证为肾阳不足，命门火衰。方以附子、肉桂温养肾阳，为君药。熟地、枸杞子培补肾阴，取其"阴中求阳"，助君药化生肾气，为臣药。山药、山茱萸补脾益肝，收敛涩精；杜仲强壮益精，为佐药。炙甘草和中益气，调和诸药，为使药。本方从肾气丸化裁而成，属"益火之源"的方剂。本方与右归丸均为张介宾创制的温补肾阳名方，但右归丸较右归饮多出鹿角胶、菟丝子、当归，而不用甘草，故其温补肾阳，填精补血之力更强。

3. 气血阴阳同补

【方剂】燮理十全膏（《重庆堂医学随笔》）

【组成】人参（潞党参、西洋参酌宜代用）三两，黄芪（炙）三两，白术六两，熟地八两，归身二两，白芍二两，川芎二两，甘草（炙）一两。

【功用】平补阴阳，调和气血。

【方解】古人治无形之劳倦，必培以甘温，人参为君，白术为臣，黄芪为佐，甘草为使，使有形之劳倦，必助以辛温，归、芎是也，资以酸甘，芍、地是也，故以八味为章旨。而驱策以血肉之物，如鹿之动，能通督脉，挺走险阻而不疲，角戴阳而上升，禀乎刚健之用；龟之静，能通任脉，潜藏固蛰，抱阴负阳而善守，腹为阴而下降，禀乎柔顺之体。此二胶者，各禀一德，草木力微，赖之而神其用也。阴阳两虚者，服之无偏胜，无不及。或加陈皮、半夏以利枢机，允为王道之剂。

4. 气血精髓统补

【方剂】十珍补髓丹（《十药神书》）

【组成】猪脊髓、羊脊髓各一条，甲鱼一枚，乌骨鸡一只，四味制净，去骨存肉，用酒一大碗，于瓦罐内煮熟擂细，再入后药：大山药五条，莲肉半斤，京枣一百枚，霜柿一个，四味修制净，用井花水一大瓶于沙瓮内煮熟擂细，与前熟肉一处用慢火熬之，却下黄明胶四两，真黄蜡三两，上二味逐渐下，与前八味和一处捣成膏子，和入老东参、茅术、川朴、广皮、知母、黄柏各一两，白术两半，茯苓二两，炙甘草五钱，共十两研末，加蜜为丸，每服百丸。

【功用】补髓生精，和血顺气。

【适应证】主治久痨愈后，髓干精竭，血枯气少，疲惫未复者。

5. 滋养血液

【方剂】集灵膏（《内经拾遗方论》）

【组成】熟地4两，麦冬4两，枸杞子4两，牛膝3两，桂圆肉3两，黑枣肉3两，天冬2两，人参2两，黄芪2两，白术2两，陈皮1两，枣仁3两，制首乌3两，白蒺藜3两，茯神2两，地骨皮2两，贝母末2两。上药哎咀，加水，用桑柴火熬成膏。终日随意服之。或加当归、茯神各180g，任加蜜，或加黄芪250g。制法：取麦冬、天冬、熟地、生地、牛膝、枸杞各150g，红参30g，分别放在两只锅内，加水适量浸泡透发，每煮沸30分钟，滤取煎液1次，如法共取煎液3次。合并所有煎液，再以文火煎熬浓缩，至较黏稠时，入蜂蜜500g，煎熬至滴液成珠为度。离火，冷却，装瓶备用。每日2次，每次1~2食匙，用沸水冲服或含服。

【功用】滋心润肺，益卫养荣。

【适应证】主治久嗽气血俱虚，不能送痰而出者。身体瘦弱、气短懒言、腰膝酸软、神疲无力、健忘、烦渴、遗精、阳痿、盗汗、五心烦热、须发早白、牙齿不固、未老先衰。

6. 填补精髓

【方剂】增髓丹。

7. 育阴潜阳

（1）【方剂】大定风珠（《温病条辨》）

【组成】生白芍六钱，阿胶三钱，生龟板四钱，干地黄六钱，麻仁二钱，五味子二钱，生牡蛎四钱，麦冬（连心）六钱，炙甘草四钱，鸡子黄（生）二枚，鳖甲（生四钱。水煎，去渣，入阿胶烊化，再入鸡子黄，搅匀，分三次温服）。

【功用】滋阴熄风。

【适应证】主治阴虚风动证。手足瘛疭，形消神倦，舌绛少苔，脉气虚弱，时时欲脱者。

【方解】本方证乃温病后期，邪热久羁，灼伤真阴；或因误汗、妄攻，重伤阴液所致。肝为风木之脏，阴液大亏，水不涵木，虚风内动，故手足瘛疭；真阴欲竭，故见形瘦神倦，舌绛少苔，脉气虚弱，有时时欲脱之势。此时邪热已去八九，真阴仅存一二。治当滋阴养液，以填补欲竭之真阴，平熄内动之虚风。方中鸡子黄、阿胶为血肉有情之品，滋阴养液以熄虚风，共为君药。又重用生白芍、干地黄、麦冬壮水涵木，滋阴柔肝，为臣药。阴虚则阳浮，故以龟板、鳖甲、牡蛎介类潜镇之品，以滋阴潜阳，重镇熄风；麻仁养阴润燥；五味子酸收，与滋阴药相伍，而能收敛真阴；与生白芍、甘草相配，又具酸甘化阴之功。以上诸药，协助君、臣药加强滋阴熄风之效，均为佐药。炙甘草调和诸药，为使药。本方配伍，以大队滋阴养液药为主，配以介类潜阳之品，寓熄风于滋养之中，使真阴得复，浮阳得潜，则虚风自熄。本方由加减复脉汤（炙甘草、干地黄、生白芍、阿胶、麦冬、麻仁）加味变化而成。由于温病时久，邪热灼伤真阴，虚风内动，故加鸡子黄、五味子、龟板、鳖甲、牡蛎等滋阴潜阳之品，从而由滋阴润燥之方衍化而成滋阴熄风之剂。

(1)【方剂】龟牡八味丸（《重订广温热论》）

【组成】龟板一两，牡蛎粉二两，熟地八两，萸肉、淮药各三两，茯苓四两，胡连二两，真秋石一两，研末蜜丸，每服三钱，淡盐汤下。

(2)【方剂】加味震灵丹（《顾氏医径》）

【组成】煅禹余粮，煅赤石脂，煅紫石英，煅代赭石，明乳香，没药，朱砂，五灵脂，熟地炭，甘杞子，龟板胶。

【适应证】主治操劳过度，血气耗损，冲任不固，白带频下。

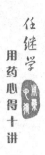

第六讲
古方应用体会

一、小柴胡汤新用

陈修园说："少阳主风火之气，而所重在枢，柴胡为转枢之一药，故后人取之以为和解之方。"柴胡微苦微寒，得一阳之气而生，其气轻重，以开少阳之枢纽，借以转达太阳之气于外，开机得用，卫气得布，使在半表之邪从外而解，佐以参、草、大枣、生姜，气味辛甘，助胃气和脾理肝，鼓舞少阳之枢而旋动阳明阖机之用，则营气得守，使邪不得入内。而柴胡得黄芩之苦寒，相辅相助，以解半里之热。得半夏之辛甘，取以降逆止呕，排除胸胁之满，七者合一，是相须相济，以枢转阳出阴入，三焦得通，津液得下，正气得营卫和谐，安内攘外，里证得除，外证得散矣。

仲景说："若胸中烦而不呕者，去半夏、人参，加栝楼实壹枚。若渴者，去半夏，加人参合前成四两半，栝楼根四两；若腹中痛者，去黄芩，加芍药三两。若胁下痞硬，去大枣，加牡蛎四两。若心下悸，小便不利者，去黄芩，加茯苓四两。若不渴，外有微热者，去人参，加桂枝三两，温覆取微汗愈。若咳者，去人参、大枣、生姜，加五味子半升，生姜二两。"

从仲景药物加减来看，在方剂中有五味药物可以变换，惟柴胡、甘草未移也，而仲景这种扩充法，说明只要柴胡、甘草存在就是小柴胡汤的原义，因此明确一个问题，即在临床上如何运用，怎样运用呢？仲景曰"但见一症便是，不必悉具"的深义，就在于临床加减的变通，举隅如下。

1. 痨瘵（肺结核）

潮热盗汗者，去半夏，加青蒿一两，胡黄连六钱，牡蛎二两；咳嗽咳血者，去半夏、人参，加老节一两，白及五钱或一两，重者加贝母、三七各二钱；胸痛者，加栝楼皮一两，乳没各二钱；五心烦热，咽干口渴者，去参夏，加二冬、生地、元参各七钱；畏寒肢倦，短气者，加桂枝、沙参、附子各三钱。

2. 胃脘痛

虚寒者，去黄芩，加干姜，轻者三钱，重者五钱；寒积者，去黄芩，加附子、公丁香、川乌各一钱，其中附子可多用。气滞者，去参，加沉香、乌药、莱菔子；食滞者，去参，加三仙、谷芽、内金、紫蔻；因热而生者，去半夏、人参，加黄连、山栀子；肝气抑脾者，去参加木香、郁金、生芍之属。

3. 呕吐

风寒外束者，去参加藿香、陈皮；食滞者，去参加枳实、三仙、内金，甚则加蜜川军；痰饮者，去参加白芥子、海浮石；胃热、实热者，去参加黄连、竹茹；虚热者，加石斛、寸冬、生地、竹茹；中气虚者，加黄芪、荷叶之类；虚寒者，去芩加附子、干姜之品。

4. 胁痛

气滞者，去参、夏加枳壳、青皮、郁金、木香；气血虚者，加当归、川芎、白芍；因痰者，加白芥子。

5. 心悸

阳虚者，加桂附、龙齿、茯神；阴虚者，加百合、远志，甚者加琥珀、朱砂。

6. 不寐

阴虚者加首乌、生芍、元肉、茯苓，远志；阳虚者，加桂枝、龙骨、琥珀；胃不和者，去参加陈皮、三仙、谷芽；阴亏火旺者，去参加黄连、阿胶、鸡子黄、生地。

7. 咳嗽

虚火者，去参加五味、寸冬、元参；实火者，加三黄，去参夏；燥咳者，去参夏，加二冬、生地、元参、阿胶；痰多而咳者，去参加白芥子、栝楼、贝母之类。

二、紫金锭临床新用

紫金锭原名"神仙解毒万病圆"，首载于宋代王璆《百一选方》，传为疗清疮，治百病方。又名玉枢丹。清代俞根初《通俗伤寒论》中名曰"紫金片"。

此药是临床常用急救良药，今医误认为外用药，不能内服，药厂生产此药，方单上也误写外用剂，这真是"朦种传朦种，越传越不懂"（已故关永麟老中医留言）。今天任老要唤醒中医同道们，此药既可内服，又可外用，大胆用之无妨，是起死回生良剂。

【组成】药物组成：文蛤（五倍子）90g（淡红黄者，捶碎，洗净），红芽大戟45g（去骨，洗净），山慈菇60g（洗去毛），续随子30g（去壳，纸裹压去油，再研如白霜），真麝香9g，朱砂9g（研细水飞），明雄黄9g（研细水飞）。

【制作法】上7味研细研匀，放入细石臼内，渐加糯米浓汁，杵千余下，以光润为度，每锭重3g。

【用法】每服1锭，病重者连服2锭，取通利后，以温粥补之。

注：《百一选方》无明雄黄、朱砂，今依《寒温条辨》《兰台规范》，以及临床疗效为据加入。

【方解】本方以毒透毒，毒去则正气安顺，气血和利，经络通达，阴阳平秘。故取山慈菇，辛寒有毒，功专泻热散结；续随子辛温有毒，功专行水破血，导滞通腑；大戟辛苦而寒，能通能散，逐水饮而行瘀，泄湿热而消肿。三药功效相仿，同用则功效迭增，能除时疫，清内毒，净经络，扫瘀滞，保津益正。然防其药力过猛，取川文蛤酸咸性涩之力，敛而降之，聚邪毒而后解之；麝香能开邪闭之路，透上达下，使邪无可容之处，毒无可潜之所；配朱砂、雄黄调神机，和营卫，除恶能尽，不留遗患。

【功能】解毒清热，散结开郁，通窍达络，豁痰行水，化瘀逐饮，拨乱反正。

【主治】

（1）治一切饮食中毒，药物中毒，病死牛、马、羊、猪、狗肉中毒，菌（蘑菇类）中毒，以及山岚瘴气、烟雾恶毒伤人之证。用凉水磨服。

（2）治阴毒、阳毒、瘟疫、痧胀病，症见狂言乱语或胸腹肿痛，以及喉痹咽肿（急性喉炎、咽炎、扁桃体炎）。用薄荷、金莲花煎汤，待冷磨服。

（3）治痈疽发背，天疱疮，无名肿毒，疔毒恶疮，诸风瘾疹，久痔红肿，杨梅结毒。俱用无灰酒磨服，外用凉水磨涂。

（4）治男妇急病，疑邪奔走叫号，失心狂乱，癫痫之证。俱用石菖蒲煎汤磨服。

（5）治心胃痛、气痛、血痛（急性胰腺炎、胆囊炎、十二指肠炎）。用香附、延胡索煎汤磨服。

（6）治急性腹泻（对病毒性腹泻疗效可靠），赤白痢疾，霍乱绞肠痧（急性胃肠炎）。俱用姜汤磨服。

（7）治中气、中风、中痰，口舌㖞斜，牙关紧闭，语言謇涩，筋脉挛缩，骨节风肿，遍身疼痛，行步艰难等证。用酒磨服、炖热服均可。

（8）治疯犬咬伤，毒蛇咬伤，诸虫咬伤，毒注血脉，毒邪入里，病现急危者。外以水磨涂伤处，葱白煎汤内服，汗出为效。

（9）治年深日久，头胀头痛，偏正头风，以及温病后毒邪入脑，头额部胀痛。俱用葱煎汤或酒磨服，外以水磨涂太阳穴上。

（10）治小儿急惊风，五疳、五痢、黄疸。用薄荷煎汤磨，加蜜调服。

（11）治小儿遗毒，生后百日内皮塌肉烂，肛门、眼眶受损者。凉水磨之，外涂内服。

三、太乙紫金丹

此方首载于清代王士雄（孟英）《随息居重订霍乱论》一书，是急救之时起死回生之良药。然此方应加西红花18g，强化药效。此药也是今后值得开发的药物，今医少知，也不知临床如何应用，更不知其药效之宏、治病之广。今录之于此，以待良医发现，济世活人。

【适应证】太乙紫金丹治霍乱痧胀，岚瘴中恶，水土不服，喉风中毒，蛇犬虫伤，五绝，暴厥，癫狂，痈疽，鬼胎，魇魅，及暑湿温疫之邪弥漫熏蒸，神明昏乱，危急诸证。

【组成】药用山慈菇、川文蛤（五倍子）各二两，红芽大戟、白檀香、安息香、苏合油各一两五钱，千金霜一两，明雄黄飞净、琥珀各五钱，梅片、当门子（真麝香）各三钱。以上十一味各研极细，再合研匀，浓糯米饮杵丸，绿豆大，外以飞金为衣，每钱许，凉开水下。

【按】此方比苏合香丸而无热，较至宝丹而不凉，兼玉枢之解毒，备二方之开闭，洵为济生之仙品，立人百功之上药也。又按昔人所云，太乙丹能治多病者，即上二方也。今俗传太乙丹，不知创自何人，药品庞杂，群集燥热，唯风餐露宿藜藿人，寒湿为病者，服之颇宜，若一概施之误人匪浅。

三、常用临床经方三则

（一）神仙粥

【制法】用糯米约半合，生姜五大片，河水二碗，于砂锅内煮一二滚，次入带须大葱白五七个，煮至米熟，再加米醋半小盏，入内和匀，取起，乘热吃粥或只吃粥汤亦可，即于无风处睡之，出汗为度。此以糯米补养为君，姜、葱发散为臣，一补一发，而又以酸醋敛之，甚有妙理，盖非寻常发表之剂可比也。屡用屡验，不可以易而忽之。

【主治】感冒风寒、暑湿之邪，并四时疫气流行，头疼、骨痛、发热恶寒等症。初得一、二、三日服之即解。

此方疗效可信，任老在临床常投此方，治疗普通感冒，常常取效，用法1天。3次，饭后用。流感无效。

【方解】药用糯米为君，其性温，能行营卫之气血，内养脾胃，外拒邪毒；臣用葱茎白，其味辛、平、无毒，辛能开发腠理，发汗解表，引邪外出而解；生姜辛温无毒，生用有发散之效，祛风散寒，治头痛、鼻塞、镇咳止呕；米醋酸苦温，散瘀解毒，扶正祛邪，近代人用醋煎熏室内或口服，能预防流行性感冒。总之此粥方能开能合，能散能敛，既祛邪于外，又扶正于里。科学性较强，疗效可信。

【注】此方按原文录之，以保原貌。该粥方记载于明代李诩著《戒庵老人漫笔》一书，清代姚俊辑《经验良方全集》也载有此方。而清代陶承熹《惠直堂经验方》载此方末段说："必问患者，肚内饱胀不思饮食者，即不可用糯米，单

第六讲 古方应用体会

以葱、姜煎服亦可也。""糯米约半合",约合今之25g,"河水",可用日常饮用水,"二碗"约合今之350ml,"米醋半小盏",约合今之20ml。

(二)白通加猪胆汁汤

此方原出自张仲景《伤寒论》第315条,为少阴病,"下利……利不止,厥逆无脉,干呕烦者,白通加猪胆汁汤主之。"此条文历代医家之注释,多从"阴盛格阳",或曰:"寒气太甚,内为格拒,阳气逆乱也"。亦有释之曰:"元气虚极,则阴邪更甚也","寒邪直中,阳气暴虚,既不能固其内,复不能通于脉",为病因病机之解。其治则、治法多从"反其佐,以同其气,使不相格,而适相成","反佐取之,甚者从之"而解之。任老50余载临床运用此方治疗急危重患,多得转危为安或顿挫病势。

【组成】干姜50g,附子1枚(去皮,生,破8片),人尿500ml,猪胆汁100ml。

【功效】此方用药严谨,有升有降,有开有合。诚为温阳通气,活络复脉,解毒除烦,强心利尿,散寒解瘀,回阳救逆之名方。

【方解】此条是以"下利不止,厥逆无脉,干呕烦者"为主证。按少阴下利不止一证从临床实践探讨之,病变部位是脾胃先伤,元气受损,毒邪失约,由经络、小肠下侵阑门,则阑门气伤,分利水谷功能出现障碍,则水谷清浊杂注入大肠,则大肠脂膜受害,络脉、孙络发生气滞、瘀阻、毒结,传导机能失司,而致下利不止之危重之疾。然而脾居中央,而主中焦,募原连属,经络通之,卫气营血行之。但因阳衰,气竭,津伤液脱,毒剧邪烈,正不胜邪,营卫失守,致使少阴神机内逆,逆则败乱病及上下二焦。上焦者,心肺主之。但病在少阴,邪毒必犯于心。若心阳受损,则心之气力衰竭;心主血脉,心衰则血脉、毛脉、孙络亦衰。心阳不达,气衰毒结,瘀凝,脾胃之清气不入、浊气不除而生心与脾胃俱虚。下焦者,肝肾主之。病在少阴,故邪毒必侵害于肾(水火互济),真元以肾为根,乃性命之宗,所以肾伤则真元外泻,从而造成少阴神机上下循行功能阻滞,水火不交,心肾中之真气不接,气者阳之用,阳是气之基,所以邪毒害肾,先伤气,继损阳,进而伤阴,在病理发生发展过程有二:一是肾命元阳亏虚,命火不生而火衰,相火不能续生,造成肾命真阳衰微于下,火无上升之能,中不能交接脾胃之阳,上不能既济于心之阳,更不能透脑接气,以行神机之功,从而发生肾命、脾胃、心脑生命之轴衰而未竭,而生危险证候。其病象是:泄泻不止,心衰肢厥,爪甲青紫,甚则昏愦,口唇绀等。二是肾命真阳之精损,精不化气,卫气生成不足,中不接脾胃之营,营卫失调,中不守,外不固,玄府不密,为外邪再犯之条件。而"血之源头在乎肾",由于阳损火微,不能蒸精化液生血,血少,不能上济于心,心血不足,则生悸而烦,津少液亏,水液涸不能中济于胃,胃燥气逆而生干呕之症。综上所述,此证候是寒热错杂,气液不足,阳衰血瘀之危病。法宜救阳固精，活络化瘀，清内解毒为主。故用白通加猪胆汁汤治之。方中，干姜味辛、气温，逐寒邪，扶正温经以通脉气，气通则脉通。生附子（今用炮附子）味辛、大热、有毒，以阳毒祛除体内之阴毒，毒祛则阳回，实为仲景之妙用。附子上通心阳而强心，中暖脾胃以生气，下壮肾命以补火，如此元阳得复，上而透脑，则生命有安之望。二药配葱白，味辛气温而升，善通脉而助干姜通气之力，则厥回脉通，寒解邪散。人尿咸寒，能推陈出新，活血散瘀，通经达络，和畅气血。猪胆汁味苦性寒，先入于心，能清心烦之热，并能通小便，凉肝脾而止呕，借人尿之咸，而直入肾宫，并引心火下行，肾得心火之助，则生阳之气升，又有附子、干姜从中接之，葱白通彻上下，阳回厥复矣。

【临床应用】任老临床常用此方治疗心脏疾患，如心衰、脱证等每每取效，但风湿性心脏病之心衰则不在此列。

（三）寸金丹（《仙拈集》）

【组成】前胡、苏叶、川厚朴、薄荷、苍术、陈皮、赤茯苓、枳壳、清半夏、防风、白芷、藿香、香附、乌药、神曲、川芎、草果仁、砂仁各120g，甘草45g，川羌活90g，白豆蔻60g，白檀香90g，共为细面，姜汁为主，少加白开水（冷）和匀为丸，每丸6g重，朱砂为衣。

【功能】辛温解表，理气和中，芳香除秽，开胃止呕，消食止泄。

【主治】风寒感冒，急性吐泻，夹食感冒，痰饮宿食，胸腹胀满等症。任老临床遇上述之患，投予此方每收效验。

【适应证】治男妇老幼中风、中暑、中寒、中气，口眼㖞斜，牙关紧闭，不省人事，或内伤生冷，或外感风寒，头痛发热，骨节酸痛，咳嗽痰涎，鼻流清涕，胸膈胀满，不思饮食，或出外不服水土，腹心疼痛，呕吐痰水，或受山岚瘴气，并疟疾，泄泻，妇人产后昏迷，恶露不尽，小儿急慢惊风。

【用法用量】治以上诸证时俱用淡盐汤送下寸金丹，每服6g，小儿减半。

【方解】本方用前胡、苏叶、防风、羌活、白芷、薄荷等大队辛、宣之药，辛能开发腠理，宣能透玄府，发表祛风散寒，汗出热解，故头痛、身痛可痊；苍术、厚朴、陈皮、甘草为平胃之方，理脾和中，消食除满，安内攘外，配伍藿香、木香、檀香理气宽中，安胃止呕；香附、乌药、川芎调气顺气，除胸腹逆气，气顺风解寒散，气血和利；枳壳、半夏、神曲、草果仁、砂仁、白豆蔻芳香化浊，醒脾调胃，消食导滞，除恶秽，通行结滞，行气化痰，通行阴阳，除疫气，避瘴瘟。

【附注】方中檀香一味乃任老业师所传。一方有青皮，见《清太医院配方》，河北省中医研究院编校本；一方有山楂、桔梗、干姜、麦芽、荆芥、杏仁，无前胡、川芎、白芷、砂仁，见《清太医院秘录》陶冶、文铸校点本。临床以前方为正方。

四、常用承气类聚方

承气汤类是为攻下而设，治里证，表证禁用。里证病位在脏腑，知病之所在，方知药之所用。

人身元气顺畅，血液循行，百脉流通，经络不壅，正气固里，营气守中，卫气护外，邪不得入，毒不自生，若如此则何病之有？此所谓"正气存内，邪不可干"也，乃健康之态。病者乃阴阳有偏，正气损于内，卫气虚于肌表，营气亏于脉内，六淫、时疫邪毒得以内侵犯里，邪毒内入，必犯阳明，因阳明之脉是多气多血之经，其性燥，邪与燥相结，则为热为实，此实热与中焦沤积之秽浊物相聚而生毒，浊毒阻滞气机，上下不通，其症必见腹满腹胀，大便不通，喘、热，甚则神昏、谵语，而出现神明失守之脑证。治此法宜泻之。

此乃《内经》所训"中满者，泻之于内"也，故用承气汤类治之。承者，顺也。承气汤类的药理作用，是上宣肺气之降，中行脾胃之输，下达肝气之疏，兼行肾气上升五液之润，如此则大肠传导有力，五液润肠则魄门始能放之，积屎除，便得通，热得解，毒得消，此为"阴平阳秘，精神乃治"。

承气汤类是急诊急救常用之方剂，有起死回生之力，转危为安之功，医者不可忽之。今将方列于此，以备应急之用。

1. 大承气汤（《伤寒论》）

【组成】酒大黄、芒硝、枳实、厚朴。先以厚朴、枳实水煎，再入大黄、芒硝冲服。

【功效】舒展气机，软坚润燥，推陈出新。

【主治】伤寒、热病之阳明腑证，胃肠实不大便，发热谵语，自汗出，不恶寒，痞满燥实坚全具，杂病三焦大热，脉沉实有力者，但亦有沉迟有力者。

2. 小承气汤（《伤寒论》）

【组成】大黄、姜厚朴、枳实。水煎服。

【功效】行气导滞，泻热除满。

【主治】伤寒、热病之阳明腑证，谵语，便硬，潮热而喘，杂病上焦痞满不通。

3. 调胃承气汤（《伤寒论》）

【组成】酒大黄、芒硝（冲）、炙甘草。水煎少少温服。

【功效】泻热润燥，和中理胃。

【主治】伤寒、热病之阳明腑证，谵语潮热而喘，口渴便秘，腹满。

4. 桃核承气汤（《伤寒论》）

【组成】桃仁、大黄、桂枝、甘草（炙）、芒硝（冲）。水煎温服。

【功效】活血止血，下其瘀热。

【主治】小腹胀满，少腹急结，大便黑，小便利，躁渴谵语，蓄血发热如狂，血瘀胃痛、腹痛、胁痛或下瘀血块。

【任老应用】任老用此方治疗过敏性紫癜病，症见腹痛、便血、溺血、吐血者，疗效满意。

5. 参归承气汤（《医门八法》）

【组成】枳实、厚朴、大黄、党参、当归身、神曲、焦山楂。水煎服。

【功效】健脾益气，理气调中，消食导滞。

【主治】脾虚胃弱，饮食停滞，胸胁胀满，坚硬拒按，大便不通，嗳气矢气不除者。

6. 三一承气汤（《宣明论方》）

【组成】大黄、芒硝（冲）、厚朴、枳实、甘草、生姜。水煎服。

【功效】行气和中，通腑泻热。

【主治】伤寒杂病，内外所伤，日数远近，腹满咽干，烦渴谵妄，心下按之硬痛，小便赤涩；大便结滞等。

7. 吴氏桃仁承气汤（《温疫论》）

【组成】大黄、芒硝（冲）、桃仁、当归尾、丹皮、赤芍。水煎服。

【功效】活血凉血，泻热通便。

【主治】温病蓄血证，白日热减，至夜独热或热时间缩短。

8. 紫草承气汤（《证治准绳·幼科》）

【组成】大黄、厚朴、枳实、紫草。水煎温服，得利止服。

【功效】泻实开滞，通脉透毒。

【主治】身热，脉数，便秘腹胀，或痘疮半出半未出，喘息腹胀，大便不通，烦躁作渴，谵语者。

9. 当归承气汤（《素问病机气宜保命集》）

【组成】酒大黄、芒硝（冲）、炙甘草、当归、生姜、大枣。水煎服。

【功效】润燥调营，通腑泻热。

【主治】里热火郁。如阳狂奔走骂詈，不避亲疏，或皮肤枯燥，或咽燥鼻干，或便溺秘结，或瘀血发狂。

10. 养营承气汤（《温疫论》）

【组成】鲜生地、生白芍、小枳实、川厚朴、当归、京知母、生大黄。水煎服。

【功效】养阴清营，润燥通结。

【主治】疫本热病，里证多下，日久失下，致火燥血虚液亏，热渴未除，无大热，掌心微热，或夜热便秘，腹胀，舌红少津，苔黄干，脉多数而无力。

11. 陷胸承气汤（《通俗伤寒论》）

【组成】栝楼仁、枳实、生大黄、半夏、川连、风化硝（冲）。水煎服。

【功效】宣肺通闭，辛开苦降。

【主治】肺伏痰火，胸膈痞满而痛，甚则神昏谵语，腹满便闭。

12. 犀连承气汤（《通俗伤寒论》）

【组成】犀角汁（现已禁用）、川连、枳实、鲜生地汁、生大黄、金汁（经炮制的粪清）。水煎服。（各药汁兑入服）

【功效】润肠解毒，清心通肠。

【主治】热结在腑，上蒸心包，症见神昏谵语，甚则不语，腹胀便秘不通。

13. 白虎承气汤（《通俗伤寒论》）

【组成】生石膏、生大黄、生甘草、京知母、玄明粉（冲）、陈仓小米（荷叶包），水煎服。

【功效】清热生津，润燥通结。

【主治】昏不识人，谵语发狂，大热大烦，大渴大汗，大便燥结，小便赤涩。

14. 解毒承气汤（《通俗伤寒论》）

【组成】金银花、生山栀、川连、生黄柏、青连翘、青子芩、枳实、生大黄、西瓜霜、白头蚯蚓、金汁。用雪水煮绿豆取其清汤，代水煎药。

【功效】清热解毒，咸苦通闭。

【主治】疫必有毒，毒性传染，弥漫三焦。症见：身热烦躁，神昏谵语、循衣摸床，甚则昏而不语，腹满便燥，舌赤苔黄、厚，燥烈生芒刺。

15. 护胃承气汤（《温病条辨》）

【组成】生大黄、玄参、细生地、丹皮、知母、麦冬。水煎服，得利止服。

【功效】苦甘清热，生津和胃。

【主治】温病下后，残邪留连于胃，余热不清，症见数日热不退，口燥咽干，舌苔干黑，或色黄如金，脉沉有力。

16. 宣白承气汤（《温病条辨》）

【组成】生石膏、生大黄、杏仁粉、栝楼皮。水煎服。

【功效】宣肺化痰，通腑泻热。

【主治】潮热便秘，喘促不宁，痰涎壅滞，右寸脉实大。

17. 牛黄承气汤（《温病条辨》）

【组成】安宫牛黄丸、生大黄粉。调和服，先服一半，不应再服。

【功效】辛凉开窍，通腑泻热。

【主治】身热神昏，舌謇肢厥，便秘，腹部按之硬痛，饮水不解渴。

18. 导赤承气汤（《温病条辨》）

【组成】赤芍、细生地、生大黄、黄连、黄柏、芒硝（冲）。水煎服，先服一杯。

【功效】泻小肠火，滋阴通便。

【主治】小便赤痛，时烦渴甚，腹满，便秘，左尺脉牢坚之象。

19. 增液承气汤（《温病条辨》）

【组成】玄参、麦冬、细生地、生大黄、芒硝（冲）。水煎服。

【功效】甘寒养阴，生津增液，通腑清热。

【主治】阳明大热，伤津损液，水液枯涸脏燥，结粪不下，或便解复秘不通，脉沉无力。

20. 解毒承气汤（《寒温条辨》）

【组成】白僵蚕、蝉蜕、黄连、黄芩、黄柏、栀子、枳实、姜厚朴、酒大黄、芒硝（冲），水煎服。

【功效】泻实清热，通腑解毒。

【主治】温病三焦大热，痞满燥实，谵语狂乱，不识人，热结旁流，循衣摸床，舌卷囊缩，厥逆，脉沉。

此方症见虚极者加人参，或加熟地、当归身、生山药投之。

21. 槟榔承气汤（《大黄药理和临床应用》）

【组成】大黄、厚朴、枳实、槟榔。

【功效】理气通下，杀虫驱虫。

【主治】绦虫。

承气汤方药加减变化，非明医理者不知，只有明理知证知候，才能临床通权达变，变由四诊合参而生。医者临证必须详辨虚实之证，详询病程之长短，察其病性，定其病位，辨识脏腑病态、气血盛衰、津液水精盈虚，然后方能立其法，选承气之方，随症化裁，也就是因病因证而施。承气汤类虽为治急治实而出，但也治慢性病中虚证之实者，此方药理之功是"去菀陈莝，开鬼门，洁净府。"（《素问·汤液醪醴论》）"去菀陈莝"，是言肠胃内有积容物，壅塞不通，气血不利，毒必内生，用承气类便是使腑不通者，变为通畅；必须开鬼门（鬼者归也，鬼读魄），是通滞除积，润燥泻下，积滞去，毒自解，脏腑安定，疾病去；"洁净府"是言使六腑洁净（亦释开鬼门为汗法，洁净府为泻法者，任老摈弃其义，而作如是解）。

总之，不论是泻实证之实，还是泻虚证之实，其原则是得泻即停，承气之类药不可常服也。

五、常用复脉与生脉类聚方

复脉汤类方和生脉散（汤）类方是临床常用方，尤其可用于急、危、重、险之患。此类方剂的作用是救逆固脱，开闭醒神，益气养阴，护精保津。可收敛散乱之气，温阳通络，上通脑髓，下达涌泉。对外可除经络、血络、孙络、毛脉之瘀滞痰毒，于内能消脏腑之大经、小络、横络、结络、血道、液道、水道、气道逆变之瘀结，以及因水津流滞而成为痰水之毒，从而达到扶正祛邪之效。

（一）复脉汤类

1. 炙甘草汤（《伤寒论》，一名复脉汤）

【组成】炙甘草、生姜、人参、生地黄、桂枝（去皮）、阿胶、麦门冬、麻仁、大枣。以上九味，以清酒七升，水八升，先煮八味，取三升，去滓纳阿胶烊化尽，温服。

【功效】滋阴和阳，扶正祛邪，调补之方。

【主治】伤寒（寒者，邪之名）心动悸，脉结、代之象，任老曰："气虚血不足，心神失养，心动悸，脉见叁伍不调之象。"

2. 加减复脉汤（《温病条辨》）

【组成】炙甘草、干地黄、生白芍、麦冬、阿胶、麻仁。水八杯煮取三杯，分三次服。剧者加甘草至一两，地黄、白芍八钱，麦冬七钱，日三，夜一服。

【功效】甘润生津，益肾养肝。

【主治】

（1）温病邪久留阳明，移于下焦，肝肾阴液受灼，症见手足心热甚于手足背者，虚热、脉虚大者。

（2）热病因误治或用药欠妥，津液受伤，致使津少液亏，心液不足，肾水暗耗，心肾不交，症见心中震震（心跳急剧增快），舌强，神昏，脉尚躁盛者；

（3）口燥咽干，神倦欲眠，舌赤，苔粗糙干裂、脉结、代、重则脉见两至者。

（4）内科疾病，因气虚血少，津亏液损，心动悸，脉见数疾、结、代、促、雀啄之象者，皆可用之。

3. 一甲复脉汤（《温病条辨》）

【组成】炙甘草、干地黄、生白芍、麦冬、阿胶、生牡蛎。用法同前。

【功效】救阴固阴，减少药滑润之弊。

【主治】一是下焦温病，但大便溏者；二是服加减复脉汤，出现便溏者。

用此汤症必见心动悸，脉见叁伍不调之象。服加减复脉汤而便溏者，用此汤治之。

4. 二甲复脉汤（《温病条辨》）

【组成】炙甘草、生牡蛎、生鳖甲、干地黄、生白芍、麦冬、阿胶、麻仁。用法同前。

【功效】咸寒甘润，潜阳平肝。

【主治】热邪深移下焦，舌干齿黑，手指但觉蠕动，脉沉数者。

此汤用于内科疾病，因肝肾阴虚，水不涵木，木乏滋荣，症见头晕，面赤，时有烘热汗出，口干咽燥，手指时有蠕动，心动悸，脉见叁伍不调者。

5. 三甲复脉汤（《温病条辨》）

【组成】生龟甲、生鳖甲、生牡蛎、炙甘草、干地黄、生白芍、阿胶、麻仁、麦门冬。用法同前。

【功效】滋阴潜阳，补任通维。

【主治】下焦温病，热深厥甚，脉细促，心中憺憺大动，甚则心中痛。

内科疾病，由肾水不足，木失水涵，不司疏泄，风阳内逆。上扰心君不安，症见心动悸，甚则心憺憺大动（心跳增快），脉必见叁伍不调。

6. 复脉汤（《通俗伤寒论》）

【组成】大生地、生晒人参、枣仁（炒）、桂枝尖、阿胶、大麦冬、清炙甘草、陈绍酒、生姜汁、大红枣。用法同前。

【功效】滋阴和阳，益气养血。

【主治】因气血不足，营卫失和，心神失养，症见胸中不快，气短，心动悸，脉结、代、细促之象。

7. 叶氏加减复脉汤（俞根初加减之方《通俗伤寒论》）

【组成】黄芪皮、五味子、炙甘草、光燕窝、阿胶、鲜生地、麦冬、生晒参、北沙参、南红枣、王氏牛黄清心丸或神犀丹。用法同前。

【功效】补气养阴，开闭固脱。

【主治】素心虚有痰，外热内陷，里络就闭，神昏谵语，气息短促，手足厥冷，烦躁不得卧，冷汗自出，扬手掷足，大便闭，男子囊缩，女子乳缩，舌红燥起刺，欲伸无力，脉细而急疾。

凡是急性感染病，呈现上述症状、舌脉之象者，皆可用之。临床见神志昏迷者，加水牛角、羚羊角、玳瑁、胆南星、川贝母，清络热，以助开闭之功。

8. 龙牡复脉汤（《通俗伤寒论》）

【组成】生晒人参、阿胶、鸡子黄、生龟板、生牡蛎、化龙骨、生鳖甲、玳瑁、生白芍、麦冬、大生地、炙甘草、大坎炁（酒洗）、淡附子片。用法同前。

【功效】益气温阳，育阴固元。

【主治】颜面淡白，口唇无华，目合，口开，手不握固，声音嘶，气促，冷汗淋漓，头汗，四肢清冷，两颧独红，二便自遗，舌红短，脉沉伏，或微弱。

临床证见真阴下竭、虚阳上脱之证皆可用之。但此方必加西红花。为何而加？因毛脉、孙络、缠络有瘀毒，故加之。此病瘀毒一解，百脉和畅，气化可行，则阴生阳回，可望康复。

9. 叶氏加减复脉汤（《重订广温热论》）

【组成】炙甘草、生地、阿胶、麦冬、生晒人参、生苡仁、北沙参、燕窝、枇杷叶（去毛蜜炙）、南枣、咳血加白及，夜热加地骨皮，便溏去生地。

【功效】益气生津，理肺养心。

【主治】肺有虚热，肺燥咳嗽，胸中干涩，气短，心动悸，脉见叁伍不调之象。

10. 增损复脉肠（《湿温时疫治疗法》）

【组成】人参、麦冬、大生地、炙甘草、生白芍、阿胶、山萸肉、北五味子、乌贼骨、净白蜡。水煎服。

【功效】益气养阴，提补酸收。

【主治】湿温化痢，虚坐努责，按腹不痛，一日数十度，小腹腰脊抽掣，手酸软，不耐坐立，寝食俱废者，阴虚欲垂脱之候。

除湿温化痢之外，凡症见气虚阴亏，真精暗损，体液衰少，阴阳不能互抱，呈现脱证者，皆可选用。

从以上 10 张复脉汤类方剂中可以悟出，治疗心动悸（心律失常）不是炙甘草汤一方所能为，必须辨证处方用药才能奏效。

（二）生脉散类

1. 生脉散（汤、饮）（《医学启源》）

【组成】人参、麦冬、五味子。

【功效】益气养阴，敛汗生津。

【主治】热伤元气，阴液暗耗，气阴不足，多汗，口渴咽干，喘急欲脱，形体倦怠，舌红少津，气短懒言，脉虚或数而无力，或虚芤之象。

共为粗末，水煎服或代茶饮。

2. 滋阴生脉散（《医宗粹言》）

【组成】麦门冬、生地、当归、生甘草、白芍、五味子。

【功效】滋阴养血，清热调中。

【主治】元阴衰弱，津液虚少，烦躁口渴。

此方可用于阴液不足、血液虚少引起之心肝脾失调，症见心动悸，烦而多怒，中气受抑身倦乏力，身有时微热感，脉多虚数，或叁伍不调。

3. 生脉附子汤（《医宗粹言》）

【组成】制黑附子、人参、麦门冬、甘草、五味子。

【功效】补气养阴，益火归原。

【主治】足冷，身热面赤，烦躁言乱，六脉微弱。

五脏阴虚不能敛阳，引发虚阳外越，触动相火不得下潜，上犯君火不宁，心神不安于血脉（脉舍神），神机曲运，症见心动悸，脉现叁伍不调者，皆可用之。

4. 生脉四君子汤（《香岩径》）

【组成】人参、麦冬、五味子、白术、茯苓、甘草。

【功效】健脾益气，养阴敛津。

【主治】劳伤心神，虚热汗出，神困，身倦乏力，纳食不香，心动悸，脉见叁伍不调。

5. 生脉合白虎汤（《香岩径》）

【组成】人参、麦冬、五味子、生石膏、知母、生甘草、粳米。

【功效】益气补阴，生津和胃。

【主治】心气素虚，暑邪乘之，引发身热口渴，心烦溺赤，汗出，心动悸，脉虚数、结、代、促。

总观上述 5 张处方间的加减变化，说明临床辨证，必须以望、闻、问、切四诊合参为主体，理、化检查是参数，然后审因、分虚实、定病位、确标本，而行论治，处方用药始可奏效。

进而从病机论之，症状虽以心动悸，或心痛为主，但往往心动悸、心痛不是本而是标，正如《难经集注·六十难》曰："其五脏气相干，名厥心痛"，杨玄操解释说："诸经络皆属于心，若一经有病，其脉逆行，逆则乘心，乘心则心痛，故曰厥心痛，是五脏气冲逆致痛，非心家自痛也。"丁德用亦释之说："真心不痛，外经受五邪相干，名曰厥心痛"。《医学入门》也说："心胆气通，心病怔忡宜温胆为主"。

心脏有病之源有二：一是心脏直受六淫病毒或时疫病毒之侵害，由于失治误药致使邪毒不去，留而为患。亦有因情志失调，饮食失节，劳逸失度所致者。二是发源于肝胆、肾与膀胱、脾胃、肺与大肠病变，脏腑有病，必有毒自内生，故脏腑病气邪毒通过经络、气道、血道、液道侵扰于心，故病心痛、心悸、怔忡、心动悸。因此，医者在临床诊治心脏之疾，要进行全面诊察，经过由表及里、去伪存真、去粗取精的分析过程，得出正确诊断，定出标本，则施方用药，可望收效。绝不要见心治心而束缚我们整体治疗方法的实施，戒之戒之。

六、常用鲤鱼治疗水肿类聚方

鲤鱼用于治疗水肿，首载于晋代葛洪《肘后备急方》卷三，共 3 张处方。嗣后代有递增，至清代《金匮翼》止，据不完全统计约有 40 余张处方。任老拾其于临证较有价值者，共得 22 张处方，今抄录如下。

（1）大鲤鱼，以醇苦酒煮之，令苦酒尽讫，乃食鱼，勿用酢及盐豉它物杂也。

（2）鲤鱼长一尺五寸，以尿渍令没一宿，平旦以水从口中灌至尾，微火炙令微熟，去皮，宿勿食盐，顿服之，不能者，再服令尽，神方。

（3）鲤鱼一头，重五斤者，以水二斗，煮取斗半，去鱼，桑根白皮切三升，茯苓三两，泽泻五两，泽漆五两。上五味，取四物纳鱼汁中，煮取四升，去滓，分四服，小便当利渐消也。忌酢物。

注：以上三方治卒肿满身面皆洪大者，方出自晋代葛洪《肘后备急方》。

（4）鲤鱼汤方：鲤鱼重五斤者，茯苓六两，泽漆五两，人参二两，杏仁一两（去皮尖、二仁，碎），泽泻五两（炙），甘草二两（炙）。上七味切，以水二斗五升，煮鱼取一斗半汁，纳药煮取四升，未食服一升，日三，以小便利为度。年八十病大困，服此瘥。忌海藻、菘菜、酢物。

（5）治妊身体肿方：生鲤鱼一头，长二尺，用水二斗，煮取五升，食鱼饮汁。

（6）传效鲤鱼汤：疗水肿腹大，面目身体手足尽肿，喘咳短气，又胁满不得卧方。鲤鱼一枚重三斤，桂心三两，紫菀一两，木防己二两，黄芩一两，硝石二两，干姜二两，人参二两。上八味切，以水一斗五升，煮鱼如食法，取汁一斗二升，出鱼，纳药煮取三升，去滓。先食温服一升，日三，忌生葱。

注：以上（4）（5）方疗通身手足面目肿，饮食减少，此是三焦决渎，精液不通，水令却行者，以上3方出自唐代甄立言《古今录验方》。

（7）生鱼汤方：生鲤鱼一头，重二斤，白术五两，生姜五两，芍药、当归各三两，茯苓四两。上六味以水一斗二升先煮鱼熟、澄清取八升，纳药煎取三升，分作三服。

注：妇人良方用白术、生姜三两，分三服改作分五服。治妊娠腹大，胎间有水气。本方出自唐代孙思邈《备急千金要方》。

（8）泽漆根汤：泽漆根十两，赤小豆二升，茯苓三两，鲤鱼一枚，重五斤者，净去肠胃，生姜八两，人参、麦门冬去心，甘草（炙）各二两。上八味，以水一斗七升，煮鲤鱼、豆，减七升，去之，纳药，煮取四升五合，去滓，一服三合，日三，弱人二合，日再服，气下喘止可至四合，卒时小便利，肿气减。若小便大利，还从一合始大利止，若无鲤鱼，鲷鱼亦可用。若水甚，不得卧，卧不得转侧，加泽漆一片；渴，加栝楼二两；咳，加紫菀二两、细辛一两、款冬花一两、桂心三两，增鱼汁二升。忌海藻、菘菜、酢物。

注：治主水通身洪肿，四肢无堪，或从消渴，或从黄疸、支饮，内虚不足，荣卫不通，血气不化，气实皮肤中，喘息不安，腹中响响胀满，眼不得视。本方出自唐代孙思邈《千金翼方》。

（9）鲤鱼粥方：鲤鱼一头可重一斤，去肠，洗净，商陆二两（锉），赤小豆三合，紫苏茎叶二两。上于净锅中，着水五大盏，都候鱼烂熟，空腹食之，其汁入葱白、生姜、橘皮及少醋，调和作羹食之，其豆亦宜吃，甚效。治水肿利小便。

（10）治水气，面目及四肢虚肿，大便不通方：鲤鱼一头，可重一斤，去鳞肠净洗，冬麻子半斤，水研滤取汁一升，赤小豆半升，淘令净。上先以水四盏，煮鱼豆欲熟，入麻子汁，更煮十余沸，出鱼，空腹食之，其豆及汁并宜服之。

（11）治水气，利小便，除浮肿方：鲤鱼一头，重一斤治如食法。上煮令熟，取汁并鱼，入冬瓜、葱白，作羹食之，如未效，再作食之。

（12）鲤鱼汤方：鲤鱼二斤（洗去鳞肠令净），赤茯苓一两，泽漆一两，泽泻一两，杏仁半两（汤浸去皮尖、双仁），桑根白皮一两（锉），紫苏茎叶一两。上七味药，细锉，先以水五升，煮鱼取汁三升，去鱼纳药，煮取二升，去滓，每于食前温服中一盏，其鱼亦食之。治卒身面浮肿，小肠涩，大便难，上气喘息者。

注：以上4方出自宋代《太平圣惠方》。

（13）鲤鱼汤方：鲤鱼一枚，重三斤（净去鳞肠肚），桂（去粗皮）、紫菀各三两，防己、黄芩（去黑心）、硝石（研如粉）、人参各二两。上七味，除鱼外，粗捣筛，用水一斗，煮鱼如食，取汁五升，去鱼。每服药末五钱匕，汁一盏半，煎至一盏，去滓温服，一日三次。治水肿腹大喘咳，胸胁满不得卧者。

（14）泽漆根汤方Ⅰ：泽漆根（生）四两，麦门冬（去心，焙）、甘草（炙）、人参、赤茯苓（去黑皮）各一两，鲤鱼一斤者一头。

夫水在五脏，令人咳逆喘上气，腹大响响，两脚肿，目下有卧蚕，微渴，不得安卧，气奔短气，有顷乃复，小便难少而数，肺病胸满隐痛，宣利小便，治水在肺。

（15）泽漆根汤方Ⅱ：生鲤鱼一头，重五斤，（粗锉）麦门冬二刃（去心），甘草（浸炙），人参二刃，茯苓二刃，泽漆根八刃（生者）。上六味切，以水一斗七升煮鱼，取一升，去鱼以煮药，取四升，分服，日三，小便利为度，不利增服之，大便如利而小便未利者，增至九合，服一日，气即下得安卧，有寒可纳生姜八刃。

注：以上3方出自宋代《圣济总录》。

（16）鲤鱼臛方：鲤鱼肉十两，葱白一握，麻子一升，熬，细研。上以水滤麻子汁，和煮作臛，下五味、椒、姜调和，空心时渐食之，常服尤佳。食治老人水气病，身体肿，闷满气急，不能食，皮肤欲裂，四肢常痛，不可屈伸者。

（17）麻子粥方：冬麻子一升，研取汁，鲤鱼肉七两，切。上取麻子汁，下米四合，和鱼煮作粥，以五味葱、椒空心食，日二服，频作皆愈。食治老人水气肿满，身体疼痛，不能食者。

（18）白煮鲤鱼方：鲤鱼一头重二斤，煮如常法，橘皮二两。上和煮，令烂熟，空心以二味少著盐食之，常服并饮少许汁，将理为验。食治老人水气疾，心腹胀满，四肢烦疼无力者。

（19）大豆方：大豆二两，白术二两，鲤鱼一斤。上以水和煮，令豆烂熟，空心常食之鱼豆饮其汁尤佳。食治水气胀满，手足俱肿，心烦闷无力者。

注：以上四方出自宋代陈直《寿亲养老新书》。

（20）治胎死腹中，两脚浮肿，亦有胎水遍身肿满，心胸急胀，胸肚不分。

当归、白芍去皮各四钱，白术半两。上吹咀，每服四钱，用鲤鱼一尾，不拘大小，剖洗去鳞肠，白水煮熟，去鱼，每服鱼汁一盏半，姜五片，橘皮少许，煎一盏，空心服，如胎水去未尽绝，再服。

注：此方出自宋代齐仲甫《女科百问》。

（21）治消渴、水肿、黄疸脚气。大鲤鱼一头，赤小豆一合，陈皮二钱（去白），小椒二钱，草果二钱。上件，入五味，调和匀，煮熟，空腹食之。

注：此方出自于元代忽思慧《饮膳正要》。

（22）鲤鱼汤：治卒浮肿，上气喘急，小便急涩，大便难。鲤鱼二斤（去肠肚鳞洗净），赤茯苓、桑白皮、猪苓、泽泻、紫苏各一两，杏仁（去皮尖、双仁者）炒上咀，先用水五升煮鱼，取汁三升，去鱼纳药，煮至二升，食前温服一盏，鱼亦食之，妙。

注：此方出自于明代徐春甫《古今医统》。

（23）鲤鱼泽漆汤：鲤鱼重五斤者一头，以水二斗煮汁去鱼，泽漆五两，茯苓三两，桑白皮三升，泽泻五两。将后四味，纳鱼汁中，煮取四升去滓，分四服，小便当利，肿渐消也，忌酢物。治石水，从膀胱不利得之，四肢瘦，腹大肿，是其症也。

注：此方出自于清代尤在泾《金匮翼》。

水肿病是临床常见病、多发病。它多见于慢性肾风（炎）、急慢性肾衰、肾劳（肾病）、水臌（肝硬化腹水、胸水）、悬饮病（胸腔积液、心包积液、肿瘤除外），上述诸疾，用鲤鱼治疗殆可收到意想不到之效，今略陈其治病获效之因如下：病机核心是为"三焦决渎，精液不通，水令却行者"。精液者，分先天之精、后天之精。先天之精始于父母，为生命之本，基因之源，蛋白质之根，气血生化之泉；后天之精，源于水谷，动植物的五味入胃，经胃内腐熟，脾气消磨分解，注入小肠，而小肠为受盛之官，为火腑，火能化万物，火与胆汁、胰液相结，水火为用，五味化生精微，经小肠受盛之功，又藉脾的转输之力和肝的疏泄之能，注之入血，灌注全身而为内外生理之用。而其中精中之清者，藏之于肾，涵养先天真精，此为后天养先天，先天济后天之理。

水之上源属肺，肺主气行水，而水统于肾，疏泄于肝。何以言之？肝主水渎，水不妄行，其制在脾。上焦之所以不决渎，是因肺主肃降，金气敛之，则上焦如雾，水精之化，生理受用。中焦之所以不决渎，是因脾胃升降，运化统制，主持四脏以灌四旁，则中焦如沤，清阳能出，水精浊阴有所分，脏腑受用。下焦之所以不决渎，是因肾主封藏，统主五液，则下焦如渎，水之统，精之所归也。三焦之决渎缘何失司？精液缘何不通水缘何而妄行？乃肝肾为病，心肺罹患，邪胜毒烈，或失治误治，在疾病发展进程中病者久患咽喉红赤，此为毒邪久聚所致，此内生之毒又召引外邪，致成内外合邪。邪毒内潜，损伤气的三维御邪抗毒系统，邪毒得以深入病态之脏。脏伤体必损，脏器受害。在正常生理活动中，脏器具有生克制化，气化之用，今脏器受损使其通路之经络、血脉、血道、气道、水精之道等相继失去连接，因此一脏病变恶化，在病机上必然呈现出生化功能阻滞，使生克制化的五行之元（元素）受抑，气化功能出现障碍，经络、气、血、水精各道壅塞，进而毒害三焦之元气，损伤"上焦三管反射"之功（《备急千金要方》）。再者肺失主气之能，丧失行水布津施精之功，致使收敛之气失司；水泛高原，损伤中焦。脾胃升降之力，从而使游溢精气和散精机能呆滞，而见水溢中州之症；上损必伤及下焦，下焦是肝肾所司，故肝伤则疏泄失主，藏血、调血机能受阻，肾伤则乏封藏之力，五液失统，精气疏漏，水乱内外。在病理上必然使三焦气化、水精循行之道发生决漏状态，精液不流必渗于水液，外透经络、皮肤，内溢脏腑之间，膜原之中形成水肿重病。亦有先损于下，后害于上者，其病机之理一也。

【方解】历代医学家认识到此类水肿病，是精液亏乏（与低蛋白血症类似）所致。法宜遵《经》之旨："精不足者，补之以味"，故取鲤鱼汤治之也。鲤鱼味甘、平，无毒，肉内每500g含蛋白质50g，用其"味归形、形归气、气归精、精归化"（《素问·阴阳应象大论》）之理，补精利水，以变其质，消除肿胀，故组方二十二张，鲤鱼皆为君药，为治病之主。量病情之轻重，病性之虚实，在组方配伍上取药物性味，寒热温平配而用之，则何患精亏之不能补哉。峻利之品，有商陆、泽漆、硝石；渗利之药，有白茯苓、赤茯苓、猪苓、泽泻、赤小豆、防己、冬瓜、大豆；健脾和胃之药，有白术、生姜、橘皮、草果；宣肺利水药，有桑白皮；温阳化气利水药，有桂心、干姜、椒（任老曰：应是椒目）、细辛、葱白；活络化瘀药有人尿、苦酒；理气药用紫苏、苏梗、苏叶；宣肺止咳定喘药，有栝楼、杏仁、款冬花、紫菀；润燥药有麻子、麦冬、当归；补气和营药用人参；平肝缓急药有白芍、甘草。以上为二十二方，用药之配伍粗略概貌，以示用鲤鱼疗水肿配伍用药之法，以启迪后世医者，学其组方之活套也。

【临床应用】近代医者，治疗肾病、胸水、心包络积液、肝硬化腹水等，舍此良方，弃而不用，殊可惜哉。老朽于此疾，临床常用鲤鱼配伍中药，治疗肝源性水肿、心源性水肿、肾源性水肿、胸水，收效较理想。

第七讲
临床常见病常用成方

一、神昏

（一）中成药

1. 安宫牛黄丸（《温病条辨》），1 丸，每日 3 次，口服。

2. 紫雪丹（《外台秘要》），3~6g，每日 3 次，口服。

3. 西角散（《千金要方》），1g，每日 2~3 次，口服。

4. 至宝丹（《太平惠民和剂局方》），1 粒，每 2~3 次，口服。

5. 牛麝散（中国科学院首都医院中医科），每次 0.8g，每日 2 次，口服。

6. 红灵丹（《霍乱论》），0.5~1g，每日 2~3 次，口服。

7. 通关散（《丹溪心法附余》）少许，揞鼻取嚏。

（二）辨证用成方

（1）热陷心包，方用清宫汤：玄参心、莲子心、竹叶卷心、连翘心、水牛角、连心麦冬。（《温病条辨》）

（2）腑实熏蒸，方用大承气汤：大黄、芒硝（冲）、枳实、厚朴。（《伤寒论》）

（3）湿浊蒙窍，方用菖蒲郁金汤：石菖蒲、郁金、栀子、连翘、牛蒡子、鲜竹沥、姜汁（冲）、玉枢丹（研冲）、滑石（包煎）、淡竹叶、丹皮、菊花。（《温病全书》）

（4）痰热扰心，方用黄连温胆汤送服安宫牛黄丸。黄连温胆汤：黄连、半夏、陈皮、茯苓、甘草、枳实、竹茹、大枣、生姜。（《备急千金要方》）

（5）瘀血阻窍，方用通窍活血汤：麝香（冲）、赤芍、桃仁、红花、川芎、老葱、生姜、红枣、黄酒。（《医林改错》）

（6）亡阴证，方用冯氏全真一气汤：人参、麦冬、五味子、熟地、白术、附子、牛膝。（《冯氏锦囊》）

（7）亡阳证，方用陶氏回阳急救汤：附子、肉桂、人参、麦冬、陈皮、干姜、半夏、白术、五味子、麝香、炙甘草。（《重订广温热论》）

上述神昏诸证，若不效者，可急投玉枢丹（《百一选方》）开窍醒神；邪陷心包，高热抽搐者，予西珀至宝丹（《重订广温热论》）或万氏牛黄丸（《片玉心书》）；痰浊神昏者，急予卧龙丹（《重订广温热论》）；痰热腑实神昏治而不效者，改用西连承气汤（《重订广温热论》）。除此而外，可根据神昏患者原发病的具体病因予以及时、准确的对病治疗、对症治疗及支持疗法。如对感染性疾病所致神昏，及时给予强有力的清开灵、双黄连注射液治疗；对由化学中毒所致神昏，应采取特殊的解毒措施；对低血糖神昏，应及时补糖治疗；消渴病昏愦者，用辛开苦降药治之，如黄连、干姜、大黄、清半夏、石菖蒲、郁金、水牛角、牛黄、麝香、莲子心之类；不论何种情况，补液疗法必用之。

二、真心痛

本病多以虚中挟实为主，治宜急则治其标，缓则治其本为原则，以消除症状，恢复气机，使阴阳得平，气血充和。所以《内经》曰："疏其血气，令其条达，而致和平，此之谓也。"急则治标，心区剧痛，身热气短，脉数者。方用四妙勇安汤加减。面色苍白，心悸气短，汗出如珠，脉微欲绝者。方用生脉散主之。若汗出肢厥者，方用四逆汤。缓急止痛剂药用苏合香丸、乌头赤石脂丸、心痛丸（檀香、沉香、公丁香、香附、乳香、白胶香、荜茇、麝香、冰片、苏合香油制成蜜丸）、丹参降香注射液，鸡血藤汤（蒲黄、灵脂、花蕊石、焦楂炭、鸡血藤各15g，当归、元胡各7.5g，木香5g，红花3.5g，水煎服）。缓则治本法适于急发已去者，治以活络化瘀，宣痹通阳，补虚，和其阴阳。痰痹证方用栝楼薤白半夏汤。气滞血瘀证方用血府逐瘀汤。阴血虚证方用桃红四物汤送服六味丸。阳气虚证方用十四味建中汤（《局方》）。

三、水证

水证可分为饮病、水病、臌胀病三种，其病为外因（六淫），内因（七情）所致。水证之病理机制是由于气化失调，肺、脾、肾三经之虚衰，因而水道不通，则水聚于内或外溢而成此病。饮病分为痰饮、悬饮、溢饮、支饮4种；水病则统分为阴水、阳水；至于臌胀病，则分为寒热虚实，水气血谷虫及单腹胀等。水证虽然证候分类不同，但发病机理是一致的，其治疗方法有宣肺发表、渗湿利尿、泻下逐水，理气行滞、补血益气、培土温肾之法。

（一）饮病

1. 目眩

【方名】泽泻汤（《金匮要略》）

【组成】泽泻15g，白术6g。上药二味，以水300ml，煮取150ml，分温再服。

【功效主治】健脾利水，燥湿除饮。主治饮停胃肠证。症见头目昏眩，或恶心欲吐，或胸闷，或食少，四肢困重，小便不利，舌淡质胖，苔滑，脉迟或紧。

【临床应用】本方可用于梅尼埃综合征、中耳炎、中耳积液、高血压病、眩晕、高脂血症、急性肾炎、糖尿病、慢性胃炎等属上述证候者。有报道用本方加葛根、天麻、半夏，并随症加减治疗眩晕；加制首乌、决明子、生大黄治疗高脂血症；加柴胡治疗中耳炎、中耳积液；合小柴胡汤治疗脑积水。

2. 目眩兼胸胁支满

【方名】苓桂术甘汤《金匮要略》

【组成】茯苓四两，桂枝（去皮）三两，白术二两，甘草（炙）二两。

【功效主治】本方为治疗中阳不足痰饮病之代表方，能温阳化饮，健脾利湿。主治中阳不足之痰饮，症见胸胁支满，目眩心悸，短气而咳，舌苔白滑，脉弦滑或沉紧。

本方与五苓散均为温阳化饮之常用方，组成中同有茯苓、桂枝、白术。五苓散以泽泻为君，臣以茯苓、猪苓，直达下焦，利水渗湿为主，主治饮停下焦之头眩、脐下悸或吐涎沫等症；苓桂术甘汤以茯苓为君，臣以桂枝温阳化饮为主，四药皆入中焦脾胃，主治饮停中焦之胸胁支满、头眩、心下悸等症。

【方解】本方所治痰饮乃中阳素虚，脾失健运，气化不利，水湿内停所致。盖脾主中州，职司气化，为气机升降之枢纽，若脾阳不足，健运失职，则湿滞而为痰为饮。而痰饮随气升降，无处不到，停于胸胁，则见胸胁支满；阻滞中焦，清阳不升，则见头晕目眩；上凌心肺，则致心悸、短气而咳；舌苔白滑，脉沉滑或沉紧皆为痰饮内停之征。仲景云："病痰饮者，当以温药和之。"故治当温阳化饮，健脾利水。本方重用甘淡之茯苓为君，健脾利水，渗湿化饮，既能消除已聚之痰饮，又善平饮邪之上逆。桂枝为臣，功能温阳化气，平冲降逆。苓、桂相合为温阳化气，利水平冲之常用组合。白术为佐，功能健脾燥湿，苓、术相须，为健脾祛湿的常用组合，在此体现了治生痰之源以治本之意；桂、术同用，也是温阳健脾的常用组合。炙甘草用于本方，其用有三：一可合桂枝以辛甘化阳，襄助温补中阳之力；二可合白术益气健脾，崇土以利制水；三可调和诸药，功兼佐使之用。四药合用，温阳健脾以助化饮，淡渗利湿以平冲逆，全方温而不燥，利而不峻，标本兼顾，配伍严谨，为治疗痰饮病之和剂。

【注】此方服后，当小便增多，是饮从小便而去之征，故原方用法之后有"小便当利"之说。此亦即《金匮要略》"夫短气有微饮者，当从小便去之"之意。

【临床应用】本方适用于慢性支气管炎、支气管哮喘、心源性水肿、慢性肾小球肾炎水肿、梅尼埃病、神经官能症等属水饮停于中焦者。

饮病常用成方

主症	兼症	成方
目眩		泽泻汤
	胸胁支满者	苓桂术甘汤
	呕而心下痞者	小半夏加茯苓汤
	脐下悸者	五苓散
心下痞满	吞酸呃逆者	茯苓散
	口干舌燥	己椒苈黄汤
	口有津液而渴	己椒苈黄丸加芒硝
	自利,利快,心下痞坚	甘遂半夏汤
	喘满,心下渴者	木防己汤
呕吐	呕家本渴,今反不渴者	小半夏汤
	干呕发热,而咳者	小青龙汤
	呕而肠鸣食臭者	生姜泻心汤
发热烦躁		大青龙汤
不得息者		葶苈大枣泻肺汤
内痛、咳、脉弦者		十枣汤

(二) 水病

(1) 阳水,以脉浮、皮水不恶风为共症,四肢肿而鼓动者,防己茯苓汤;厥者,蒲灰散。

(2) 阳水,以脉浮、风水恶风为共症,身重、汗出者,防己黄芪汤;腹痛者,防己黄芪汤加芍药;不渴、身悉肿、无大汗者,越婢汤;汗后脉沉者,麻黄附子汤;汗后脉浮者,杏子汤。

(3) 阳水,以脉沉、黄汗(汗黄染衣)为共症,见身肿,发热,渴而汗出者,芪芍桂酒汤;汗后,腰髋弛痛者,桂枝加黄芪汤;不解食,烦躁,小便不利者,桂枝加黄芪汤。

(4) 阴水,症见四肢虚浮、心腹坚胀、小便不通、睑肿者,复元丸;腰重脚肿、肚腹肿胀、喘息痰多、小便不利者,济生肾气丸。

(5) 阳水,身面目黄肿,小便不利或自利而渴者,越婢加术汤合甘草麻黄汤。

(6) 阳水,身、面目不黄,腹满而喘,轻者喘咳,或气喘不安,或小便不利或咳者,葶苈丸;重实者,体质壮,大便秘结,济川煎或舟车神佐丸;若重虚者,日久气短,小便少,茯苓导水汤;若腹满不喘,可真武汤、麻黄附子汤、消水圣愈汤、实脾饮主之。

(7) 恢复期可用理中汤、四君子汤或金匮肾气丸。

第七讲 临床常见病常用成方

（三）臌胀

（1）臌胀尚于气分早期，症见心下坚、大如盘、边如旋盘（肝或脾大），用桂枝干姜枣麻辛附子汤；见气虚，合中病分消丸；气实，合厚朴散；也可合软坚逐瘀法，方用化坚丸。若见厌食、呕、恶寒、心下结热，用柴胡桂枝汤；见黄疸，属热者，用茵陈蒿汤；见黄疸，属寒者，用茵陈四逆汤。

（2）至气分腹水期，若强实者，先攻后补；体质一般者，攻补兼施；体虚者，先补后攻。攻剂中轻剂续随子丸、泽泻丸、禹余粮丸，峻剂十枣汤、椒豉汤，缓剂十雪汤、子龙丸、舟车神佑丸、消水丹。补剂有人参丸、十全大补汤、八珍汤、人参养荣丸、补中益气汤、金匮肾气丸。

（3）臌胀于水分早期，见肝或脾大，心下坚，大如盘，边如旋盘，用枳术汤；若腹水不著者，用茯苓导水汤、大腹皮散。

（4）水分腹水期，症见往来寒热，柴胡厚朴汤；腹水显著而波动者，推车丸、分消汤；腹满有水而硬结者，净府汤；血实胀者，下瘀血汤；腹内有瘀而腹满拘挛者，解劳散；腹内硬结积块时时作痛者，蟠葱散；下腹有结积块者，桂枝茯苓丸；腹中硬结、小便不利、绕脐作痛、燥渴微热，鳖甲汤；四肢浮肿，皮肉显赤纹者，调营汤主之。此处随证尚可酌用大黄蛰虫丸、抵挡汤、大黄牡丹皮汤。

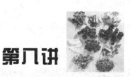

第八讲
常见传染病常用成方

一、传染病防治方

1. 小金丹方（《内经素问·刺法论》）

辰砂二两，水磨雄黄一两，叶子雌黄一两，紫金半两，同入合中，外固了，地一尺筑地实，不用炉，不须药制，用火二十斤煅之也，七日终，候冷七日取，次日出合子，埋药地中七日，取出顺日研之三日，炼白沙蜜为丸，如梧桐子大，每日望东吸日华气一口，冰水下一丸，和气咽之，服十粒，无疫干也。

2. 书生丁季受杀鬼丸方（《千金翼方》）

虎头骨（炙），丹砂，真珠，雄黄，雌黄，鬼臼，曾青，女青，皂荚（去皮子），炙桔梗，芜荑，白芷，川芎，白术，鬼箭（削取皮羽），鬼督邮，藜芦，菖蒲，以上各二两，上一十八味，捣筛，蜜和如弹丸大，带之，男左女右。

3. 刘次卿弹鬼丸方（《千金翼方》）

雄黄、丹砂各二两，石膏四两，乌头、鼠妇各一两。上五味，以正月建除日，执厌日亦得，捣为散，白蜡五两，铜器中火上消之，下药搅令凝丸如楝实，以赤绵裹一丸，男左女右，肘后带之。

4. 度瘴散方（《千金翼方》）

麻黄（去节）、升麻、附子（炮去皮）、白术各一两，细辛、干姜、防己、防风、桂心、乌头（炮去皮）、蜀椒、桔梗各二两。上一十二味，捣筛为散，密贮之，山中所在有瘴气之处，旦空腹饮服一钱匕，覆取汗，病重稍加之。

5. 老君神明白散方（《千金翼方》）

白术、附子（炮去皮）各二两，桔梗、细辛各一两，乌头（炮去皮）四两。上五味，粗捣筛，绛囊盛带之，所居闾里皆无病，若有得疫者，温酒朝一方寸匕，覆取汗得吐即瘥，或经三四日者，以三方雨匕，纳五升水中煮令沸，分温三服。

6. 太一流金散方（《千金翼方》）

雄黄三两，雌黄、羊角各二两，矾石一两（烧令汁尽），鬼箭（削取皮羽）一两半。上五味，捣筛为散，以细密帛裹之，作三角绛囊盛一两带心前，并挂门阁窗牖上，若逢大疫之年，以朔旦平明时以青布裹一刀圭中庭烧之，有病者亦烧熏之，若遭毒蛰者以唾涂之。

7. 务成子荧火丸（《千金翼方》）

主辟疾病，恶气百鬼，虎狼蛇虺，蜂虿诸毒，五兵白刃，盗贼凶害。昔冠军将军武威太守刘子南从尹公受得此方。以永平十二年，于北界与虏战败绩，士卒略尽，子南被围，矢下如雨，未至子南马数尺，矢辄附地，虏以为神人，乃解围而去，子南以方教子及诸兄弟为将者，皆未尝彼伤，累世秘之，汉末青牛道士得之，以传安定皇甫隆，隆以传魏武帝，乃稍有人得之。故一名冠军丸，一名武威丸，方荧火、鬼箭削取皮羽、蒺藜各一两，雄黄、雌黄、矾石各二两，烧汁尽，羊角锻、灶灰铁锤之铁处烧焦，各一两半。上九味，捣筛为散，以鸡子黄并丹雄鸡冠一具和之，如杏仁大，作三角绛囊盛五丸，带左臂。

8. 辟温方（《外台秘要》）

时后屠苏酒辟疫气令人不染温病及伤寒。岁旦饮之方。大黄、桂心各十铢，白术十铢，桔梗十铢，蒺藜、蜀椒十铢（汗），防风、乌头各六铢，上八味切绛袋盛，以十二月晦日中悬沉井中。令至泥，正月朔旦平晓出药至酒中煎数沸。于东向户中饮之。屠苏之饮先从小起多少自在。一人饮，一家无疫。一家饮，一里无疫。饮药酒待三朝还滓置井中。能仍岁饮。可世无病。当家内外有井，皆悉若药。辟温气也。

9. 太乙流金散（《外台秘要》）

雄黄三两，雌黄六两，馨石一两半，鬼箭羽一两半，羚羊角（烧毁）二两。五味筛，三角绛袋盛一两。带心前。果门户上若逢大疫之年，以青布裹一刀圭。中庭烧毁之。温病人亦烧毁熏之。

10. 雄黄散（《外台秘要》）

雄黄五两，朱砂、菖蒲、鬼臼各二两。四味捣筛末。以涂五心顺上鼻人中及耳门。又断温疫，转相染著至灭门。延及外人，无敢视者方。赤小豆、鬼箭羽、鬼臼、雄黄各三两，上四味捣末。以蜜和丸如小豆大。服一丸，可与病人同床。

11. 辟温粉（《外台秘要》）

川芎、苍术、白芷、藁本、零陵香各等份，五味播筛为散。和米粉粉身。上欲多时，加药增粉用之。

12. 粉身散方（《外台秘要》）

川芎、白芷、藁本，三味等份。揭下筛内米粉中以粉涂身。延年同。

13. 朱蜜丸方（《外台秘要》）

白蜜和上等朱砂粉一两。常以太岁日平旦。大小勿食，向东方立。人吞三七丸。如钉子大。勿令齿近之。并吞赤小豆七枚。投井泉水中。终身勿忘此法。

14. 蒜豉汤方（《外台秘要》）

蒜五十子并皮研之，豉心一升。以三岁小儿小便二升，合煮五六沸。顿服。

15. 千金翼老君神明白散方（《外台秘要》）

白术二两，桔梗一两，细辛一两，附子二两（炮），乌头四两（去黑皮）。五味捣筛，绛囊盛，带之所居闾里皆无病。若有得疫者温酒服一方匕。覆取汗。得吐则瘥。若经三四日者，以三方匕。内五升水中，煮令大沸。分三服。

16. 杀鬼丸方（《外台秘要》）

雄黄五两（研），朱砂五两（研），鬼臼五两，鬼督邮五两，雌黄五两（研），马兜铃五两，皂荚五两（炙），虎骨五两（炙），阿魏五两，甲香一两，羚羊角一枚（屑），桃白皮五两，白香一两，菖蒲五两，羊角一枚（屑），腊蜜八斤（辣），石硫黄五两（研）。十七味。捣筛十六味，腊蜜和之，丸如杏子。将辟温处烧之，杀鬼去恶毒气。若大疫家可烧毁，并带行。

17. 辟温不相染方二首《外台秘要》

病源此病皆因岁时不和，温凉失节，人感乖戾之气而生病，则病气转相染易，乃至灭门，延及外人，故须预服药。及为法以防之。千金断瘟疫，主瘟病转相染著，乃至灭门。延及外人，无敢视者。

（1）赤小豆丸方。赤小豆二两，鬼臼二两，鬼箭二两，丹砂二两（研），雄黄二两（研），五味末之。以蜜和如小豆大。服一丸，可与病人同床传衣也。延年主辟温疫疾恶气，令不相染易。

（2）豉汤方：豆豉一升，伏龙肝三两（研），小儿小便三升。用小便煎。取一升五合，去滓，平旦服之。令人不着瘴疫。天行有瘴之处，宜朝朝服。

18. 败龟汤方（《圣济总录》）

败龟酥（炙）半两，栀子仁、大青、羚羊角（镑）、芍药、马牙消、前胡（去苗）、紫菀（去苗、土）各一分，共八味，粗捣筛。每服五钱匕。水一盏半。煎至八分。去滓温服食前。

19. 绝瘴散方（《圣济总录》）

麻黄（去节）、桂（去粗皮）、升麻、细辛（去苗叶）、干姜（炮）、附子（炮裂，去皮脐）、防己、蜀椒（去目并闭口者，炒出汗）、防风（去叉）、桔梗（炒）、白术、川芎各半两。共一十二味，捣罗为细散。每服二钱匕。空心温酒调下。

20. 赤小豆丸方（《圣济总录》）

赤小豆二两，鬼臼、鬼箭羽、丹砂（研）、雄黄（醋煮，研）各一两，共五味。捣研为末。再同研匀。炼蜜和丸，如麻子大，每服五丸，米饮下。不计时候。

21. 辟温汤方（《圣济总录》）

甘草、大黄各二钱，皂荚一钱（生用）。共三味，细锉，用水二盏，煎至一盏。去滓空心热服。至晚下恶物为效。

22. 雄黄丸方（《圣济总录》）

雄黄（醋煮研）、鬼臼、鬼箭羽子、赤小豆、丹参各一两，共五味。捣研为末，再同研匀，炼蜜和丸，如小豆大。每服五丸。温水下。

23. 真珠贝母散方（《圣济总录》）

真珠（研）、桂（去粗皮）各一分，贝母（去心）半两，鸡子二枚（去壳，炒令黄黑，研），杏仁（汤浸去皮、尖、双仁炒）三分。

24. 羌活汤方（《圣济总录》）

羌活（去芦头）、桂（去粗皮）、川芎、牡丹皮、柴胡（去苗）、桔梗（炒）、升麻、荆芥穗、玄参、甘草（炙，剉）、麻黄（去根节）、木香各一分，吴茱萸（汤洗，焙干炒）一钱，牵牛（炒）半两。共一十四味，粗捣筛。每服五钱匕。水一盏半，煎至八分，去滓温服，不拘时候。治时疫更相传染。宜预服。

25. 苍耳散方（《圣济总录》）

苍耳，重竿日采爆干，三两。捣罗为散，每服二钱匕。空心井华水调下。治辟瘴病瘟疫时气。

26. 治辟时行瘟疫疠方（《圣济总录》）

芜青不限多少捣取汁。立春后遇庚子日，阖家大小各温服一二盏。

27. 流金散方（《圣济总录》）

雄黄三两（研），雌黄二两（研），鬼箭羽半两，白矾半两（烧灰尘），羚羊角镑一两，共五味。捣研为散。缝小绢袋盛一两，带于胸前。别以一袋挂于门户上。每月初一以两许当庭烧毁之。能辟瘟气。

28. 雌黄丸方（《圣济总录》）

雌黄（研）、雄黄（研）各一分，虎骨、羊角镑各二两，龙骨、猬皮各一两，芜青半两（研），龟甲一两，川芎二两，真珠三两（研），鲮鲤甲一两。捣研为末，再同研匀，熔蜡和丸，如弹子大。正旦户前烧毁一丸。男左女右。系一丸于臂上。遇时行亦依此用。辟瘟疫去百恶。

29. 涂敷方（《圣济总录》）

雄黄二两（研）、丹砂（研）、菖蒲（切）、鬼臼各一两，共四味。捣研为末，再同研匀。以水调涂五心，及额上鼻中耳门。辟瘟甚验。

30. 辟瘟丸方（《圣济总录》）

玄参（炒）五两，苍术（炒）三两，川芎（炒）、白芷（炒）、羌活（去芦头，生用）、甘草（炙，剉）、乌头（炮裂，去皮脐）各一两，安息香一分，龙脑、麝香各半钱（研）。共一十味。除脑麝外余捣罗为细末，入脑麝拌匀，粟米粥为丸，如弹子大，阴干纱袋盛，安近火处。每服一丸。时疾生姜、蜜水磨下，阴毒面青，熟水磨下。治伤寒疫疠传染，头目昏重，颈项拘急，胸膈不通。

31. 调中丸方（《圣济总录》）

大黄五两（剉，炒），麻仁一两（别研），枳壳瓤（麸炒）、白茯苓（去黑皮）、芍药、前胡芦头、黄芩（去黑心）各一两。共七味。捣研为末。炼蜜丸如梧桐子大。每服十五丸。食后饮下，微利为度。日晚夜卧服之佳。辟四时疫疠非节之气。

32. 治时气令不相染易诸方

夫时气病者。此皆因岁时不和，温凉失节，人感乖戾之气而生病者，多相染易。故预服药，及为方法以防之也。

（1）麻黄散方：治时气相染者。即续回避，将息饭食之间，不得传。但一人受病，全家不安，有此相染，宜服。麻黄三分（去根节），桔梗三分（芦头），川乌头一分（炮裂，去皮脐），人参三分（芦头），细辛三分，桂心三分，干姜三分（炮裂，剉开），防风三分（芦头），吴茱萸一分（汤浸七遍，焙干微炒），川椒一分（去目及闭口者，微炒出汗）川大黄三分（剉碎，微炒）。捣细罗为散。每服，空心以温酒调下二钱。

（2）乌头散方：治时气转相染易不止。川乌头一分（炮裂，去皮脐），川升麻三分，川大黄三分（剉碎，微炒），獭肝一分（酒浸，微炙），龙脑半两（细研），柴胡三分（去苗），川朴硝三分（细研）。捣细罗为散，入龙脑朴硝同研令匀。每服。空心以温酒调下一钱。

（3）雄黄圆方：治时气病转相染易，乃至灭门。傍至外人，无有不效者。雄黄一两（细研），赤小豆二两（炒熟），丹参二两，鬼箭羽二两。捣罗为末，炼蜜和圆，如梧桐子大。每服。空心以温水下五圆。可与病人同床传衣，不相染也。

（4）朱砂圆方：治时气转相染者。延及外人，人不敢视者。朱砂二两（细研，水飞过），人参一两，鬼箭羽二两，雄黄二两（细研，水飞过），赤小豆二两（炒熟）。捣罗为末。炼蜜和圆，如小豆大。每服。空心以温水下五圆。可与病人同床传衣，不相染也。

33. 苏合香圆（《世医得效方》）

凡入瘟疫家，先令开启门户，以大锅盛水二斗于堂中心，用二十圆煎，其香能散疫气。凡病者各饮一后，医者再入诊视，不致相染。

又方（《世医得效方》）

雄黄研细水调，以笔浓蘸，涂鼻窍中，与病人同床，亦不相染。初洗耳恭听面后及临卧时点之。凡瘟疫家自生恶气，闻之即上泥丸，散入百脉，转相传染。若仓促无药，以香油抹鼻端，及以纸探鼻，嚏之为佳。

34.《伤寒类要》治天行辟瘟

松叶，细切，酒服方寸匕，日三，辟五年瘟。

35. 《肘后方》辟温病

赤小豆,新布囊盛之,置井中三日出,举家服,男十枚,女二十枚。

36. 辟温汤 (钦定四库全书《普济方》)

甘草、大黄各二两,皂荚一钱 (并生用),细剉,用水二盏煎至一盏,去滓,空心热服。至晚下恶物为效。辟时病瘟疠

37. 辟温病方 (钦定四库全书《普济方》)

菘菜切如粟,酒服方寸,日三匕。辟五年温。

38. 雌黄丸 (《圣济总录》)

雌黄 (研)、雄黄研、龙骨、皮革、龟甲、鲮鲤甲各二两,虎骨、羊角镑、真珠三两 (研)。共为末,再同研匀,溶蜜和丸如弹子大。正旦户前烧一丸,男女左右系一丸于臂上遇时行亦依此用。

39. 刚繁大青消毒散

大青、干葛、栀子各四两,香豉八合 (棉裹),芒硝三两,生干地黄一升 (切)。以水五升煮诸药味,取二升五合,去滓,下芒硝分三服。忌药黄酒蒜等物。一方有石膏八两。治天行三日外至七日不歇内热令人更相染著。

40. 辟瘟疫方 (《东医宝鉴校释》)

以艾纳香烧之。

41. 七物赤散

丹砂 (另研)、川乌 (炮) 各一两,栝楼根七钱半,细辛、闹羊花、干姜 (炮)、白术 (炒) 各五钱。上为末,每服半钱,温酒调服。汗出解。若不解,增至一钱服。辟瘟疫毒气。

42. 雌黄丸

雌黄一两,赤小豆 (炒)、丹参、鬼箭羽各二两。上为末。蜜丸梧子大,每日空心,温水吞下五丸。可与病人同衣床,亦不相染。

43. 卫生防疫宝丹 (《锡纯验方》)

粉甘草十两 (细末),细辛两半 (细末),香白芷一两 (细末),薄荷冰四钱 (细末),冰片二钱 (细末),朱砂三两 (细末)。将前五味和匀,用水为丸如桐子大,晾干 (不宜日晒)。再用朱砂为衣,勿令余剩。装以布袋,杂以琉珠,来往撞荡,务令光滑坚实。治霍乱吐泻转筋,下痢腹疼,及一切痧症。平素口含化服,能防一切疠疫传染。

44. 辟秽散 (《仙方合集》)

川芎、藿香、藜芦三,二钱玄胡及牡丹,朱砂飞一雄飞四,白芷皂角各四搀,细末噙水入两鼻,取嚏为佳莫心担。

45. 预防瘟疫 (《求生集》)

大管杜仲一枚,浸水缸内,加白矾少许,日逐饮食,不染瘟疫,最妙。

46. 时疫不传人（《求生集》）

苍术三钱三分三厘（米泔水浸，切片炒），甘草一钱六分六厘，川芎八钱五分，干葛一钱三分六厘，姜三片，连须葱头三个。水二碗，煎八分，空心服。

47. 时疫传染（《求生集》）

芥菜子末，用水调填脐，以热物隔衣一层熨之，汗出即愈。此病汗气入鼻至脑，即散布经络，初觉头痛，急用此方。

又方《求生集》 以松毛切碎为末，酒下二钱，日三服，能辟久瘟。

48. 雄黄丸（《温热暑热全书》）

雄黄一两（研），赤小豆（炒熟）、丹参、鬼箭羽各二两，共为细末。炼蜜丸如梧子大。每日空心以温水下五丸。虽同床共屋，亦不相染。

49. 运气五瘟丹（《温热暑热全书》）

黄芩、黄柏、黄连、山栀子、香附、柴苏、甘草梢、大黄，前七味生用，于冬至日为末，将大黄三倍，煎汤去滓。捣药丸如鸡子大。朱砂、雄黄为衣，再贴金箔一丸，取泉水七碗，浸化可服七人。此药乙庚年黄芩为君，丁壬年山栀子为君，丙辛年黄柏为君，戊癸年黄连为君，甲巳年甘草梢为君。为君者多一倍也。余四味与香附、紫苏为臣者减半。每年热病，改为小丸。救人甚妙。

51. 大辟瘟丹（《羊毛瘟论》）

桔梗三两，陈橘皮三两，麻黄（去根节）四钱五分，藿香（去梗）三两，升麻三两，生香附二两五钱，半夏（姜汁炒）一两五钱，川乌（煨熟，去皮）一两五钱，滑石（水飞）一两二钱，紫苏叶七钱五分，雄黄（研细，水飞）三两，雌黄（研细，水飞）一两二钱，生大黄三两，赤小豆六两，鬼箭羽一两二钱，丹参一两五钱，忍冬藤花三两，山慈菇（去毛）二两五钱，千金子（去油）一两五钱，广木香一两五钱，茅苍术（生）一两五钱，山豆根一两五钱，五倍子二两五钱，北细辛（去叶）一两二钱，麝香当门子三钱，红芽大戟（米泔浸去骨）一两二钱五分。共为细末。糯米粥和，重一钱一粒。用朱砂一两，研细水飞为衣。忌烘干。凡时行疫证。以绛纱囊装丹。悬于当胸或系左腕。可无传染。

52. 利济秘制保命平安酒方（《瘟疫霍乱答问》）

用堆花烧酒十五斤。浸七日，每服一小杯。白头翁三两，东洋参一两，藿香二两，生芪一两五钱，防风一两，当归一两，川芎一两，苡仁一两五钱，草薢一两，川椒六钱，大黄六钱，柏叶一两，鬼箭羽一两，水连一两，石榴皮六钱，荷叶一两，槐实二两（上巳日采者尤佳），雄黄一两，菖蒲六钱（端午采者尤佳），益母一两（端午日收者尤佳），赤豆二两，绿豆二两，木瓜一两，苍耳子一两（端午采者尤佳），檀香二两，通草八钱（东引桃根二清明日采者尤佳）冰糖二斤。

二、传染病急救方

1. 症见心力衰竭者方用回阳救逆汤加减

药用：炮附子 10～15g，干姜 15g，葱白 4 只，地龙 10g，童便 40ml，人工牛黄 3～4g，分 3 次冲服，有肺水者加炒葶苈子 15g，大枣 2 枚。

2. 症见肺衰者方用麻杏石甘汤加减

药用：醋浸麻黄 5～10g，杏仁（打）15g，生石膏 20～30g，甘草（炙）10g，茶叶（细茶）10g，姜汁拌枇杷叶 15g，竹沥汁拌郁金 10g，地龙 10g。重者用天仙散：天仙子 0.03g，甘草 2g，茯苓 4g，共为细面一次随汤药用。只可用二次不可多用，高血压、心脏病、青光眼患者禁用。

还可用注射针剂：参附注射液、参麦注射液、清开灵注射液、丹参注射液，随证选用。

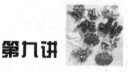

第九讲
妇儿科病常用成方

一、妇科八方（自拟方）

（一）束血煎

【组成】当归头 15g，锦黄芪 25g，炒川芎 5g，炒海螵蛸 15g，炒芝麻 40g，丹皮 10g，生地炭 40g，贯众炭 15g，益母草 15g，马兰根 15g，水煎服。

【主治】妇女崩漏，腰酸乏力，头晕，心悸，五心烦热等。

【方解】崩漏发病是肾 - 天癸 - 冲任 - 胞宫生殖轴严重失调，致冲任不固，不能制约经血，使子宫藏泻失常。治崩三法在于塞流、澄源、复旧。本方将补血、止血融于一体。补血药以当归、黄芪、川芎、芝麻为主；止血药以海螵蛸、丹皮、生地炭、贯众炭、益母草为主。当归补血，活血，《本经》谓"主妇人漏下绝子"。黄芪补气升阳，《日华子本草》言其"助气……补血……血崩"。二者相合，取当归补血汤之意，"有形止血生于无形之气"。血虚多滞，经脉隧道不能滑利通畅，故加川芎一味，入血分行血中之气，补血而不滞血。芝麻补益精血，"于补阴之中行止崩之法"。再用海螵蛸收敛止血，治妇女崩漏下血，《日华子本草》言其"疗血崩"。马兰根散瘀止血，《本草正义》言其"能专入血分，止血凉血，尤其特长"。丹皮清热凉血，活血散瘀，《本草纲目》言其"和血、生血、凉血、治血中伏火，除烦热"。生地炒炭能清热凉血，用于热在血分，破血妄行的崩漏下血，《日华子本草》言其"妇人崩中血晕"。贯众炒炭能凉血止血，宜于血热妄行之证，治崩漏功效尤良，《本草纲目》言其"治下血、崩中、带下"。益母草辛开苦泄，能活血祛瘀以通经，为妇科经产要药，《本草纲目》谓"活血破血，调经解毒……治崩中漏下"。全方用药，益气、养阴、养血以补血；清热、收敛、凉血、活血以止血，止血而不留瘀，补血而不滞血，使冲任调达畅通，血流自止。

（二）宁宫汤

【组成】当归身 15g，生白芍 15g，熟地黄 15g，枯黄芩 15g，炒白术 20g，川续断 20g，广砂仁 10g，炒枳壳 10g，杜仲炭 15g，真阿胶 15g，艾叶炭 15g，鹿角

第九讲 妇儿科病常用成方

胶 15g。若房事过多而引起者，加菟丝子 20g，山萸肉 15g，巴戟天 20g，水煎服。

【主治】孕妇子宫流血，胎欲堕，腰酸腹坠，甚者久有滑胎疾病者。

【方解】本方可治疗因胎漏、胎动不安、堕胎、小产及滑胎等疾病见腹痛、下血、腰酸、下坠等症状者。集很多古代经典安胎方剂于一体，与任老多年临床经验巧妙结合所成。方中当归、白芍、熟地、阿胶、艾叶源于《金匮要略》胶艾汤，补血止血安胎，是后世安胎理法方药之源，"四物以养其血，阿胶以益其阴，艾叶以补其阳…使血能循经养胎，则无漏下之患矣"（《医方集解》）。黄芩、白术坚阴清热，健脾除湿，"乃安胎圣药"（朱丹溪在当归散基础上发挥，影响至今）。宋《女科百问》提出曾有胎动不安之苦者，"可预服杜仲丸"（即杜仲、川断为丸），首创补肾安胎，防治反复自然流产。任老再加入砂仁、枳壳理气安胎；鹿角胶为血肉有情之品，补肝肾、益精血、止血以安胎。另外，当房事过多引起胎动不安者，可结合肾之阴阳偏虚，酌加巴戟天、菟丝子、山萸肉以补阳益阴。

（三）通乳汤

【组成】天虫 15g，漏芦 15g，白芷 10g，通草 10g，王不留 20g，花粉 15g，当归 10g，瞿麦 10g，甲珠 15g，黄芪 10g，猪蹄 1 支，水煮 1 小时后，去猪蹄，用此汤再煎上药后饮之。服药后，再用大葱白 7 只，陆通 15g，水煎洗乳房。

【主治】妇人产后 10 月内乳汁缺少者。

【方解】该方治疗血虚气滞引起的缺乳，以清太医院配方下乳涌泉散为主方加减。方中当归、黄芪补气养血；天花粉、猪蹄滋阴养血；白芷入阳明，气芳香以散风通窍；通草"入阳明胃经，通气上达而下乳汁"（《本草纲目》）；瞿麦利水通经；漏芦、穿山甲、王不留行通络下乳。妙用白僵蚕（天虫），其有祛风解毒散结之功，郁结散则乳汁通，"以清化之品，涤此历之气，以解温毒，散肿消郁"（《寒温条辨》），更用猪蹄"下乳汁"（《名医别录》）。全方共奏理气通经，补血养血，通络行乳之力。外洗方中葱白"通乳汁"（《本草纲目》）；陆通，通利之性也能通下乳汁，用于气血壅滞、乳汁不通。内外治法，互相补充，加强疗效。

（四）益脾止带汤

【组成】苍术 20g，桑叶 15g，土茯苓 50g，黄柏 15g，白蔻 15g，炒苡米 50g，陆通 15g，青皮 18g，马齿苋 25g，藿香 15g，水煎服。

【主治】妇女赤白带下，腰酸腹痛，四肢乏力等。

【方解】本方所治带下过多为脾虚夹湿热之证，脾虚运化失司，水谷精微不能上输以化血，反聚为湿，流注下焦，伤及任带而成带下量多，湿久不除化热，或外来湿热之邪内侵，故成赤白带。治疗上以健脾燥湿，清热止带。方中苍术芳香燥烈，有较强的健脾燥湿作用，"治湿痰留饮……及脾湿下流，浊沥带下"

（《纲目》）。藿香芳香行散，能化湿浊，"芳香而不嫌其猛烈，温煦而不偏于燥烈，能祛除阴霾湿邪，而助脾胃正气"（《本草正义》）。白蔻辛温芳香，化湿行气。以上三味芳香之品，为健脾燥湿之效药。湿热为患，当清热利湿，药用土茯苓除湿热，解毒；黄柏清热燥湿，主"女子漏下赤白"（《本经》）；马齿苋清热解毒，用于赤白带下。湿易阻气机，故加行气之品以化湿，如选用青皮辛散温通，苦泄下行，疏肝破气。风能胜湿，故加入桑叶轻清凉散，清肝疏风以祛湿；薏苡仁淡渗利湿兼健脾，性偏微寒，以清湿热为佳；陆通，利水渗湿，使湿从小便而去。全方祛湿之法，既有健脾燥湿以治本，又兼顾湿热之标，同时不忘给邪以出路，轻宣、利渗，全身气机通畅，湿自无藏身之处。

（五）增损生化汤

【组成】当归15g，元胡10g，川芎15g，丹参15g，炮姜10g，桃仁10g，红花10g，坤草50g，胡萝卜缨20g，水煎服。

【主治】妇人产后恶露少，胎痛，或儿枕作痛。

【方解】本方所致诸病为产后血瘀，瘀血阻滞胞宫，新血不得归经而引起，故治疗上以活血化瘀止痛为大法，方用经典的生化汤加减，即成增损生化汤。方中当归补血活血、化瘀生新为君。川芎理血中之气，桃仁行血中之瘀为臣。炮姜黑色入营，温经散寒，助当归生新，佐芎、桃化旧；红花、坤草、丹参加强桃仁活血化瘀止痛之效；元胡佐川芎行气止痛，胡萝卜缨有行气散瘀之效，共为佐药。全方共奏补虚化瘀，活血止痛，使恶露畅行，腹痛亦愈。

（六）治痈散结汤

【组成】栝楼50g，生鹿角片30片，双花50g，公英100g，地丁15g，白蔹15g。若初起有表证者，加荆芥10g，防风15g，水煎服。

【主治】妇人乳房生痈，红肿热痛。

【方解】乳痈之病，多由乳汁郁积，或肝郁胃热，或感受外邪等引发，使乳络不畅，化热酿脓而成。故治疗多以清热解毒，消痈散结为原则。中药选用栝楼疏肝利气散结；鹿角片活血散瘀消肿；双花两清气血热毒；公英、地丁清热解毒，消散痈肿，尤公英"主妇人痈肿，水煮饮之及封之"（《新修本草》），"专治乳痈"（《本草备要》）；白蔹清热解毒，散结消痈。兼表证则加荆芥、防风，既可疏风解表，又有消痈之功。此为内治法治疗乳痈的良方。

（七）栝楼汤

【组成】大栝楼（多籽者一个）、生鹿角片、金银花、蒲公英、白蔹、紫荆皮、乳香、没药，水煎服，6小时服1次。外治用药：炒香附、生川大黄、姜黄、木芙蓉叶、生黄柏，共为细面，用蒲公英、赤芍、地丁煎汤；用此汤兑入蜂蜜调和糊状；摊在纱布块上，敷乳房红肿处。

第九讲 妇儿科病常用成方

【主治】妇女乳痈初期，红肿坚硬疼痛灼热者。

【方解】《经》云："营气不从，逆于肉理"。故痈疽之发，未有不从营气之郁滞，因而血脉痰滞蕴崇热毒为患。治之之法，妙在通经之结，行血之滞，佐以豁痰理气解毒（罗东逸《名医方论》）。任老针对乳痈初期红肿、坚硬、疼痛、灼热的症状，拟消肿散结、清热解毒、利气活血之法，内服与外治双管齐下，疗效颇佳。

内治法中，栝楼疏肝利气散结；鹿角片活血散瘀消肿；双花两清气血热毒；公英清热解毒，消散痈肿，主治乳痈；白蔹清热解毒，散结消痈；乳香定痛和血，没药破血散结；紫荆皮活血通经，消肿解毒。外治法中，香附疏肝理气，散结止痛；大黄、姜黄、黄柏取自名方"如意金黄散"中药物，清热燥湿解毒，破血行气止痛；木芙蓉叶适于"敷贴肿毒"（《本草图经》），可凉血解毒，消肿止痛；赤芍清热凉血，祛瘀止痛；公英、地丁清热解毒消痈。

（八）渗湿理淋汤

【组成】漏芦15g，瞿麦20g，海金沙15g，荔枝核15g，牛膝20g，公英50g，威灵仙15g，苡米20g，萹蓄20g。若见发热恶寒者，加柴胡15g，荆芥15g，防风15g；病者无热日久者，加官桂15g；小腹冷胀者，加小茴香15g；便秘者，加酒军5g；腰痛者，加猪脊15g，川断20g，水煎服。

【主治】妇人尿频，尿急，尿道灼热痛，小腹坠胀，腰酸痛者。

【方解】很多妇女热淋，多为下阴不洁，秽浊之邪侵入膀胱，酿成湿热所致。故典型表现为尿频、尿急、尿道灼热疼痛，湿热阻滞气机，故常伴小腹坠胀，腰酸痛。治疗宜以清热利湿通淋。方中漏芦、公英清热解毒为君。海金沙、萹蓄、瞿麦、薏米清下焦湿热，利水通淋，共为臣药。威灵仙通经络以畅气机，"以走窜消克为能事"（《本草正义》）；荔枝核理气止痛散滞，共为佐药。牛膝为佐使，行善下行，利尿通淋。同时，任老又对本方灵活加减，全面综合治疗。

二、儿科十三方

（一）盘肠散

【组成】炒二丑各5g，广木香20g，肉桂30g，草蔻50g，明没药15g，钩藤15g，上药共为细面，每次0.3~0.5g，乳汁送下。

【主治】婴儿发作时腹中绞痛，挛背曲腰，腿不伸，痛哭无泪，皱双眉，肠鸣便绿，面青白，闹不休。

【方解】《素问》有曰："厥气客于阴股，寒气上及少腹，血涩在下相引，故腹痛引阴股"。本方所治腹痛，为风寒凝结脉络，经脉拘急，不通则痛；寒主收引，风主掉吊，故背、腰、腿挛急屈曲，皱眉，肠鸣便绿，面色青白，闹不休。治疗为祛风除湿，理气止痛。方中钩藤熄风止痉；草蔻温中燥湿兼行气，为君。

肉桂补火助阳，散寒止痛，温通经脉；木香调中宣滞，行气止痛，为臣。没药活血止痛；牵牛子泻下，去积，逐水，引邪下行，为佐使。六药合用，风寒除，筋脉舒，诸症自止。

（二）婴童宝丹

【组成】猪脾脏1具（洗净去筋膜，烤干），玄明粉5g，炒水红籽25g，鸡内金50g，砂仁15g，炒三棱10g，炒莪术10g，党参15g，焦三仙各50g，陈皮20g，雷丸15g，白术10g，共为细面，1岁1次1g，2岁1次3g，3岁以上者1次4~5g。

【主治】小儿纳呆，面青黄，体瘦，精神不振，重则转成肚大青筋而成疳积。

【方解】小儿虫积，损伤脾胃，日久成疳。脾胃为后天之本，气血生化之源，虫吸食水谷精微，脾失运化，精微不能化生，故纳呆、体瘦、面青黄，甚至青筋暴露成疳积。治以补益脾气，和胃驱虫。方中猪脾脏，为血肉有情之品，性味甘平，益脾胃，助消化；党参补气养血；白术补气健脾燥湿；鸡内金健脾消食；三仙消食和胃；砂仁化湿行气，醒脾和胃；陈皮理气健脾；三棱、莪术行气消积；水红子化痞散结；雷丸杀虫；芒硝泻下软坚，促虫体排除。本方妙在用猪脾脏"以脏补脏"，效果较佳。

（三）益脾升降散

【组成】苍术50g，炒泽泻30g，白蔻20g，藿香叶30g，厚朴15g，滑石10g，薄荷脑5g，朱砂3g，莲肉25g，诃子肉15g，广陈皮15g，前胡10g，共为细粉，1岁1次2~3g，2岁1次3~4g，3岁以上者1次4~5g。

【主治】小儿急性腹泻，腹痛肠鸣，口渴引饮，四肢欠温。

【方解】小儿急性腹泻的发生多由于感受外邪，伤于饮食所致，而小儿脾常不足为根源。脾胃受病，则水谷不化，精微不布，清浊不分，合污而下而成泄泻。因此治疗上健脾燥湿，兼以涩肠止泻。方中苍术、藿香芳香性燥，除湿运脾；白蔻、厚朴化湿行气；陈皮理气化滞；泽泻、滑石利水渗湿，使水湿从小便而去；莲肉、诃子涩肠止泻；前胡、薄荷开肺气利大肠；朱砂安神定惊，防止久泻惊厥。诸药合用，恢复脾胃升降之功，则腹泻自止。

（四）保肠一粒丹

【组成】诃子肉30g，赤石脂25g，枯白矾10g，寒水石10g，共为细粉，米糊为丸，如绿豆大，1次1粒，粳米3g，煮汤送下。

【主治】滑泻，水泻不止。

【方解】滑泻、水泻不止多由于脾肾阳虚，失于固涩所致，治疗以温补脾肾，收敛固涩。

【方解】赤石脂甘温调中，酸涩质重，善固涩下焦滑脱；诃子涩肠止泻，兼下气消胀；白矾收敛止泻，《圣惠方》以之配伍煨诃子研末内服，治老人久泻不止。粳米养胃和中以厚肠胃。寒水石清热泻火，"禀积阴之气而成，其气大寒，其味辛咸，入肾走血，除热之功，同于诸盐"（《本草纲目》）。

（五）清表托疹散

【组成】 葛根10g，红花15g，紫草15g，牛蒡子15g，甲珠10g，蝉蜕10g，芥穗15g，赤芍10g，薄荷10g，山楂15g，羚羊角10g，防风10g，共为细粉，1岁1次3g，2岁1次4g，3岁以上者1次5g，黄酒送下。

【主治】 小儿麻疹，初似感冒状，耳冷尻凉，身未现疹点，表而出之。

【方解】 本病为感受麻毒时邪所致，邪由口鼻而入，侵犯肺脾两脏。治疗以透为顺，以清为要。此方为麻疹初起，邪犯肺卫，似感冒症状而未及出疹，故治疗以宣肺透疹为原则。任老以《疫痧草》加减葛根汤为基础遣方。葛根、荆芥穗、防风、牛蒡子、薄荷、蝉蜕祛风轻宣透疹，赤芍、紫草入血分清邪毒，红花、穿山甲、山楂活血通经以行血滞，羚羊角清热解毒熄风。全方以透疹为主，妙在同时以清热解毒凉血药相配，阻滞邪毒由卫分传入气、营、血，阻止疾病进展。

（六）通宣利肺散

【组成】 暹逻角20g，羚羊角25g，东牛黄15g，真玳瑁40g，麝香5g，真寸香3g，西红花15g，上珍珠15g，真人齿15g，天竺黄15g，广郁金30g，川黄连25g，共为细粉，1岁1次2g，2岁1次3g，3岁以上者1次4g，病重5g，4岁1次5g。病儿表邪未尽，里热盛，喘满不休者用犀羚麻杏石甘汤加枳壳，煎汤送服；病儿热结肠胃，腹满胸高，高热，手足汗出，喘咳不休者，用西羚承气汤。

【主治】 毒热及疹毒攻肺侵心犯脑而呈壮热，喘咳，痰浊塞胸，肢冷，神昏、躁扰不安，甚则痉厥。

【方解】 疫毒侵肺，肺热失宣，故壮热喘咳，痰浊不化；邪毒痰浊闭阻心脑，则神昏、烦躁、惊厥。故治法为清热解毒，开窍醒神熄风。方中羚羊角、牛黄、玳瑁、黄连清热解毒，平肝熄风；麝香开窍醒神；用人齿散（人齿一味）主治"发搐危困"；珍珠、天竺黄、郁金镇心定惊；红花活血化瘀通脉。本方妙在多为重镇潜降之药，兼清热泻火解毒，对于急危重症的治疗独有疗效。

（七）清瘟解表散

【组成】 前胡25g，羌活20g，荆芥穗15g，防风15g，双花50g，连翘30g，柴胡20g，牛蒡子20g，桔梗15g，石膏35g，大青叶20g，黄芩10g，共为细粉，1岁1次3g，2岁1次4g，3岁1次5g；生姜3片，葱白1双，水煎送服，3小时1次。

【主治】 四时感冒发热，身酸肢痛，咳嗽咽痒，鼻塞流涕。

238

【方解】感冒一病，以肺卫不和为主要病机，但时邪较重或日久传里，可入里化热，或由卫传至气营血。治疗除以宣肺解表外，仍需兼顾邪气下传，加入清热泻火解毒之药。方中羌活、荆芥穗、防风、牛蒡子、葱白、生姜疏风解表；柴胡、黄芩解肌退热；石膏清气分热；前胡利气祛痰，兼宣散解表；双花、连翘、大青叶入气血分，清热解毒；桔梗开宣肺气，引药入肺经。全方对四时感冒卫气同病者佳。

（八）宣肺止嗽散

【组成】饭蒸百部25g，白前30g，紫菀30g，内金20g，炙冬花20g，兜铃15g，蒌仁15g，枳壳15g，桔梗15g，三仙各10g，白果仁10g，川贝15g，共为细粉，1岁1次3g，2岁1次4g，3岁1次5g，日2次冲服。

【主治】无寒无热，咳嗽痰多，纳呆之疾。

【方解】本方以止嗽散加减，治疗无明显寒热之偏的咳嗽，兼痰多、纳呆，当因咳嗽日久，外邪未尽，余邪迁延，由肺及脾，故以止咳化痰，宣肺健脾为治则。方中百部、紫菀、款冬花、白前、川贝止咳化痰；马兜铃清肺中余热化痰；蒌仁化痰宽胸；白果仁敛肺止咳；桔梗、枳壳宣降肺气；鸡内金、三仙健脾消食。共奏化痰止咳之功。诸药合用，对于感冒后久咳不止者有效。

（九）神应劫喘金丹

【组成】猪蹄甲49支，每双装入生半夏、白矾各半，然后猪蹄甲口向上，放摆瓦罐内，放好后，盖上瓦罐盖，用盐泥封固，将瓦罐置炭火上，见冒青烟，立即将瓦罐离火，放在土地上，候冷。将猪蹄甲取出，再和川椒目15g，青皮10g，无毛胎狗脊粉50g，白果仁20g，共为细粉，将此粉加真麝香0.9g，用乳钵研匀，磁瓶收藏，1岁1次2~3g，2岁1次3~4g，3岁1次5g，冲服。

【主治】小儿哮喘，喉间痰鸣，呼吸困难，不能平卧。

【方解】小儿哮喘急发，多为痰浊阻塞肺窍，肺不敛降而致。故以化痰理气平喘为主。猪蹄甲主治咳嗽喘息；半夏、白矾燥湿化痰；川椒目行水平喘；白果仁敛肺定喘；青皮疏肝破气，散结消滞；狗脊益肝肾，温补固涩。妙在麝香一味，开窍通闭，"其要在能通诸窍一语。盖凡病于为壅、为结、为闭者，当责其本以疗之。"（《本草述》）

（十）断哮散

【组成】紫河车1具（东流水洗净污水，去筋膜），巴豆（去皮）3粒，青皮30g（同炒，见青烟出去，巴豆留青皮），冬虫草50g，盔沉香30g，榧子20g，巴戟肉25g，白果仁50g，诃子肉20g，蛤蚧尾5对，红芽大戟0.5g，白术（煎水炒，炒至微焦），川贝50g，经霜天镯子30g，共为细粉，1岁1次1~2g，2岁1次2~3g，3岁1次4g，但看病情酌用之。

【主治】小儿哮喘恢复期。

【方解】哮喘反复发作，导致肺气耗散，寒痰伤及脾肾之阳，痰热耗伤肺肾之阴，故在缓解期可出现肺、脾、肾三脏的虚损之象。故恢复期的治疗，以补益肺脾肾为主，兼以化痰行气。方中紫河车补肺气益精血；冬虫草、蛤蚧尾补肺气助肾阳；巴戟天补肾助阳；沉香温肾纳气，行气降逆；白术补气健脾；川贝润肺化痰止咳；白果仁敛肺平喘；诃子敛肺下气止咳；巴豆"缓治为消坚磨积之剂，炒去烟令紫黑"；青皮疏肝破气，散结消滞；榧子杀虫，"消谷"《食疗本草》；大戟泻水逐饮，消肿散结，使水湿有去路。本方补中有泻，补而不滞，符合哮喘恢复期的治疗。

（十一）育儿一捻金

【组成】炒二丑各 5g，炒三棱 15g，炒莪术 10g，焦榔片 5g，五谷虫 10g，厚朴 10g，内金 50g，胡黄连 15g，栀子仁 10g，山楂 25g，麝香 0.3g，广砂仁 15g，共为细粉，1 岁 1 次 2g，2 岁 1 次 3g。

【主治】小儿食积、肉积、水果积，消瘦，面青黄，鼻孔红干，潮热，不食，哭闹有时，喜俯睡，或卧睡露睛，亦治中毒性消化不良。

【方解】小儿积滞，因食积、肉积、水果积，或中毒性消化不良，均是由于小儿"脾常不足"，并内伤乳食，脾失健运，停聚中焦，积而不化，气滞不行，故补脾消食为大法。牵牛子去积；槟榔行气消积；内金运脾消食；山楂消食化积，尤善消肉食积滞；五谷虫消积滞；厚朴燥湿健脾；砂仁化湿行气温中；胡黄连退虚热，除疳热，清湿热；栀子泻火除烦，清热利湿解毒；三棱、莪术破血祛瘀，行气止痛；麝香开窍醒神，防止因毒邪侵脑引起的小儿惊厥昏迷。本方选药消食破积力较强，起效迅速。

（十二）定痫一粒珠

【组成】白花蛇头 50g，乌蛇头 30g，霜打茄种 1 支，茴香虫 15 条，阴干郁金 40g，胆南星 30g，天竺黄 50g，柴胡 25g，生白芍 50g，桂枝 35g，双钩藤 30g，清半夏 30g，玳瑁 50g，麝香 0.5g，共为细粉，1 岁 1 次 2g，2 岁 1 次 3g，3 岁 1 次 5g，成人 10g。

【主治】小儿五痫病。

【方解】小儿痫病多责之"胎病"，即在母体中受惊，亦或少小感受风寒暑湿，或饮食不节，逆于脏气，脏气不平，郁而生涎，闭塞诸经而成。《古今医鉴·五痫》曰："夫痫者有五等，而类五畜，以应五脏…治之不须分五，俱宜豁痰顺气，清火平肝。"故治疗以平肝熄风化痰为要，药用白花蛇、乌蛇祛风止痉；钩藤平肝熄风止痉；清半夏、胆南星化痰以定痉；白芍养血平肝，育阴熄风；郁金清心定惊；天竺黄化痰定惊；玳瑁平肝定惊；柴胡疏肝解郁；桂枝温通经脉；麝香开窍醒神。茴香虫（《本草衍义》"治小肠气"。本方以虫类通络解痉，加强疗效。

（十三）红灵丹

【组成】金礞石20g，牛黄3g，真麝香3g，大赤金13张，朱砂15g，真硼砂15g，西瓜霜50g，明雄黄2g，共为细粉，用小药匙上于口咽处，噙化咽之。根据病情用之。

【主治】小儿发热，咽喉红赤，痰涎不化。

【方解】本证的治疗当清热解毒，化痰利咽。药用牛黄、朱砂、硼砂、大赤金、西瓜霜以清热解毒利咽；礞石下气消痰；雄黄燥湿祛痰；麝香开喉窍通闭，活血散结，消肿止痛。本品为外用药，直接作用于口咽，既可通过经络的作用清脏腑热，又可加强局部的治疗效果。

第十讲

任老部分自拟方及验案

一、中风病

（一）活络化瘀散

【组成】生槐花5g，葛根5g，赤芍5g，地龙3g，川芎3g，藏红花1.5g（另吞），三七粉1.5g（分3次冲服），豨莶草10g，茄根3g，胆星2g，丹参8g，橘络3g，水煎服。

【主治】中风病（化瘀）

（二）潜阳熄风煎

【组成】羚羊角1g，天竺黄3g，玳瑁3g，珍珠母5g，紫贝齿5g，龟板5g，天虫3g，葛根5g，生槐花10g，生地30g，胆南星3g，秦艽3g，水煎服。

【主治】中风病（潜阳）

（三）豁痰丸

【组成】玳瑁3g，羚羊角3g，皂角炭10g，胆星3g，西瓜硝30g，蛇胆陈皮末5瓶，竹沥20g，沉香3g，枯矾5g，共为细面，炼蜜为丸，重1.5g，白开水送下。

【主治】中风病（豁痰）

（四）宣窍醒神汤

【组成】水牛角、羚羊角、玳瑁、石菖蒲、郁金、细芽茶、白薇、栀子仁、清半夏，水煎服。同时送服醒脑散，药用真牛黄、真麝香、龙涎香、安息香、冰片、西红花、猴枣、石菖蒲、莲子心、胆南星、煨皂角为细面，每次2～3g，6小时1次。再用此散纱布包好放入两耳孔中，12小时取出。

【主治】中风病症见神昏，不省人事者。

【病例】

（1）姜某，男，62岁，病历号56445。1990年5月18日来诊。主诉：左半身不遂，言语謇涩12天。

病史：5月7日洗澡时突感头晕头痛，遂返家中，翌日左半身不遂，口角右偏，求治于吉林市中西医结合医院，经颅脑CT诊断为"腔隙性脑梗塞"，住院10天，经用"维脑路通""胞二磷胆碱"治疗，病人症状不见好转，且出现左半身痉挛，遂转入中医学院附属医院治疗。入院时查：意识清楚，颜面红赤，左半身不遂，肌张力增高，左半身病理反射阳性。症状：左半身麻木，时有拘急感，言语謇涩，口角右偏，小便黄，大便4日未行，喉中痰鸣。请余会诊，见舌质红，苔黑褐而厚，脉弦滑有力。余会诊后，法以通腑泄热，佐以破瘀。拟三化汤：大黄10g，枳实10g，厚朴20g，羌活5g，炒水蛭5g。水煎服。

二诊（5月19日）：腑气已通，泄下臭秽稀便，喉中痰鸣减，自述口干不欲饮水，舌质红，苔黑而干，脉弦数有力，病人喜笑不休。肝主语，心主言，肝风挟痰，心阳暴亢，神失守位，治以平肝潜阳，化瘀通络。方用羚羊角3g，玳瑁15g，玄参15g，黄连10g，阿胶15g（另烊），石菖蒲15g，郁金20g，蒲黄15g，知母50g，水蛭5g，水煎服。同时配合静点清开灵。

三诊（5月23日）：左侧肢体已不拘挛，肌力明显恢复，可下地行走，喜笑稍止，语言欠流利，自述咽喉发紧感，大便2日一行，偶有返呛。颜面红赤，舌深红，苔黄厚，脉沉弦而滑，遂拟清热化痰、活络导滞法。处方：胆星5g，黑芝麻40g，豨莶草50g，羚羊角5g，玳瑁15g，生地黄20g，蒲黄15g，郁金20g，石菖蒲15g，黄连5g，天竺黄15g。水煎服。

四诊（6月21日）：上方增减治疗1月，诸症均减，左侧肢体活动自觉笨拙，余无明显不适。查：舌质红，舌尖部溃疡，苔剥脱，脉弦滑，拟育阴潜阳、养血通络。处方：龟板40g，生牡蛎30g，鳖甲15g，阿胶15g（另烊），钩藤15g，豨莶草50g，赤芍15g，鸡血藤20g，藏红花5g，天竺黄10g。水煎服。上方调理2月，肢体活动自如，语言流利而出院。

按语：《经》言"生命之根于中者，命曰神机，根于外者命曰气立，出入废则神机化灭，升降息则气立孤危，是以升降出入，无器不有"。中风之疾，风火痰瘀虚互结，上冲脑脉，神机欲熄，气立孤危，通腑一般总在首务。三化之用，开达阳关，可直折风火之势，以复气机升降。破瘀之味，可开通闭塞，以利神机出入。再以平肝潜阳、化痰通络、育阴养血等法调理之，则层次分明，师心可见。观本案，当知病有缓急，治分先后。临症如对敌，胸无定见，何以决胜千里。

（2）魏某，男，66岁，1985年12月23日初诊。主诉：昏迷4小时。

病史：昨日上午饮酒后出现头胀痛，自服去痛片无明显缓解，未诊治。今晨家人发现病人昏迷不醒，四肢瘫痪，急送急诊科，收入院治疗。现症：神志昏愦，四肢瘫软，呼吸气粗，鼾声如雷，喉中痰鸣，二便闭结。

检查：神志昏愦，面红如妆，目合口开，肌肤蒸蒸有汗。舌质红，舌蜷，苔黄干，脉洪大。体温38.4℃，心率88次/分，呼吸28次/分，血压18/12kPa。神经系统检查：双侧眼球向右凝视，瞳孔变小，左鼻唇沟变浅，左侧轻瘫试验阳性，双侧病理征阳性。诊断：中风，属内闭外脱证。治法：①辛凉开闭。②育阴潜阳，平肝熄风。处方：①清开灵注射液60ml加入5%葡萄糖溶液500ml中静脉滴注，日1次。安宫牛黄丸1丸，每4小时1次，鼻饲。②中药汤剂：枳实15g，厚朴20g，羌活10g，炒水蛭5g，生大黄10g（后下），水煎服，得利后止服。后以羚羊角3g，玳瑁15g（2味合煎兑入），胆星5g，白薇20g，川军5g（后下），生地20g，龟板50g，威灵仙15g，黄芩15g，豨莶草30g，白蒺藜25g，4剂水煎日2次，凉服。

二诊：（12月26日上午）上午10时许，病人意识恢复，神志转清。3日来稀便5次，现嗜睡，左半身瘫，语言謇涩，尿失禁。脉弦大，尺部有力，舌质红，苔黄干。体温正常。原方去大黄，加元参20g，石菖蒲15g，续服。

以上方增损出入2月，病人神志清楚，呼吸平稳，语言微謇，左半身肢力恢复，生活能自理而出院。

按语：出血性中风其病暴而速，其势重而危。任老善治此病，颇有全心，兹案所举以略窥一斑。盖本病以脏腑气弱，脑脉虚损为本，气机逆乱为病理基础。因脑为髓海，元神之府，神机之源，诸神之会，为生命之根于中者。五脏精华之血，六腑清阳之气上循脑脉而滋养脑髓，"觉元"始能"散发细微动觉之气"。外所触，内有所动，引发相火、风、痰、气、血相互为用，冲气上逆，其力刚劲不柔，鼓胀脑脉，津水外渗，络破血溢，"血流入脑"，脑乏清阳之气，出入将废，致脑气与脏腑之气不相顺接，窍络窒塞，造成升降失因，神机欲息的病例状态。任老用三化汤，不独通腑泄热，开达阳道可直达冲逆之势又复升降之因。合用清开灵、安宫丸则清脑益神。羚、瑁、蒺藜潜阳熄风，地、知、玄参滋水涵木，星、芩、白薇豁痰清热，威灵仙、豨莶草理气通络，通十二经，石菖蒲以启神机之用，更有炒水蛭破血化瘀，消其离经之血，药证相合，大病乃起。遵古不泥，融会知新，可谓善学矣。

（五）温阳健肢汤

【组成】鹿角胶，藏红花，附子，肉桂，巴戟天，仙茅，韭子，炒熟地，阿胶，豨莶草，羊藿叶，橘络。主治中风后遗症。

【病例】陈某，男，中风后3个月，半身不遂，语言謇涩，口角流涎，形寒肢冷，时有二便失禁，舌红赤有齿痕，苔白腻，脉弦滑。任老诊为中风后遗症。由于脑髓病变日久不复，致使肾气受伤，肾阳不足，命火虚衰。法当温补肾阳，方用自拟温阳健肢汤：鹿角胶15g，藏红花10g（冲），附子15g，肉桂15g，巴戟天15g，仙茅10g，韭子10g，炒熟地15g，阿胶10g，豨莶草50g，羊藿叶15g，橘络15g，水煎服。服此方50余剂痊愈。

二、眩晕

（一）高血压泡足方

【组成】浸泡足方炮附子、吴茱萸、透骨草、怀牛膝、急性子、青葙子、罗布麻，水煎成 2500ml，晨泡 20 分钟，晚 30 分钟，1 剂用 3 日。阴虚阳亢证，加大生地、玄参、生龟甲、生石决明、女贞子。风阳上冒证加熟地、钩藤、生牡蛎、刺蒺藜、灵磁石、天麻、赤芍。痰瘀阻络证加地龙、酒大黄、红花、制南星、丝瓜络、蒲黄（生）、川芎、苏木。命火衰弱证加淫羊藿、仙茅、清半夏、韭子、荷叶、葫芦巴。

（二）育阴平逆汤

【组成】生地、麦冬、黄精、沉香、羚羊角、玳瑁、草决明、莱菔子、车前子、玄参、白芍，水煎服。

【主治】风头眩病阴虚阳亢证。

【病例】金某某，女，62 岁，3 月 2 日初诊。

主诉：阵发性头晕 1 年，加重伴头痛 6 天。

病史：1 年前因恼怒后开始出现头晕症状，未予重视，此后每遇烦劳、恼怒后上症反复，曾自测血压 150/90mmHg，未予治疗。6 天前开始无明显诱因头晕加重伴有头痛。现症：头晕、头痛，偶有耳鸣、胃胀、口干、口苦，睡眠欠佳，舌质红、苔微黄，脉弦。查血压 160/90mmHg。

诊断：眩晕，属肝阳上亢证。治法：平肝潜阳、清热熄风。处方：①浴足方：炮附子 5g（先煎），牛膝 10g，青葙子 10g，吴茱萸 10g，透骨草 10g，车前子 10g（包），莱菔子 10g　14 剂，每剂水煎取汁 3000ml，日 1 次浴足。②口服处方：生地 20g，麦冬 15g，沉香 10g，羚羊角 5g，玳瑁 10g，草决明 10g，莱菔子 10g，车前子 10g，玄参 10g，白芍 10g，7 付，水煎服。伴六味地黄丸 8 粒口服。③嘱患者调整情志，低盐低脂饮食，劳逸结合。

二诊（3 月 16 日）：头晕、头痛均减轻，胃胀改善，口苦亦减轻，睡眠改善，测血压 150/90mmHg，自述近日有乏力感。上方加黄精 50g，7 剂。嘱注意休息，余治疗不变。

三诊（3 月 30 日）：整体上感觉均轻松，偶有头晕，无头痛，胃胀明显减轻，睡眠尚可，测血压 140/90mmHg，效不更方，继续予上方。

四诊（4 月 13 日）：患者一般状态良好，无明显不适，测血压 135/86mmHg。嘱患者可停汤剂，继续服六味地黄丸，可长期用浴足方浴足。此后电话随访，病情稳定。

按语： 该患发病因情志所伤，肝气郁结、肝火上炎，又因年过半百，阴气自半，致肝肾阴虚，水不涵木，气血营精不能上荣，髓海空虚，则发为眩晕。《素问·至真要大论》云"诸风掉眩，皆属于肝"。肝为风水之脏，主疏泄，性喜条达，忧郁恼怒，疏泄失常，气郁化火，肝阳上亢，肝风内动，上扰清窍，发为眩晕。方中羚羊角平肝熄风；玳瑁重镇平肝；白芍养血敛阴，平抑肝阳；黄精：补肾益精；生地、玄参：滋阴降火；麦冬养阴除烦；草决明、莱菔子、沉香降气开郁；车前子清肝利水，引热下行。再加六味地黄丸以滋补肝肾以治本。浴足方源于张景岳之引火归元思路，将上越之火引导下行，在平肝理气药中加入附子、吴茱萸温阳之品使引火下行。本病治疗过程中内服与外用结合，标本兼治，综合治疗，达到了较好的疗效。

三、咳嗽

止咳宁嗽汤

【组成】前胡15g，白前10g，桔梗5g，荆芥15g，百部15g，紫菀15g，冬花20g，枳壳10g，杏仁10g，兜铃15g，防风15g，炙桑皮25g，水煎服。

【主治】感冒后邪气留连不净所致喉痒，咳嗽，咳而呕吐，吐白色有泡沫痰涎，痰出嗽缓，片刻复作，饮食乏味，胸闷不饥，动则汗出，舌红苔薄白，脉沉缓。

【病例】

（1）白某，女，49岁，干部，1985年10月初就诊。三天来咳嗽，吐白痰，舌苔薄白，脉浮紧，胸透肺纹理增强。诊断风寒咳嗽。口服止咳宁嗽胶囊每次4~6粒，日三次，经三天咳嗽消失病愈。

（2）丘某，男，12岁，学生。二天前因感冒而咳嗽，不发热，吐白色痰，量少，舌质红，苔薄白，脉浮紧。诊断：风寒咳嗽。口服止咳宁嗽胶囊每次4~6粒，日三次，经二天用药，咳嗽消失，病愈。

（3）于某，女，36岁，教员，1985年4月就诊。因感寒咳嗽半个月，吐白痰，质清稀，舌苔薄白，脉浮紧。诊断：风寒咳嗽。口服止咳宁嗽胶囊，每次10粒，日三次，三天后病愈。

按语：肺主气，为五脏之华盖，上连喉咙、开窍于鼻、司呼吸、外合皮毛，直接与外界接触。一旦遭受外邪侵袭，或从口鼻而入，或从皮毛而受、肺卫受感，于是肺气不宣，清肃失常，痰液滋生、阻塞气道，气逆而咳嗽。一般在临床上可分为风寒、风热、燥热等。止咳宁嗽胶囊由紫菀、百部、白前、炒桔梗、荆芥、前胡、炙冬花、炙麻黄、陈皮、炒杏仁、炒防风等组成，具有疏风散寒，宣肺解表，镇咳祛痰，治疗风寒咳嗽之效能。凡属咳嗽，痰稀色白，可伴有头痛、鼻塞、流清涕、骨节酸痛，恶寒无汗、舌苔薄白，脉浮紧者均可用此方。

四、便秘

（一）解衣丸

【组成】炙紫菀 80g，杏仁 50g，桃仁 50g，黑芝麻 100g，寸云 50g，酒军 30g，煨皂角 20g，当归 60g，厚朴 50g，共为细粉，炼蜜为丸，重 15g，每次 1 丸，1 天 2 次，白开水送下。

【主治】男女壮老年习惯性便秘者。

（二）导滞润通汤

【组成】炙黄芪、杏仁、威灵仙、当归、沉香、桃仁泥、生地、黄精、煨皂角、黑芝麻、玄参、肉桂，蜜水煎服。

【主治】老人便秘，属虚气留滞、津血虚证者。

（三）益火通幽汤

【组成】淫羊藿、硫黄、（豆腐煮）肉苁蓉、韭菜、黑芝麻、沉香、郁李仁、紫菀、煨皂角、当归、柏子仁，水煎服。纳呆腹胀者，加炒谷芽、炒红曲、砂仁。

【主治】老人便秘，属命火不足、津凝不润证者。

（四）柔肝润燥汤

【组成】草决明、生鳖甲、桑椹子、桃仁、酒白芍、黑芝麻、醋青皮、川羌活、煨皂角、紫菀、生地、火麻仁，水煎服。

【主治】老人便秘，属肝气内变、津涸肠燥证者。

【病例】张某，男，65 岁，1991 年 3 月 18 日入院。

病史：该患便秘，29 年前初起每 2～4 日一次，以后每半月一次。伴有腹胀痛及肠鸣，排便为干稀夹杂。便后腹痛减轻。1976 年以后，病人大便质硬色黑（非柏油状），曾历数医，久治不效，近经白求恩医科大学一院诊断为肠麻痹，行灌肠输液等治疗，其效不显，非灌肠不能排便。遂来我院求治。刻诊：便秘，腹胀痛，手足凉，气短乏力，嗜卧懒言，食少纳呆，消瘦尿少，性急易怒，面色青黄，舌淡苔白，脉沉虚无力，血压 15/9kPa，左下腹可触及条索样硬块。

任老认为属五脏俱伤，脾气不升，胃气不降，肝失疏泄，肾失开合，大肠传导失司所致。中医诊断：虚劳便秘。治法：益气养阴，壮阳通便。

处方：桃仁 15g，当归 10g，青皮 5g，苁蓉 30g，枳实 5g，煨皂角 2g，鸡内金 20g，紫菀 15g，黑芝麻 50g，枸杞子 20g，党参 20g，玉竹 15g，水煎服。另用皂角粉 3g，麝香 0.1g，大黄 5g，当归 25g，加蜂蜜调之外敷贴神阙穴，热水袋外熨，每日更换一次；若不效，则用硫黄粉 5g，分两次内服。

病人服用硫黄后，自觉腹部温暖，腹痛明显减轻，已有便意，但不能便出，任老又投用大承气汤加味一剂：大黄 10g，芒硝 5g，枳实 5g，川朴 15g，当归 20g，党参 20g，甘草 5g。

药后，大便已能自行排泄。为巩固疗效，又予：紫菀 20g，杏仁 15g，白芍 15g，黑芝麻 50g，苁蓉 20g，鸡内金 15g，寸冬 30g，党参 10g，当归 15g，火麻仁 15g，远志 15g，煨皂角 3g。另服硫黄粉 1g。一周服用二次。病人服药一个月，痊愈出院。

按语：该病人便秘近 30 年，始终治不得法，致使阴亏阳衰，五脏俱虚，而任老则根据阴阳互根之理，补阳育阴调其五脏，阴中求阳，而使阴得阳助而生化无穷，阳中求阴，而使阴得阳升而泉源不竭。

五、肝积

软肝散

【组成】纯净男婴胎盘、生晒人参（山参更佳）、姜黄、云南三七、藏红花、土鳖虫、冬虫夏草、生麦芽、生鳖甲、乌梅（醋浸一夜）、白何首乌（黑豆蒸一次，童便浸 24 小时捞出晒干，黄酒蒸一次）、昆布（泡去盐），共为细面。每服 3g，1 天 3 次，饭后半小时服，疗程 6 个月，病较重者疗程需 1 年左右，危重者禁用。有腹水者，用鲤鱼汤治之。

【主治】肝硬化。症见胁下胀满，纳呆腹胀，嗳气，矢气，口苦，咽干，身倦乏力，大便不畅，舌红赤少津，苔薄白或薄黄，脉多沉弦。

【病例】李某，男，38 岁，教师，1964 年 4 月 15 日初诊。

病史：该患三年前患黄疸性传染性肝炎，经服茵陈蒿汤治疗，病情好转。又于二年前旧病复发，曾服多种中西药治疗，病情未见好转。症见：两胁胀痛，少腹下坠，纳呆，消瘦，全身乏力，入当地医院治疗，仍未见效，同年诊断为早期肝硬化。近日自觉两胁胀痛，腰酸痛，时而面部浮肿，失眠多梦，咽干鼻燥，时有鼻衄，头重脚轻，午后全身翕翕发热，喜冷饮，手足心热，时有嗳气，矢气，大便时干时溏，小便黄赤灼热，故来我处就诊。查：体质消瘦，精神尚好，面色红暗而黄，口唇红干，爪甲青紫，腹部膨隆，有血痣，右胁下肝大三指，左胁下脾大两指，舌赤尖红，无苔，脉沉弦有力。据此任老认定：此乃病邪久居肝络，肝脉瘀阻所致之肝积。法以行气活血，化瘀消积，佐以温补。药用：党参 15g，桑椹子 50g，龟胶 15g，甲珠 15g，内金 20g，郁金 15g，牡蛎 50g，鳖甲 15g，三棱 15g，莪术 15g，水蛭 5g，土虫 10g，生地 40g，水煎服。以此方加减，共服 56 剂，病情痊愈。

按语：本病系病邪久居肝络，导致气结不行，络脉瘀阻，营卫失调，阻遏气化之功，水道欲通不行，肝体受损而成。法取九攻一补法。方中党参补阳益气；桑椹子、龟胶、生地养阴清热；甲珠活血化瘀，推陈致新；郁金破气行瘀；内金运脾消积；三棱、莪术、水蛭行气破血，消积化癥；生牡蛎、生鳖甲软坚化积。诸药合用共成疏肝理气，活血化瘀，软坚消积，具有九攻一补之效方。

六、肾风病

（一）肾风病有效方

【组成】金荞麦、紫荆皮、马勃、木蝴蝶、广郁金，水煎服。症见阴虚者，加熟地、砂仁、白首乌、女贞子、黄精之类治之。症见阳虚者，加菟丝子、淫羊藿、仙茅、芦巴子，重者改用炮附子、干姜、肉桂之类治之。症见中州脾胃元气不足者，加荷叶、焦白术、炙黄芪、党参、砂仁之类治之。症见挟瘀者，加生蒲黄、红花、赤芍药之类治之。症见血尿（镜下）为主者，加穿山甲（炮珠）、血竭粉、虫白蜡、小蓟、苎麻根、生白茅根之类治之。症见蛋白尿为主者，加姜汁炒土茯苓、络石藤、白蔻仁、五倍子、覆盆子之类治之。症见脾滞肝郁者，加醋青皮、九香虫、娑罗子、盔沉香之类治之。症见虚气留滞者，加生晒人参、莱菔子（炒）、佛手、代代花、谷芽（炒）之类治之。症见外感风寒者，加苏叶、荆芥、羌活之类治之。症见外感风热者，加生石膏、薄荷、桑叶之类治之。咽喉红赤日久不退者，加穿山甲（炒珠）、肉桂、三棱、莪术、防风、细辛之类治之。

【主治】肾风气阴两虚挟瘀。

【病例】岳某，男，22岁，大学生。8月16日初诊。

患者平素学业繁忙，近日自觉腰部酸痛，来我院就诊。就诊时症见：腰部酸痛，胸闷，气短，乏力，尿频，夜尿2~3次，胃纳可，眠欠佳，舌质红，少苔，脉沉细。查尿潜血（＋＋＋），尿蛋白（＋＋＋）。尿素氮25mmol/l，肌酐55mmol/l，尿酸390mmol/l。总胆红素21μmol/l，直接胆红素10.3μmol/l，血压130/80mmHg。既往气胸、肺结核、乙肝病史。中医诊断：肾风，属气阴两虚夹瘀。西医诊断：慢性肾小球肾炎。治疗：①嘱控制蛋白质摄入，减少嘌呤摄入。②嘱多休息，勿劳累。③中药以益气养阴，活血化瘀为主。处方：金荞麦10g，紫荆皮10g，木蝴蝶10g，郁金10g，穿山甲（先煎）8g，血竭（冲服）3g，地榆10g，白茅根30g，蝉蜕10g，僵蚕10g，黄芪30g，党参10g，土茯苓60g。上药7付，水煎取汁400ml，日4次，早、中、晚、睡前温服。④紫河车粉3g，日2次口服。

二诊：胸闷、气短、乏力明显好转，查尿潜血（＋＋），尿蛋白（＋＋＋），尿酸449mmol/l。总胆红素13μmol/l，直接胆红素7.7μmol/l。上方加猫爪草10g，山慈菇10g，秦艽10g，秦皮10g，车前子10g。

三诊：双目干涩，查尿潜血（＋），尿蛋白（＋＋），尿酸409mmol/l。上方加决明子10g，青葙子10g。

四诊：头部发沉，查尿潜血（±），尿蛋白（＋＋），尿酸308mmol/l。上方去猫爪草，山慈菇，秦艽，秦皮，车前子，加菊花10g，薄荷10g。

五诊：无腰部酸痛，夜尿减少，0～1次，舌质红，苔微黄，脉沉细。查尿潜血（±），尿蛋白（+），尿酸389mmol/l。守方治疗。

六诊：无明显症状。查尿潜血（-），尿蛋白（-），尿酸360mmol/l。守方。

5月停中草药汤剂，改为中药压面3g，日2次口服。嘱每周查1次尿常规，1个月查1次肾功，有变化随诊。

按语："肾风"一词最早见于《素问·奇病论》之"有病庞然如有水状，切其脉大紧，身无痛者，形不瘦，不能食，食少，名为何病？岐伯曰：病生在肾，名为肾风。""肾风"一病，首先是任老教授提出，相当于肾小球肾炎。医者多从脾、肺、肾等脏腑论治，很少从经络辨证。而本病的病因却多因毒邪侵及咽喉，邪气从经络入肾，侵及肾脏，故治疗时应"治下清上"，利咽解毒，透经达络以治肾。方中金荞麦、木蝴蝶、马勃为清热利咽之品；土茯苓入肝胃经，清热解毒，健脾强胃，去湿通络（《本草纲目》）；血竭入心肝经，主打伤折损，一切疼痛，补虚及血气搅刺，内伤血聚（《海药本草》）；穿山甲入肝胃经，善于走窜，活血散瘀，通利经络，宣通脏腑，透达关窍（《医学衷中参西录》）。诸药合用，经络之毒清，而肾脏之病愈。该患为青年男性，大学生，学业繁重，耗气伤阴而发病，患者自述就诊后，曾休学三个月，卧床静养，气秘则肾关可固，精微不得外泻，故病情好转。可见，适当休息有利于肾小球肾炎患者病情恢复。《灵枢·经脉》篇云"肾足少阴之脉，起于小趾之下，其直者，从肾上贯肝膈，入肺中，循喉咙，挟舌本。"而足阳明胃经之经络亦循喉咙，足厥阴肝经亦循喉咙后，故咽喉部为肾、胃、肝三条经脉所经之处。若邪毒久留，其毒内渗，使肾气受害，肾精受伤，久则肾之体用俱损。故血液及精微外渗，为血尿、蛋白尿。该患者辨证为肝肾阴虚证。故治以滋补肝肾，利咽解毒，透经达络，养阴止血。

（二）益肾健中饮

【组成】仙茅15g，菟丝子15g，土茯苓200g，爵床50g，白术15g，鹿角胶15g，砂仁15g，蒲黄15g，黄芪50g，水煎服。

【主治】慢性肾风。

【病例】某女，31岁。患肾炎6年，历更数医，久治不愈。症见浮肿，腰痛，尿少，畏寒肢冷，恶心纳呆。查体：舌质淡，苔薄白，脉沉细无力。任老认为是慢性肾风重症。投用土茯苓200g，白茅根50g，坤草50g，肉桂3g，附子10g，干姜5g，泽泻50g，砂仁10g，爵床50g，以温阳利水。病人服用上药三剂后，水肿开始消退，肢体由寒转温，并根据"精不足者补之以味"的原则，又用"千金鲤鱼汤"加减治疗一个半月，病人痊愈，出院后再服"复肾异功散"以巩固疗效，至今未犯。

七、紫癜肾

【组成】何首乌、白鲜皮、五味子、徐长卿、当归头、刺蒺藜、酒白芍、酒生地、炙黄芪、蝉蜕皮、川芎、老紫草水煎服。可参照前法加减治之，用过激素治疗，此方无效。

【病例】黄某，女，14岁，7月17日初诊。

病史：患者1年前双下肢出现红色斑点，加重1周，当地医院诊断为紫癜肾。现症：晨起双眼脸浮肿，腰酸，怕冷，饮食正常，睡眠尚可，小便发黄，大便日1次，月经正常，舌质红苔白，脉弦滑。尿常规示：尿蛋白（＋＋），鱼类及花粉过敏史。诊断为紫癜肾，证属热毒内蕴证。治以利咽解毒，益肾通络。处方：制何首乌5g，制白鲜皮5g，徐长卿5g，刺蒺藜10g，黄芪20g，当归5g，蝉蜕10g，穿山甲6g，血竭2g，土茯苓30g，络石藤10g，白蔻仁10g，五倍子5g，覆盆子10g，坤草5g，陈皮10g，大黄5g，丹参10g。4剂水煎服，1剂2日，日2次，早晚饭后服用，一次100ml。

二诊（8月24日）：服药后自觉症状减轻，偶有恶心症状，舌质红苔薄白，脉弦滑，尿蛋白（－）。上方加苏叶5g，黄连5g，7剂，日1剂，1日4次服用。

三诊（8月30日）：腰酸等症明显好转，紫斑减少，尿蛋白（－）。继续服用上方。

四诊（9月5日）：咽部不适，舌质隐青苔白，脉弦滑，尿蛋白（－）。上方加入三棱10g，莪术10g，三剂煎服，每周随诊。

五诊（9月12日）：无明显不适，尿蛋白（－），舌质红苔薄白，脉沉滑。上方三剂，日1剂，日2次水煎服。

六诊（9月18日）：自述不适症状均有好转，斑点消失，舌质红苔薄白，脉弦，尿蛋白（－）。上方6剂，2剂水煎服，4剂压面温水冲服；并予患者中成药八珍颗粒补益气血，辅助治疗，巩固疗效，嘱患者病情有变化随诊。

七诊（12月5日）：患者复查无不适症状，尿蛋白（－）。前方5剂压面继续服用。

八诊（次年2月26日）：自述无明显不适症状，月经正常，舌质红苔薄白，脉滑数。尿蛋白（－）。上方10剂，6剂压面，4剂水煎服，服法同前，并嘱患者饮食宜清淡，适当摄入肉类，注意休息，变化随诊。

复诊（10月23日）：无明显不适症状，尿常规正常，继续服用面药。

按语：患者女性，由于紫癜日久不愈侵于肾络为病，所以治以利咽解毒，益肾通络兼以调和气血，整体论治。方中制何首乌、徐长卿、刺蒺藜补益肝肾，滋补精血。当归补气补血，生血则可滋阴，滋阴则热自退，热退则斑疹消，加之制白鲜皮、蝉蜕祛风止痒、四药合用，共起祛风止痒、行血活血之功效。穿山甲活血化瘀，去瘀生新；血竭色赤入血分，通气活血；土茯苓有祛毒、祛湿之功效，与穿山甲、血竭共奏祛湿浊瘀毒之功。白芍与生地、当归合用生肝血，清虚热；叶天士云"久病入络"，络石藤、白蔻仁、五倍子、覆盆子、坤草、陈皮、大黄、丹参通经活络。通观全方，刚柔并进，通补兼施，《医学启源》曰"肾苦燥，急食辛以润之，"故入三棱、莪术二药取其"辛走气""辛以通络"之意，服用至今。《医学衷中参西录》云"与黄芪合用，不但气血分毫不损，化瘀之功更甚，气血旺以胜药力则病痊愈。"

八、淋证

分浊澄清饮

【组成】牛膝20g，公英50g，炒皂刺5g，灵仙15g，漏芦15g，海金砂15g，枝核15g，官桂15g（急性期去之），瞿麦15g，茜草15g，通草10g，水煎服。发热，加双花50g，栀子10g，连翘25g；便秘，加大黄5g；寒，加茴香15g，附子10g，干姜10g。

【主治】尿频、尿急、尿浊，小腹坠胀，腰酸痛，尿后仍有余沥，多为前列腺病。

【病例】

（1）王某，男，37岁。初诊：1987年3月11日。

病史：半年前出差至南京，旬日回家，疲倦入房，翌日晨腰酸膝软，尿频尿浊，溅地如脂，尿有余沥，未经诊治。以后经常尿频，尿有余沥，劳累后则有浊尿，且逐渐出现阳痿，遂求治于某医院，诊断为"慢性前列腺炎"，给予"前列康"口服，尿浊减轻，阳痿如故。自服"男宝""海马巴戟大补丸"等药近3月，其势如故，遂于今求治。述腰酸膝软，阳事不举，周身沉重，尿频，尿有余沥，时有黄浊，食纳尚可，入睡困难。查其人形体肥健，颜面萎黄而暗，口唇暗红，舌质红暗，苔薄白，脉沉滑而数。诊断为浊证、阳痿。属肾精亏虚，肝失疏泄，下焦气化不固，引起心肾不交，相火妄动，宗筋失养。投以：三棱10g，莪术10g，虎杖20g，海金砂20g，牛膝20g，公英50g，荔枝核15g，小茴香10g，莲子心25g。水煎服。并嘱调情志，远房帏。

二诊（10月6日）：尿浊消失，余症减轻。查舌质红，苔薄白，脉弦缓。前方佐入甲珠5g，黄连5g，肉桂2g。同时配合服用延龄长春丹，每次6粒，每日服2次。仍宜保精寡欲。

上法调治月余，诸症消失，阳事复举，力倍神旺，病遂告愈。

按语：余临证喜用棱、术，一调血中之气，一调气中之血，以达调肝气之目的。肝为心母，为肾子，心肾不交而有肝气内郁者，必以调肝为先。肝脉循阴器抵小腹，阳痿之病往往虚郁互结，温肾壮阳之品适于形气虚弱、精气清冷者。形肥之人，脂膏堆积，阳气阻决，若贪服温肾壮阳之品，则恐"助阳过剂反伤阴"。本案用虎杖、公英既可清利下焦而止浊，又可制阳热之性而解火毒，再佐以疏理肝气、清心止浊之药，是其特点之一。《经》曰："物化之常，久而增气，气增而久，夭之由也。"

（2）胡某，男，47岁。初诊：1987年8月。

病史：工作烦忙，长期精神紧张，有烟酒之好。1个月前出现腰酸乏力，尿频尿急，尿有余沥，尿液混浊。经市医院化验前列腺液，确诊为"慢性前列腺炎"，给予"前列康片"口服，症状不见好转，烦躁不宁忧心忡忡。现症状：腰酸乏力，头晕头胀，身倦怠言，尿频而急，尿线变细，尿有余沥，时有混浊尿，少腹坠胀刺痛，阳事不举，举而不坚，虚烦少寐，发落目眩。

检查：神情焦虑，毛发焦干，颜面绯红。舌质红，舌体胖大，苔薄黄，脉虚大。体温正常，血压20/12kPa。前列腺液：红细胞3~5，白细胞20，卵磷脂小体：40%。诊断：浊证，肾阴亏虚，热瘀互结。治法：滋阴通利。

处方：熟地10g，龟板20g，杭白芍10g，威灵仙15g，地肤子10g，海金沙15g，牛膝20g，瞿麦15g，荔枝核15g，通草5g，炒寸冬15g，炒皂角5g，官桂10g，水煎服。

上方服6剂，尿频尿浊消失，余症均减轻，去官桂，续服16剂，并合用延龄长春丹1月，阳事复举，诸症俱平。嘱调情志，远房帏，1年后见之，言病未再作。

按语：淋浊不同，实为二证，浊出于精窍而淋出尿道。《素问·痿论》曰："思想无穷，所愿不得，意淫于外，入房太甚，宗筋弛纵，发为筋痿。此浊证之本意也。病理上多由脾虚土不胜湿，升降无权，肺气壅满，治节无力，再加心肾不交，相火内动，精关不固，湿热之邪与败精互结于下，膀胱气化不利而成。任老认为：本病虽云属虚，然不可骤进温补，所谓"助阳过剂阴反灼"，养死而不知悔，亦不可泥用八正之类。盖实火可以直折，而虚火则应壮其水主。方中以地、龟补肾滋阴，白芍柔肝制水，麦冬清金肃肺。海金沙软坚，威灵仙、枝核理气散结，皂刺消瘕，瞿麦、地肤子、通草通利膀胱，更有官桂既助膀胱气化，又可引火归元。生牛膝引药直达病所，诸药配合，法因证立，通以济塞，寓补于通利之中。

九、肾衰

（一）益肾填精饮

【组成】龟胶，鹿胶，黄精，淡菜，白术，鲍鱼，山萸肉，爵床，白蔻，土茯苓，羊羔肉，甲鱼。

（二）补肾壮阳饮

【组成】仙茅，韭子，鹿胶，鹿茸粉，龟胶，白术，土茯苓，爵床，党参，砂仁，杞果，茜草。

（三）复肾异功散

【组成】海狗肾2具，紫河车1具，大海马100g，鲍鱼50g，鹿内肾（洗净去筋膜）2对，西藏花50g，虫草100g，淡菜100g，广砂仁50g，爵床50g，土茯苓200g，光燕菜50g，头发菜50g，山萸肉100g，海参100g，龟胶50g，鹿胶50g，白术50g，共为细末，痰轻者，每次送服10g，痰重者，每次进服15g，每天2~3次。

【病例】

（1）刘某，女，23岁，未婚，通化市人，肾病8年。曾于省市各大医院就诊。诊断：慢性肾炎，尿毒症肾衰期。经介绍到任老处会诊。任老通过望、闻、问、切刻诊：面色白，呼吸困难，浮肿，尿少，畏寒肢冷，纳呆，恶心呕吐，脉沉弦无力，及实验室检查尿素氮：168mmol/L，肌酐：360mmol/L；心电图示：心肌劳损；血常规：继发性贫血，血色素6gL，诊断为：慢性肾风，证属水毒证肾衰病，法宜补肾壮阳，佐以健脾之品，方用补肾壮阳饮、益肾填精饮，交替服用6个月，浮肿渐退，饮食增进，面色渐渐有华，恶心呕吐症状消失。又据舌质淡无苔，脉沉弦无力的情况，投复肾异功散二剂，一次6g，日3次，饭后口服，半年后患者来我院复查：症状消失，脉、舌、色恢复正常，肾功、血常规、尿常规、心电图均恢复正常，又投益肾填精饮一剂，一次6g，日3次，饭后口服。后经随访该女，结婚生子，健康，至今未再犯。

（2）吴某，男，23岁，1983年12月20日初诊。主诉：腰痛，双下肢浮肿2个月，恶心少尿1周。

病史：2月前曾有咽痛史，未经治疗。其后腰痛疲乏，逐渐发现双下肢浮肿而求治于医院。经化验确诊为"慢性肾小球肾炎"。给予利尿、抗感染及糖皮质激素治疗40天，腰酸痛无明显好转，1周前病人恶心、气短，遂出院。症状：腰酸膝软，神疲倦怠，腹中胀满，恶心呕吐，气短胸闷，纳呆少尿，口干不思水，头晕眼花，心烦尿黄。

检查：颜面萎黄，目胞浮肿如卧蚕。舌质淡，舌体胖大，苔薄滑，脉沉细。腹水征（+），双下肢浮肿（+++），血常规：白细胞6.7×10^9/L，红细胞3.50×10^{12}/L，血红蛋白140g/L。尿常规：红细胞3~5个，白细胞4~6个，蛋白（+++），颗粒管型5~8个。BUN19.6mmol/L，血浆蛋白：总蛋白48g/L，白蛋白24g/L，球蛋白24g/L，肾B超：双肾集合系统杂乱。诊断：慢性肾风（慢性肾衰），证属脾肾阳虚，湿浊内蕴。治疗：渗湿泄浊，益肾健脾。处方：土茯苓200g，菟丝子15g，白术20g，巴戟天15g，破故纸15g，砂仁5g，白蔻仁

5g，藿香15g，柴胡10g，泽泻25g，水煎服。外用利尿膏：白商陆粉0.5g，古月粉0.3g，麝香少许，蜂蜜调和，敷神阙穴。食疗：鲜鲤鱼1尾，去内脏。川椒15g，茶叶10g，赤小豆20g，大蒜10瓣，茜草15g，装入鱼肚内，清水炖熟，日1尾食之。守方治疗41天，浮肿逐渐消退，腹胀恶心消失，余症均减。

二诊（2月5日）：尿常规蛋白（＋），余理化检查均正常范围。以后用任老复肾异功散培补1月，半年后见之，言精力旺盛，病已告痊愈。

按语： 肾风之名，首见于《素问·评热论》，盖言肾风者，肾是言伤本气脏伤本气自病，风是言其病理扩展、病变。肾为先天之本，命门为性命之根，邪毒内伏于肾，日久伤其体用，肾失开合之能，水湿浊邪内困，阴阳交伤，误补则益疾，峻利则伤正，是临床上难治之疾。任老主张本病治宜温而不燥，补而不滞，补中有通，通而达补。方中土茯苓重用则专厚力深，直泻湿浊。菟丝子、巴戟天、故纸补肾温阳而无燥烈之偏，白术、白蔻、藿香、砂仁健脾调中，千金鲤鱼汤通肾消水，利尿膏外取通阳，故收便利水消，气旺阳复之效。肾脏天一，"伤则失守而阴虚，阳虚则无气"，复肾散取血肉有情之品，天地阴阳二气纯金之味，则可培基助本，填补真元，舍大药而求诸草木，何能济事？

十、不育症

（一）延龄长春丹

【组成】鹿茸，海马，蛤蚧，黄精，熟地，龟胶，生晒参，山萸肉，钟乳石，大海米，何首乌，羊藿叶，鹿睾丸，蛇床子。

【主治】腰膝酸痛，形寒肢冷，体倦乏力，阳痿早泄，精冷无子等阳虚诸症。

（二）温阳益火煎

【组成】仙茅15g，仙灵脾10g，韭子15g，熟地10g，阳起石20g，鹿胶10g（烊化），炒川椒5g，海狗肾粉10g（分3次冲），巴戟天15g，何首乌15g，鹿茸粉5g（分3次冲）。

【主治】男性不育命火衰微证。

（三）返正驱邪煎

【组成】炒皂刺10g，蛇床子15g，白蔹15g，荔枝核15g，白术15g，漏芦15g，海金砂15g，灵仙15g，蚕蛾15g，红蜻蜓15g，紫梢花10g。

【主治】男性不育外邪盘踞下焦证。

【病例】

（1）仇某，男，31岁，工人，1955年6月就诊。该患婚后10余年无子女，经常腰酸，头晕，乏力，失眠多梦，畏寒，小便频数，但尿道不痛。查其面色黄润，颜色苍白，额部灰黄而暗，精神不振，舌淡苔薄白，脉沉虚无力，两尺尤甚。查精液：精子为 0。辨证为男性不育病，属命火衰微证。方用温阳益火煎，处方：仙茅 15g，仙灵脾 10g，韭子 15g，熟地 10g，阳起石 20g，鹿胶 10g（烊化）、炒川椒 5g，海狗肾粉 10g（分 3 次冲），巴戟天 15g，何首乌 15g，鹿茸粉 5g（分 3 次冲），送服延龄长春丹（鹿茸，海马，蛤蚧，黄精，熟地，龟胶，生晒参，山萸肉，钟乳石，大海米，何首乌，羊藿叶，鹿睾丸，蛇床子）。用药月余，再验精子已有，但活动力弱，脉症亦见起色，守方服用 1 年余，次年其爱人受孕，顺产一女婴。

按语： 男性不育病是临床常见的男科疾病，发病率较高，多责之于先天和后天之因。根据四诊，该患者明显为肾阳亏虚，命门火衰。肾为水火之脏，内寄命门之火，为元阳根本，肾阳不足，命门火衰，则天癸衰少，精少不育。故治以益火培元。药用仙茅，仙灵脾，巴戟天，韭菜子，阳起石，海狗肾，鹿胶，鹿茸粉，川椒等一派温补肾阳之药，峻补命门火衰；然善治阳者，必于阴中求，故加入何首乌，熟地，使"阳阴助而生化无穷"。诸药合用，"益火之源，以培右肾之元阳"，守方治疗而愈。

（2）刘某，男，29 岁，干部，1953 年 11 月就诊。结婚 7 年，未生育子女。症见：腰酸重困，小腹坠胀，小便时涩滞而痛，小便浑浊。性交时女方阴道有涩滞感。查体：形体肥胖，面色淡红黄，口唇红润，舌体胖大有齿痕，舌质红，苔薄黄，根部黄腻，脉沉濡无力。精液检查：精子占 15%，活动力差。辨证为男性不育病，属湿邪盘踞下焦证。治以固本返正，兼祛湿邪。方用返正驱邪煎，处方：炒皂刺 10g，蛇床子 15g，白蔹 15g，荔枝核 15g，白术 15g，漏芦 15g，海金砂 15g，灵仙 15g，蚕蛾 15g，红蜻蜓 15g，紫梢花 10g。送服延龄长春丹。延龄长春丹由鹿茸，海马，蛤蚧，黄精，熟地，龟胶，生晒参，山萸肉，钟乳石，大海米，何首乌，羊藿叶，鹿睾丸，蛇床子等组成，具有补肾壮阳，益火之源和强身健体，延年防老之功效，治疗腰膝酸痛，形寒肢冷，体倦乏力，阳痿早泄，精冷无子等阳虚诸证）。守方 1 年，其爱人受孕，生一男婴。

按语： 现在临床上男性不育证除了先天禀赋不足的虚证之外，后天因素对该病的影响愈来愈重要，尤六淫邪毒乘肾气不足或乘男女性交阴器不洁而入，盘踞下焦，使精窍不利或血络为邪所中，毒邪侵蚀，络脉失约，则精血杂下而无子。本例患者即属湿邪盘踞下焦证，用药上强调必须选用清热燥湿、解毒通络的药，如蛇床子、炒皂刺、白蔹、灵仙、漏芦、海金砂，同时不忘兼顾温补肾阳之药，如蚕蛾、紫梢花等，使毒邪去，精窍通而有子。

十一、消渴

温化滋胰汤

【组成】 缫丝 40g，生地 50g，知母 50g，葛根 15g，天冬 15g，肉桂 3g，红花

4g，黄精15g，内金20g，白术15g，黄连2g。

【主治】消渴，三多一少，乏力之疾。

【病例】

（1）陈某，男，52岁。1989年3月上旬初诊。

病史：言患消渴病已7年，每因劳累及情志不遂加重。曾服用过许多降糖药，也曾服用中药，病情时好时坏。此次发病后，服以前诸药皆罔效，经人介绍就诊于余。询知：口干而黏，周身倦怠，气短乏力，纳少腹胀，视物发花，阴囊湿冷，大便稀溏。查：两颧红赤，舌质暗红，苔白厚，脉沉弱，情志不遂，表情焦虑。余览前服药方，不外寒凉清滋诸品，本在情理之中，然物化之常，久而增气，长服此类势必腻膈碍脾，湿从中生，所谓上热未除，中寒复起。遂变法而治。处方：生地50g，知母25g，天冬10g，玉竹15g，三棱10g，莪术10g，内金15g，干姜10g，黄连5g，肉桂3g，水煎服。食疗：净猪肚1具，添入炮附子10g，吴茱萸10g，沙参20g，白蒺藜15g。封口，清水炖熟，为3日量。

患者守法治疗2周，口黏便溏止，去猪肚不用，前方加花粉15g，黄精20g，嘱其续服1月。年终遇之，言已上班，病未再作。

按语：脾（胰）为太阴湿土，喜燥恶湿，具坤静之德而有乾健之运。每遇是症，余常用棱、术、鸡内金、砂仁之属佐入寒凉清滋方中，快膈利气，猪肚暖脾祛湿，则清而不凉，滋而不腻。以静药之体，参于动药之中，动静有常，刚柔有体。医合易道，贵在变通以应无穷，学识未到，断不能悟。

（2）陈某，男，53岁。1989年3月12日初诊。

主诉：多饮多尿5年，伴消瘦加重1月。

病史：5年前始发多饮多尿，汗出乏力等症，确诊为"糖尿病"。5年来经常服用消渴丸、玉泉丸及西药优降糖。病情每因情志不遂加重。1月前，症状加重，多饮多尿，食量有增而日渐消瘦，服上药症状不见缓解。其中医开列苦寒泻火，滋阴生津之方与之，初服小效，烦热稍减而病增滑泻，余症不解。今日求治于任老。现症：口干而黏，多饮多尿，尿频短，腰膝酸软，五心烦热，腹满滑泻，两目干涩，胸闷无奈，倦怠乏力，阴囊湿凉。检查：颜面虚浮鲜泽，印堂色赤，两颧暗红，两目少神，舌质暗红，苔白干，根部白厚而腻，脉弦大，沉取无力。血糖19.6mmol/L，尿糖（＋＋＋）。诊断：消渴，属肝肾阴虚，脾虚湿困证。治疗：温肾滋胰，理气散结。处方：生地80g，知母50g，花粉15g，天冬15g，黄精15g，红花3g，肉桂3g，黄连5g，白蒺藜15g，三棱10g，莪术10g，内金15g，干姜5g，4剂，水煎服。食疗：净猪肚1具，装入生地100g，知母100g，炮附子10g，仙茅15g，山药50g，泽泻10g，生牡蛎100g，花粉100g，大蒜1头，茶叶10g，黄酒100g，箍紧炖熟，2日内食肚尽。

服药3剂，便溏即止，停服猪肚，继以上方调理月余，余症悉平。4月19日复查血糖 7.1mmol/L，尿糖（－）。

按语：消渴病以阴虚为本，燥热为标，病位在散膏（胰腺）而波及他脏。本病久服寒凉清润之品，滋腻重浊之味，知其腻膈碍脾，湿从中生，致伤中和之气，所谓上热未除，中寒复起。故以三棱、莪术、内金、干姜加入清滋方中，快膈利气，暖脾除湿，则不畏地、知之寒腻，又无棱、术破气之虞。任老常告诫"清而不凉，滋而不腻。兼顾胃气，是谓清和善法"。方中黄连、肉桂取坎离交泰之意，猪肚用附子、仙茅含阳生阴长以助气化之旨。两者相合，以静药之体而参以动药之中，具坤静之德而有乾健之运，则动静有常，刚柔有体。

（3）杨某，男，80岁，吉林省长春军分区司令员，1992年4月20日就诊。主诉：多饮、多食、多尿，消瘦20年。

病史：病人于20年前患糖尿病，多饮多食、多尿、形体消瘦，服用"优降糖"等西药，而未愈，于13年前，就诊于任老。刻诊：多饮、多食、多尿、消瘦明显，疲乏无力，理化检查血糖 19.8mmol/L，舌质红，苔黄厚而干，舌尖有芒刺，脉象弦滑有力。诊断：消渴，属阴虚燥热证。治法：滋阴清热，活络导滞。处方：缫丝 50g，生地 50g，知母 25g，肉桂 3g，三棱 10g，莪术 10g，仙鹤草 20g，黄精 20g，枸杞子 20g，花粉 15g，覆盆子 30g。

病人以上方为主，服药近3个月，诸种症状明显好转，血糖明显下降（11～22mmol/L），尿糖（±），患者经调治20年，带病延年至今，未见合并证，生活自理如常人。

按语：任老治消渴，有独到之处，立论精深，用药独特。首先，确立病位，重在散膏。散膏、脾胃共居中焦，为后天之本，可以散发阳气，温煦五脏六腑，为人体气化升降之轴。另外，散膏、脾胃与肺肝肾在生理上形成了有机的统一活动，从而来维系人体正常的生理功能。又由于经络的络属关系，使上中下三焦相互为用，共同完成。所以，消渴的病位，是以散膏为核心，波及肝、脾、胃、肺、肾、三焦等。同时，用药上喜用肉桂，阳中求阴，因为只有阳旺才能生阴，即所谓善补阴者必在阳中求之。滋阴则选生地、知母相互为用；缫丝煎汤能生津止渴，是治疗消渴要药。用三棱、莪术防坏病，三棱长于破血中之气，莪术善于破气中之血，合用相得益彰，然不可重剂，以防伤正。

十二、紫斑

（一）增损当归饮子

【组成】当归 15g，生地片 20g，白芍 15g，川芎 5g，白蒺藜 25g，防风 10g，首乌 15g，乌蛇 10g，蝉蜕 15g，银柴胡 15g，白鲜皮 15g，白薇 15g，水煎服。

【主治】过敏性紫癜初得。

（二）桃仁承气汤

【组成】大黄 5 ~ 10g，桃仁 10g，桂枝 5g，炙甘草 10g，玄明粉 3g。得利止服，改酒军 5g，水牛角 10g，丹皮 15g，生芍 15g，黄连 10g，水煎服；血止后改用增损当归饮子。

【主治】过敏性紫癜有出血、便血者。

【病例】齐某，男，13 岁。1983 年 9 月 13 日初诊。主诉：全身紫癜，腹痛便血 50 天。

病史：患者 50 天前无明显诱因双下肢皮肤出现对称性皮下瘀点，高出皮肤，部分融合成片。同时逐渐出现膝关节酸痛，腹痛便血，量每次约 100 ~ 150ml，曾在医大二院求治，诊断为"过敏性紫癜"，给予氢化考的松静点治疗及用止血药 1 月，腹痛频作，便血时出时止，紫癜不退。症状：腹痛便血，血色紫暗，腹满时有坠胀感，口渴不欲饮，虚烦少眠，手心热而无汗，小便色黄。检查：神情不振，两目黯青，颧赤唇萎。舌质隐青，苔薄而干，脉弦涩有力。少腹拒按，血小板 110×10^9/L。诊断：紫斑（过敏性紫癜），属瘀热内结证。治法：清热行血，疏表通里。处方：核桃仁 20g，大黄 10g，桂枝 5g，炙甘草 10g，玄明粉 3g，2 剂水煎服。

二诊（9 月 15 日）：上方服后，1 剂血减，2 剂血止，腹痛大减，紫斑颜色变浅。舌质暗红，苔薄少津，脉弦涩。更方如下：当归 15g，白芍 15g，川芎 5g，生地 20g，白蒺藜 25g，蝉蜕 15g，乌蛇 10g，首乌 15g，白鲜皮 15g，白薇 10g，银柴胡 15g，水煎服。

守方治疗 20 剂，紫斑消退，后用四物汤调理 1 个月，症状悉平。后在长春外国语学校读书，未再复发。

按语：紫斑病有别于出疹及温病发斑，外感内伤皆可致病。以外邪入侵，酿生热毒，病及血脉为其重要原因。以清热凉血，止血治之本在常理之中。而滥用激素"探索治疗"往往会加重病情。认识到本例紫斑便血，汤水不思身无汗而溲黄，综合四诊，断其阳热郁伏，表有不和，两阳相熏灼，血气流溢，失其常度熏发肌肤，内溢浊道，造成阴血蓄而不行，热结下焦，波及膀胱，内扰于肠胃而为患。桃核承气汤是仲景本为热结膀胱而外不解之蓄血证而设，本有求之之原则，今变通其用，通因通用，故收 1 剂血减，2 剂血止治效。又以增损当归饮子理损补虚，清解余邪，何虑其不瘥！

十三、三叉神经痛

化阴定痛汤

【组成】生白芍 50 ~ 100g，甘草 15g，炒川椒 5 ~ 10g，香白芷 10g。寒者加干姜 10g，甚则加附子 10g；颜面痛加粉葛根 15g，全蝎 3g，蜈蚣 1 条；大腿痛加木瓜 15g，全蝎、蜈蚣酌加，没药 10g；胃痛加元胡 15g，川楝子 10g，钩藤 10g，水煎服。

【主治】颜面一侧或两侧剧痛（三叉神经痛），大腿后侧如电掣样剧痛，不能转侧（坐骨神经痛），胃脘绌急疼痛（胃痉挛）。

【病例】张某，女，54 岁。1982 年 3 月 12 日初诊。

病史：双膝关节疼痛，屈伸不灵活半年，遇寒加重，服用许多抗风湿中西药，效果不理想。此次因春节期间洗衣着凉而加重。现症：双膝关节酸楚，屈伸不灵活，"肌肉发紧"，形体矮胖，颜面淡青而黄，舌质淡，苔薄白，脉沉缓而滑。《素问·痹论》曰："以春遇此者为筋痹。"遂治以温经柔筋，缓急止痛。处方：白芍 75g，炮附子 15g，甘草 10g，炮干姜 10g，川椒 5g，伸筋草 15g。水煎服。服药 3 剂，拘急缓解、膝痛减除。投独活寄生汤 4 剂养血祛风，以善其后。

按语：阳气者，精则养神，柔则养筋。祛风除湿之药，性偏燥烈，有伤津耗血之嫌，不可久服。以芍药甘草汤中增入温经祛寒之附子、干姜、川椒，则祛寒温经而无伤血之弊，且收阴阳互根之妙。

十四、癫痫

痫宝丹

【组成】白花蛇头 3 具，玳瑁 20g，郁金 25g，天麻 15g，天竺黄 30g，真沉香 10g，胆南星 15g，白芍 5g，清半夏 10g，全蝎 10g，蜈蚣 5 条，天虫 15g，牛黄 5g，麝香 0.3g，琥珀 5g，西红花 5g，动物脑 1 具。

【病例】林某，女，8 岁，一年前开始常突然出现昏仆，四肢抽搐，双目直视，口吐涎沫，就诊于当地某医院，诊断为"小儿癫痫"，给予乙琥胺口服至今，发作次数虽有减少，但仍时有发作，为求中医治疗，来我门诊，就诊时患者平均 4 日发作 1 次，心烦易怒，失眠，口苦，大便秘结，病发后，症情加重，甚则彻夜难眠，舌质暗红，有瘀斑，苔黄腻，脉弦滑微数。诊断：痫证，痰毒内扰，肝风内动型。治则：化痰通络，镇肝熄风，开窍醒神。处方：白花蛇头 3 具，玳瑁 20g，郁金 25g，天麻 15g，天竺黄 30g，真沉香 10g，胆南星 15g，白芍 5g，清半夏 10g，全蝎 10g，蜈蚣 5 条，天虫 15g，牛黄 5g，麝香 0.3g，琥珀 5g，西红花 5g，雀脑 20 个。水煎服。嘱患者避免劳累过度及精神刺激，保持心情舒畅，并忌食羊肉等燥热之品。

二诊：患者发作次数减少，平均 2 周发作 1 次，失眠多梦，易疲倦，二便正常，苔微黄，脉弦滑微数。于前方加柏子仁 10g，继续水煎服。

三诊：患者无发作，睡眠尚可，无口苦，精神状态尚可，舌质淡红，苔薄白，脉细数。随访 1 年，未见复发。

按语：本病是脑神经元过度同步放电引起的短暂脑功能障碍，属中医学"痫证"范畴。《丹溪心法》曰："痫症有五……无非痰涎壅塞，迷闷心窍"。清·程国彭《医学心语·癫狂痫》曰："痫者……虽有五脏之殊，而为痰痫则一"。《医学正传》中云："癫痫主乎痰，因火动之所作也"。可见本病的发病原因不外乎"风""火""痰""瘀""虚"。以"痰"为主，痰瘀互结是本病的主要发病机理，治疗应分辨标本缓急，化痰通络应贯穿疾病治疗的始终，调节脏腑、经络、气血，巩固治疗，防止疾病复发。本方以白花蛇、全蝎、蜈蚣、天虫祛风、活络、定惊；天麻、牛黄熄风止痉，平肝潜阳；玳瑁平肝定惊；胆南星、半夏、天竺黄化痰止痉；白芍育阴熄风；郁金清心行气解郁；真沉香行气降逆；麝香开窍通闭；琥珀定惊安神；西红花活血祛瘀；雀脑补肾。诸药共奏化痰通络，镇肝熄风之功。

十五、心痛

养心舒络汤

【组成】沙参、丹参、当归、太子参、赤芍药、川芎、荷叶梗、女贞子、骨碎补，为丸、散、汤皆可用。

【主治】久患厥心痛。久服化瘀理气药，能引起气虚血虚之弊，不如久服养心舒络方。此方为开合之剂，补而不滞，行而不伤，调和脏腑生理之平衡，为宽缓无毒之方。

【病例】魏某，男，37岁，长春市人。4月6日初诊。

患者胸闷刺痛、气短、乏力、口渴，大小便正常，眠差，舌质隐青、苔黄，脉弦细无力。诊断：胸痹，属气阴两虚兼心脉瘀阻证。治法：益气养阴、祛瘀养血安神。处方：沙参20g，丹参15g，当归20g，太子参10g，赤芍10g，川芎5g，荷叶梗15g，女贞子10g，骨碎补10g，栝楼10g，薤白10g，黄连10g，阿胶10g，7付，水煎服。

二诊（4月13日）：胸闷刺痛、气短、乏力、口渴之症均有所缓解，但仍眠差，舌质隐青、苔黄，脉弦细无力，上方加酸枣仁15g，夜交藤15g，柏子仁15g，7付，水煎服。

三诊（4月27日）：胸闷刺痛、心悸、气短、乏力、口渴皆好转，眠尚可，舌质隐青、苔黄，脉弦细无力。继用上方7付，水煎服。

此后随访一月余，患者情况良好。

按语：此患者因胸痹就诊，胸闷刺痛，舌质隐青，说明心脉瘀阻，气短、乏力、口渴，脉弦细无力说明气阴两虚，心肾不交，故眠差。方中当归、赤芍药、川芎仿四物汤，养血活血；沙参养阴益胃；太子参清补气津；骨碎补、女贞子补益肝肾；荷叶梗理气宽胸。《金匮要略》曰："胸痹之病，喘息咳唾，胸背痛，短气，寸口脉沉而迟，关上小紧数，栝楼薤白白酒汤主之。"黄连、阿胶清心养血,《伤寒论》曰:"少阴病,得之二三日以上,心中烦,不得卧,黄连阿胶汤主之"。因舌质隐青,有血瘀之象,因此加丹参活血祛瘀以去心脉瘀滞,共奏益气养阴、祛瘀养血安神之效。

十六、失眠

益脑眠可安

【组成】清夏30g,秫米25g(微炒),郁金40g,酒黄连35g,肉桂25g,炒枣仁60g,小蓟花80g,黄精60g,蜜远志肉20g,共为细面,每次3g,1天2次口服。

【主治】心悸、善怒、纳呆、腹胀、乏力,心烦失眠,甚则彻夜不寐。

【病例】张某,女,24岁,东北林业大学学生,2月19日就诊。

患者自述夜卧不安,不易入睡,睡时易醒,嗳气,善太息,纳呆,胃胀,小便正常,大便稀,自汗出,晚间自觉发热。舌质红苔白,中间有裂纹,脉弦滑。诊断为不寐,属肝胃不和,热扰心神型。治以疏肝和胃,养心安神。处方:清夏30g,秫米25g(微炒),木香5g,香附10g,柴胡15g,郁金40g,酒黄连35g,肉桂25g,炒枣仁60g,小蓟花80g,黄精60g,蜜远志肉20g。4剂,水煎服,2日1剂,日2次服用。

二诊(2月26日):胃胀症状明显好转,睡眠好转,手足汗出,上方加浮小麦10g,炙麻黄根5g,车前子10g,泽泻5g,水煎服,1剂2日,日2次。

三诊(3月5日):睡眠好转,入睡正常,不再惊醒,上方继续服用,服法同前,服完为止。

按:不寐,出于《难经·四十六难》,是指睡眠时不易入眠,或睡眠易醒,甚至整夜不能入眠。《素问·逆调论》云:"阳明者胃脉也,胃者六腑之海,其气亦下行,阳明逆不得从其道,故不得卧也。下经曰:胃不和则卧不安,此之谓也。"胃气失其顺降之性,转而上逆,中焦气机不利,影响卫气运行,阳不入阴引起不寐。此患者平素善太息,嗳气,纳呆胃胀,辨为肝气犯胃,肝胃不和,从而不能入睡。方中柴胡、郁金疏肝解郁,和解表里气机,气机畅则卧得安;清夏燥湿和胃,秫米和胃安神,即半夏秫米汤,用于"胃不和则卧不安";小蓟花甘凉,凉血、化瘀、止血;木香、香附味辛香走窜,下气宽中,中焦脾胃气机得通则营卫和,营卫和则寐;黄连、肉桂,即交泰丸,交通心肾;炒枣仁、远志养心安神;黄精补益脾气,养阴生津。诸药合用,疏肝理气,健脾和胃,养心安神。

十七、胃痛

抑木和肝汤

【组成】吴萸5g,黄连10g,草蔻15g,檀香15g,香附15g,桂枝5g,白芍

20g，甘草3g，佛手15g，白蒺藜15g。

【主治】肝郁胃痛。

【病例】朱某，女，42岁，3月21日初诊。主诉：胃脘部疼痛15天。

现症：胃痛，嗳气，吞酸，眠可，小便可，大便稀，口干，易怒，消化不佳，纳差，善太息，精神抑郁，舌质红，苔微黄，脉弦滑。心电图正常，消化系统彩超未见异常。诊断：胃痛，证属肝气犯胃。治法：疏肝理气，和胃止痛。处方：吴萸5g，黄连10g，草蔻15g，檀香15g，香附15g，桂枝5g，白芍20g，甘草3g，佛手15g，白蒺藜15g，7付，分早晚水煎口服100ml，一付药服2天。服药期间饮食宜清淡易消化为主，不宜服用辛辣刺激胃的饮食，并保持心情舒畅。

复诊（4月4日）：患者自诉无明显症状，舌质红，苔薄白，脉弦滑。再给予上方7付。随访至今未复发，临床治愈。

按语：胃痛，又称"胃脘痛""胃气痛""肝胃气痛"，中医学认为胃为阳土，喜润恶燥，为"水谷之海"，"仓廪之官"，以通为用，以降为顺。病位主要是与肝、脾关系最为密切，如《沈氏尊生书》中又云："胃痛，邪干胃脘病也……惟肝气相乘为最甚，以木性暴，且正克也。"本病例辨为肝气犯胃，治法舒肝理脾，佐以止痛之品。方中白蒺藜疏肝解郁，平肝潜阳；吴萸解肝经郁滞，下气止痛；香附疏肝理气，调理气机；草蔻行气燥湿；佛手理气和中，调和脾胃；檀香芳香醒脾，调中和胃；黄连泻火解毒；桂枝温通经脉，合白芍又调和营卫，畅通气机；芍药甘草汤缓急止痛。本方以治胃为本，并注重肝胃同治。诸药同用共奏疏肝理气，和胃止痛之效。

十八、胆胀

增损小柴胡汤

【组成】软柴胡、枯黄芩、甘草、清夏、黄连、广姜黄、栀子、茵陈、天虫、蝉蜕，水煎服。

【病例】刘某，男，48岁，11月9日初诊。主诉：消化欠佳，胁肋、后背疼痛，乏力2个月余。

现症：两胁和后背疼，消化不佳，口干，口苦，偶有上腹部隐痛，睡眠欠佳，大便干，小便色黄，舌质红，苔黄腻，脉沉弦，BP：110/80mmHg。既往史：丙肝。消化系统彩超示胆囊壁欠光滑。诊断：胆胀，属肝胆湿热证。治法：清热利胆，疏肝和胃。处方：茵陈25g，栀子15g，柴胡10g，黄芩15g，木香5g，香附15g，三仙各30g，五味子30g，天虫15g，蝉蜕15g，清夏10g，黄连10g，广姜黄10g，甘草10g，7付。饮食以清淡易消化为主，服药期间保持心情舒畅。

复诊（11月23日）：患者胃痛、消化不佳、口苦、后背疼症状明显减轻，舌质红，苔薄黄，脉沉细，微有腹泻，上方加白术 10g、茯苓 10g，7 付，服法同前。

三诊（12 月 7 日）：患者胃痛、口苦、两肋和后背痛、腹泻的症状已经全部好转。给予上方 3 付。服法同前。无明显症状，无需复诊，随访至今，患者自诉无明显症状，临床治愈。

按语： 西医之胆囊炎，属中医之胆胀。《灵枢·胀论》云："胆胀者，胁下胀满，口中苦，善太息。"胆为中精之腑，肝的疏泄功能亦包括胆汁的疏通畅泄。肝失疏泄，胃失和降，胆气不利，"不通则痛"，故以胁部或脘肋疼痛为基本表现"邪在胆，逆在胃，胆液泄则苦，胃气逆则呕吐"，治疗上应采用疏肝理气，和胃止痛施治。本病属于胆胀（肝气郁结证），方中茵陈苦寒，入肝脾胃经，清热利湿，利胆退黄，为治黄疸要药，《医学衷中参西录》曰："善清肝胆之热，兼理肝胆之郁"；栀子苦寒，入心肝肺胃经，有清热利湿的作用，通利三焦，引热下行，《药性本草》言其"利五淋……通小便，解五种黄病"；合用仿茵陈蒿汤，清热利湿。柴胡、黄芩和解少阳枢机，疏肝利胆。木香芳香辛散，归肝胆脾胃大肠经，可行气、调中、止痛，又能疏肝利胆，《珍珠囊》曰："散滞气，调诸气"。香附辛甘，归肝、三焦经，具有疏肝理气解郁的作用，合用能理肝胆之气机。山楂、神曲、麦芽，此"三仙"具有消食健脾和胃的作用，防止肝木横克脾土。广姜黄辛苦温，归肝脾经，"入脾治气"。五味子味酸甘，敛阴生津，是为了防止清热燥湿之药过多，耗伤阴血，达到邪去而正不伤。清夏、黄连、黄芩，仿半夏泻心汤，辛开苦降，调理肠胃气机。蝉蜕入肝经，轻清之品，疏风清热；僵蚕"劫痰湿而散肝风"，二药顺肝之性。甘草性平和，调和诸药。各味疏肝理脾，升降相因，病证自除。

十九、瘿气

驯龙涤痰汤

【组成】羚羊角、生地黄、柴胡、木贼、蛤粉、清夏、沉香、茯神、远志、合欢、龙齿。

【主治】瘿气病，属痰火内结证。

【病例】袁某，男，29 岁。11 月 5 日初诊。主诉：心慌，消瘦 3 个月。

2 个月前在当地医院诊断为甲亢。现服用他巴唑，效果不明显。现症：颈前肿胀，心烦，心悸，两目外突有光，消瘦，眠差，大便干，小便可，舌质红，苔黄，脉弦滑。辨证为痰火内结，治以解郁化痰，清热散结。处方：羚羊角 5g，生地黄 20g，柴胡 15g，天竺黄 5g，黄药子 5g，木贼 10g，蛤粉 10g，清夏 10g，沉香 10g，茯神 15g，远志 20g，合欢 20g，龙骨 50g，牡蛎 50g，三棱 10g，莪术 10g，上方水煎取汁，日 1 剂，早、中、晚、睡前 4 次分服。

二诊：患者汗出明显，上方加浮小麦 10g，麻黄根 5g，以固表止汗。

三诊：患者恶心，食欲差，舌质红，苔微黄。上方加黄连 10g 以清泻胃火。

四诊：患者汗出正常，上方去麻黄根、浮小麦。

五诊：患者已无明显特殊不适症状，查甲功 5 项正常。但昨日因生气而感颈部及胁肋不适，上方加木香 5g，香附 30g，疏肝理气。

六诊：患者诸症明显好转，复查甲功 5 项正常。抑亢丸调理善后，嘱其调节情志，防止情志内伤，后随访半年病情稳定。

按语：甲状腺功能亢进症简称"甲亢"，归属于中医学"瘿病"范畴。主要为七情内伤，脏腑功能失调，气血不和，经脉阻滞，导致痰气交阻，痰血互凝上结于颈项而发。明·陈实功《外科正宗·瘿瘤论》中明确提出："夫人生瘿瘤之症，非阴阳正气结肿，乃五脏瘀血、浊气、痰滞而成。"认为本病多因情志所致，发病多因肝之疏泄功能失调所致。方中羚羊角、生地黄、柴胡清热解郁；木贼、蛤粉、清夏、沉香理气平肝，涤痰散结；茯神、远志、合欢镇静安神，除烦定悸。《本草纲目》明确提出黄药子有"凉血降火，消瘿解毒"的功效，配合天竺黄起到了化痰软坚散结作用。三棱、莪术活血行气消瘿，又能助黄药子增强其化痰消瘿之效。龙骨、牡蛎平肝潜阳，镇静安神，软坚散结，尤其用龙骨、牡蛎至50g，否则药不及病而徒劳。

附录

任老自拟方

一、心脑病

(一) 中风病

1. 理气反正汤

【组成】珍珠母5g，沉香3g，乌药2g，白蒺藜5g，佛手5g，丹参5g，桑枝10g，青皮3g，胆星1.5g，郁金3g，水煎服。

【主治】中风病，属气滞型。

2. 醒脑通脉散

【组成】血竭15g，西藏花20g，葛根30g，汉三七25g，麝香1.5g，东牛黄2.5g，珍珠5g，白花蛇10g，玳瑁20g，胆星15g，川芎15g，白薇10g，共为细面，每服1.5g，1日3次，生黄芪15g，丹参5g，水煎后，冲散送下。

【主治】中风病，属血瘀型。

3. 活络化瘀散

【组成】生槐花5g，葛根5g，赤芍5g，地龙3g，川芎3g，西藏花1.5g（另吞），三七粉1.5g（分3次冲服），豨莶草10g，茄根3g，胆星2g，丹参8g，橘络3g，水煎服。

【主治】中风病，属血瘀型。

4. 益脑丸

【组成】何首乌30g，黄精40g，西藏花20g，桑枝20g，豨莶草15g，生地30g，天冬15g，龟胶30g，泽泻20g，三七20g，玳瑁30g，砂仁15g，淡菜20g，燕菜20g，丹参20g，五味子15g，共为细面，蜜大丸，每服1丸，日服3次，白开水送下。

【主治】中风病，肾精亏虚型。

5. 潜阳熄风煎

【组成】羚羊角1g，天竺黄3g，玳瑁3g，珍珠母5g，紫贝齿5g，龟板5g，天虫3g，葛根5g，生槐花10g，生地30g，胆南星3g，秦艽3g，水煎服。

【主治】中风病，肝阳上亢型。

6. 涤痰散

【组成】风化硝1g，猴枣0.5g，胆星1.5g，石菖蒲2g，天竺黄3g，竹沥1升，共为细面，每服1.5g，1天2次，生姜汁下。

【主治】中风病，痰浊阻滞型。

7. 豁痰丸

【组成】玳瑁3g，羚羊角3g，皂角炭10g，胆星3g，西瓜硝30g，蛇胆陈皮末5瓶，竹沥20g，沉香3g，枯矾5g，共为细面，炼蜜为丸，重1.5g，白开水送下

【主治】中风病，痰浊阻滞型。

8. 两救固脱饮

【组成】赤人参5g，附子3g，龟板胶3g，玳瑁2g，山萸肉10g，阿胶3g，鸡蛋黄1个，胆星1g，水煎服。

【主治】中风病，阴阳虚脱型。

9. 透顶止痛散

【组成】川芎、辛夷、冰片、白芷、硼砂、真麝香，共为细面搐鼻。

【主治】中风病，症见头痛如破者。

10. 宣窍醒神汤

【组成】水牛角、羚羊角、玳瑁、石菖蒲、郁金、细芽茶、白薇、栀子仁、清半夏，水煎服。同时送服醒脑散，药用真牛黄、真麝香、龙涎香、安息香、冰片、西红花、猴枣、石菖蒲、莲子心、胆南星、煨皂角，共为细面，每次2~3g，6小时1次。再用此散纱布包好放入两耳孔中，12小时取出。

【主治】中风病，症见神昏、不省人事者。

11. 利气平逆汤

【组成】生晒人参、炒麦冬、炒莱菔子、炒刀豆子、炙枇杷叶、炒枳壳、炒青皮、旋覆花、清半夏，水煎服。便秘者加炒二丑，有瘀血者，加桃仁、红花，口渴者加天花粉，四肢厥冷者加炮姜、炮附子。

【主治】急性出血性中风、缺血性中风、急性真心痛（急性心肌梗死）

12. 温阳健肢汤

【组成】鹿角胶、藏红花、附子、肉桂、巴戟天、仙茅、韭子、炒熟地、阿胶、豨莶草、羊藿叶、橘络。

【主治】中风后遗症。

（二）卒口僻

1. 豁痰通络汤

【组成】蒲黄（生）、土鳖虫、川芎、炙南星、白芥子、僵蚕、秦艽、白薇、

附录 任老自拟方

267

丹皮、全蝎、鸡血藤，水煎服。

【主治】卒口僻，痰瘀热毒证。

2. 疏风活络汤

【组成】白附子（炮）、川芎、防风、白花蛇、川羌活、赤芍、红花、络石藤、全蝎、蜈蚣、白芷，黄酒为引，水煎服。

【主治】卒口僻，贼风客经络证。

3. 增损人参丸

【组成】生晒人参、炙草乌、淮牛膝、乌蛇肉、当归尾、西红花、川芎、赤芍药、细辛、骨碎补、炙黄芪、全蝎、地龙、冰片。共为细面，炼蜜为丸，10g重，每次1丸。

【主治】卒口僻，经虚络滞证。

4. 四白牵正散

【组成】酒川芎、白芷、西藏花、白僵蚕、全蝎、白附子（炮）、白薇、蒲黄、天麻、乌蛇肉、豨莶草（酒浸洗）、守宫，共为细末混匀，每次6g，黄酒送服。

【主治】卒口僻。

（三）脑痨痉病

1. 去痨定痉汤

【组成】羚羊角、玳瑁、川芎、山慈菇、守宫、秦艽、桃仁、焦榔片、鳖血拌柴胡、白薇、胡黄连，水煎服。同时送服镇痉散，药用：真牛黄、真麝香、安息香、冰片、全蝎、蜈蚣、西红花、胆南星、真猴枣、煨皂角，共为细面。加减：大便秘结、腹胀满者，选加酒大黄、枳实、姜厚朴、芒硝、木香。

【主治】脑痨痉病初期。

2. 养阴透解汤

【组成】青蒿、乌梅、山慈菇、橘络、生鳖甲、功劳叶、猫爪草、大贝母、炙南星、赤芍、红花、生地，水煎服。同时送服安脑透解丸，药用：守宫、冰片、雄黄、郁金、川芎、百部、穿山甲珠、炙木鳖子、白胶香、土鳖虫，共为细面。

【主治】脑痨痉病中期。

3. 益气滋阴潜阳汤

【组成】冬虫夏草粉（冲服）、沙参、太子参、大生地、黄精、白首乌（炙）、龟板胶、砂仁、生牡蛎、莲子心、炙黄芪、丹参、女贞子，水煎服。同时送服平脑丹，药用：乌蛇头、麝香、冰片、守宫、海马、玄参、川芎、麦冬、熟地、冬虫夏草、砂仁、蛤蚧尾、血竭，共为细面，水泛小丸。

【主治】脑痨痉病恢复期。

（四）癫痫

1. 理气治痫散

【组成】真牛黄、守宫、蝙蝠（焙）、郁金、真麝香、羚羊角、玳瑁、胆南星、真沉香、天竺黄、酒黄连、全蝎、冰片、西藏红花，共为细面，成人 2 ~ 3g，小儿酌减。

【主治】癫痫，发作期阳痫证。

2. 通阳化痰汤

【组成】炙川乌（不得超 3g，先煎 30 分钟，再同其他药同煎）、桂枝、酒白芍、炙甘草、全蝎、清半夏、天竺黄、僵蚕、生晒人参、红花、炮姜、石菖蒲、生姜、大枣，水煎服。

【主治】癫痫，发作期阴痫证。

3. 益肾敛肝治痫汤

【组成】桑椹子、黄精、首乌、女贞子、清半夏、天竺黄、赤芍、郁金、珍珠母、桂枝尖、僵蚕、钩藤，水煎服。

【主治】癫痫，肝肾失调证。

4. 益智醒神散

【组成】鹿脑髓、麻雀脑、益智仁、胡桃肉、安息香、龙涎香、枸杞果、白术（白芥子、皂角煎汤浸泡 3 天，炒）、郁金、远志肉、石菖蒲、真麝香、胆南星、西藏花、冰片、霜打茄种（焙）。共为细面每次 3g。

【主治】癫痫，神伤呆痴证。

5. 痫宝丹

【组成】白花蛇头 3 具，玳瑁 20g，郁金 25g，天麻 15g，天竺黄 30g，真沉香 10g，胆南星 15g，白芍 5g，清半夏 10g，全蝎 10g，蜈蚣 5 条，天虫 15g，牛黄 1.5g，麝香 0.3g，琥珀 5g，西红花 5g，动物脑 1 具。

【主治】癫痫。

6. 胜痫散

【组成】炒天仙子、全蝎、蜈蚣、蛇蜕、真牛黄、蜂房、珍珠、赤金、真麝香、共为极细面，每次 2 ~ 3g，天仙子一次用量 0.3 ~ 0.4g。

【主治】癫痫发作，抽搐持续不解。

（五）眩晕

1. 清头治眩汤

【组成】泽泻 80g，白术 30g（湿胜用苍术），茯苓 50g，清夏 15g，陈皮 10g，枳壳 10g，陆通 15g，天麻 15g，桂枝 5g，白蒺藜 15g，水煎服。

【主治】头晕目眩，恶心呕吐，如梅尼埃综合征，中医称眩冒病。

2. 香枯汤

【组成】香附30g，夏枯草50g，木贼15g，生芍15g，青葙子40g，草决明15g，车前子15g，白蒺藜25g，生石决明25g，水煎服。

【主治】青光眼病。

3. 加味泽泻汤

【组成】泽泻、白术、茯苓、陆陆通、丝瓜络、地肤子、白芥子、枳实、天麻，水煎服。

【主治】耳源性眩晕，水饮闭窍证。

4. 活络豁痰方

【组成】苏木、川芎、赤芍、清半夏、红花、白芥子、刺蒺藜、泽泻、茯苓，水煎服。头痛而昏者，加菊花、天麻、土茯苓。

【主治】耳源性眩晕，痰瘀塞窍证。

5. 高血压泡足方

【组成】炮附子、吴茱萸、透骨草、怀牛膝、急性子、青葙子、罗布麻，水煎成2500ml，晨泡20分钟，晚30分钟，1剂用3日。阴虚阳亢证，加大生地、玄参、生龟甲、生石决明、女贞子。风阳上冒证加熟地、钩藤、生牡蛎、刺蒺藜、灵磁石、天麻、赤芍。痰瘀阻络证加地龙、酒大黄、红花、炙南星、丝瓜络、蒲黄（生）、川芎、苏木。命火衰弱证加淫羊藿、仙茅、清半夏、韭子、荷叶、胡芦巴。

【主治】高血压病眩晕。

（六）风头眩

1. 育阴平逆汤

【组成】生地、麦冬、黄精、沉香、羚羊角、玳瑁、草决明、莱菔子、车前子、玄参、白芍，水煎服。

【主治】风头眩病，阴虚阳亢证。

2. 熄风敛阳汤

【组成】熟地、砂仁、白蒺藜、羚羊角、天麻、钩藤、怀牛膝、龟甲、麦冬、白芍、女贞子，水煎服。

【主治】风头眩病，风阳上冒证。

3. 理气通瘀汤

【组成】太子参、乌药、香附、片姜黄、红花、桃仁、赤芍、清半夏、川芎、草决明、羚羊角、刺蒺藜，水煎服。

【主治】风头眩病，风阳上冒证。

4. 脑复汤

【组成】羚羊角、玳瑁、藏红花、川芎、柴胡、当归、骨碎补、天麻、蔓荆子、桃仁、白芷、赤芍，水煎服。同时送服局方牛黄至宝丹（散）2粒，6小时1次，疗程一个半月。气虚者，加入西洋参或生晒人参、炙黄芪；阳虚者加淫羊藿、仙茅；恶心呕吐不止者加炙枇杷叶、芦根、清半夏、竹茹、代赭石，选而用之；头痛不减者，用透顶止痛散鼻嗅之。

【主治】急性脑震荡。症见头痛、恶心呕吐。

（七）心包络病

1. 滋水降火汤

【组成】白果仁、百部、胡黄连、山慈菇、乌梅、地骨皮、守宫、酒黄芩、远志、生地，水煎服。症见失眠重，烦躁，口苦，脉弦数者，酌情选加黄连、阿胶、麦冬、肉桂、龟板胶、莲子心。症见但热不寒，心烦胸痛，汗出口干，气短，心悸，舌红，苔黄少津，脉多数而有力之象者，药用黄连、栀子、玄参、虎杖、天花粉、生地、姜黄、酒川军、丹皮、七叶一枝花，水煎服，同时送服紫金锭。

【主治】心包络病，阴虚火旺证。

2. 涤饮消瘀汤

【组成】葶苈子（纸上炒）、桔梗、大枣、泽泻、茯苓、白芥子、沉香、远志、丹参、赤芍，用丝瓜络100g煎汤1000ml，再用此汤煎上药服之，同时送服西黄丸。症见胸中有积饮者，用甘遂半夏汤（《金匮要略》方）治之，药用甘遂、半夏、芍药、甘草，水煎去滓，加入蜂蜜服之。症见发热、汗出、身倦、脉数者，药用白薇、地骨皮、胡黄连、黄芩、牛黄、栀子仁、羚羊角水煎服。症见潮热、盗汗、面部两颧红、心烦、手足心热、形体消瘦、脉虚数者，此为痨瘵之候，药有守宫、功劳叶、山慈菇、猫爪草、百部草、白头翁、黄芩，水煎服。

【主治】心包络病，心包积饮证。

3. 鲤鱼透络煎

【组成】活鲤鱼1尾，约半斤重，去头、鳞、内脏，与下列药物共用武火烧沸，再用文火炖25分钟。药用大蒜、红茶、白胡椒、葶苈子、泽泻、商陆、大枣、砂仁、大腹皮、地肤子。炖后扔掉药滓及药汤，单纯吃鱼，饭后吃，1天1条鱼，连用1～2周为1个疗程。症见气虚者加黄芪、生晒人参。痨瘵所致者从百部、守宫、山慈菇、夏枯草、猫爪草、蛤蚧粉（冲）、白头翁中选而加之。

【主治】心包络病，病程长，2～4个月，无热无寒，形体瘦或胖，乏力，汗出，胸中不快，心中怔忡，胸内及心包内积饮不除，血浆蛋白低下，舌淡红，苔白腻，脉多虚数之者。

4. 清心透络汤

【组成】青连翘、金银花、栀子仁、七叶一枝花、虎杖、芦根、天葵子、蒲公英、紫花地丁、赤芍、木芙蓉叶，水煎服，同时送服西黄丸1瓶。

【主治】心包络病，肺卫瘀热证。

（八）真心痛

1. 理气化瘀汤

【组成】生蒲黄15g，灵脂15g，三七粉10g（冲服），元胡15g，川楝子15g，川芎15g，青皮15g，生槐花50g，葛根25g，鹿衔草15g，沉香10g，生山楂25g，水煎服。

【主治】真心痛，气滞血瘀证。

2. 温阳通络饮

【组成】鹿胶15g，淡菜15g，生槐花15g，葛根25g，降香7.5g，川芎15g，杞果25g，桂枝15g，细辛2.5g，附子15g，白胶香15g，三七粉10g（冲），水煎服。

【主治】真心痛，阳气虚证。

3. 清宣涤痰方

【组成】生槐花50g，葛根25g，栝楼皮25g，胆星10g，桂枝10g，旋覆花15g，橘络10g，厚朴花15g，郁金30g，山楂15g，半夏15g，水煎服。

【主治】真心痛，痰痹证。

4. 养心舒络汤

【组成】沙参、丹参、当归、太子参、赤芍药、川芎、荷叶梗、女贞子、骨碎补，为丸、为散、为汤皆可用。

【主治】久患厥心痛者。久服化瘀理气药，能引起气虚血虚之弊，不如久服养心舒络方。此方为开合之剂，补而不滞，行而不伤，调和脏腑生理之平衡，为宽缓无毒之方。而古今此类效方，枚不胜举，皆不再述。

（九）失眠

益脑眠可安

【组成】清夏30g，秫米25g（微炒），郁金40g，酒黄连35g，肉桂25g，炒枣仁60g，小蓟花80g，黄精60g，蜜远志肉20g，共为细面，每次3g，1天2次口服。

【主治】心悸、善怒、纳呆、腹胀、乏力，心烦失眠，甚则彻夜不寐之证。

（十）动脉硬化

1. 活络化滞丹

【组成】生槐花25g，黄精15g，生山楂25g，枳椇子15g，赤芍药25g，川芎15g，徐长卿15g，丹参25g，炒牛膝15g，木贼草25g，虎杖15g，首乌10g，水煎服。

【主治】动脉硬化早期。

2. 益脑健心丹

【组成】生槐米 25g，茵陈 15g，葛根 25g，蒲黄 15g，茯神 15g，麦冬 15g，天冬 15g，茶树根 25g，丹参 15g，当归 15g，川芎 15g，淡菜 15g，水煎服。

【主治】动脉硬化中期。

3. 填精益髓健脑丸

【组成】黄精 100g，首乌 50g，生山楂 100g，枸杞子 100g，石菖蒲 100g，东牛黄 5g，羚羊角 15g，玳瑁 100g，真麝香 2.5g，西藏红花 100g，白人参 50g，蒲黄 100g，汉三七 50g，安息香 25g，共为细面，炼蜜为丸，琥珀、朱砂为衣，每服 1 丸，1 日 3 次，白开水送下。

【主治】动脉硬化末期。

（十一）维厥病

1. 理气宣达汤

【组成】党参、三棱、莪术、香附、川芎、苏木、炙南星、当归、乌药、生山楂，水煎服。口苦、脉弦滑者加醋柴胡、海蜇皮、白芍。

【主治】维厥病，气滞痰瘀证。

2. 通心利胆汤

【组成】蜜远志、血琥珀、酒炒胆草、骨碎补、姜黄、竹茹、赤芍药、石菖蒲、桂枝、柴胡，水煎服。头晕昏重，脉弦紧者，加蒲黄（生）、荷叶、天麻，呕恶加清半夏、生姜，胁胀者加沉香、枳壳。

【主治】维厥病，胆心脉滞证。

（十二）震颤病

1. 益脑强神丸

【组成】鹿角 5g，麝香 4g，海马 50g，龟板胶 50g，燕菜 50g，西红花 50g，玳瑁 100g，杞果 100g，山萸肉 75g，桃仁 25g，白首乌 100g，熟地 75g，黄精 100g，石菖蒲 50g，生槐米 100g（装入牛胆中，季冬装，仲春出，晒干），五味子 50g，共为细面，蜜大丸，每服 1 丸，日服 3 次，淡盐汤下。

【主治】髓海不足震颤证。

2. 化痰透脑丸

【组成】胆星 25g，天竺黄 100g，煨皂角 5g，麝香 4g，琥珀 50g，郁金 50g，半夏 50g，蛇胆陈皮 50g，远志肉 100g，珍珠 10g，沉香 50g，石花菜 100g，海胆 50g，共为细面，蜜大丸，每服 1 丸，日 3 次，白开水送下。

【主治】痰瘀阻滞，动风震颤证。

（十三）急风病

1. 增损清滋脊髓汤

【组成】生地 20g，生龟甲 50g，知母 10g，炙麻黄 5g，僵蚕 10g，乌蛇 10g，全虫 5g，制南星 5g，猪脊髓 50g，甲珠 10g，甲龟头 1 个。

【主治】急风（风瘀），毒聚督髓证。

2. 解毒益髓汤

【组成】返魂草（吉林省长白山特产）、麻黄、生地、杏仁（炒）、鹿角霜、虎杖、七叶一枝花、赤芍、红花、木芙蓉叶，水煎服。

【主治】急风病。急风病，相当于今天所说的"急性感染性多发性神经根炎"，其病机核心是邪毒侵入督脉，脊髓受害，脑髓受累，经络脏腑受约所致。治宜祛邪为主，法以清毒通督为先，方用解毒益髓汤。同时送服炙马钱子粉 0.1~0.3g，连用 1 周，停 3~5 天不愈再服 1 周。也可送服九分散治之。

二、肺病

（一）感冒迁延

1. 柴桂汤

【组成】柴胡 15g，黄芩 10g，清夏 5g，甘草 5g，桂枝 15g，生白芍 10g，大枣 3 枚，生姜 3 片，前胡 10g，水煎服。

【主治】四时感冒，日久不解，头晕身困倦，肢酸，汗出，喉痒，鼻塞，语声重浊，舌淡红，苔薄白，脉沉缓。

2. 生津宣肺汤

【组成】蛤粉、青黛、栝楼、百部、天冬、寸冬、白前、紫菀、玄参、防风、干姜、苏子，白梨皮为引，水煎服，坚持服药，数日即可愈。

【主治】感冒用药不当，如大量用抗生素、病毒灵之类药，致外邪未解，邪气留恋，毒伤于卫，邪犯太阳，闭太阳之经，邪气不得出，进而闭伤于营，营卫失谐，邪侵少阳，成太少合病疾，即成药害，也是医害。

3. 宁肺止嗽汤

【组成】前胡 15g，白前 10g，桔梗 5g，荆芥 15g，百部 15g，紫菀 15g，冬花 20g，枳壳 10g，杏仁 10g，兜铃 15g，防风 15g，炙桑皮 25g，水煎服。

【主治】感冒后邪气留连所致喉痒、咳嗽，咳而呕吐，吐白色有泡沫痰涎，痰出嗽缓，片刻复作，饮食乏味，胸闷不饥，动则汗出，舌红苔薄白，脉沉缓。

（二）内伤咳嗽

1. 补阳温肺汤

【组成】鹿角胶 15g，冬虫夏草 15g，鹅管石 20g，鹿茸粉 2g（冲，为一次量），破故纸 15g，鼠曲草（即俗名白毛蒿、老头草，也叫佛耳草）15g，冬花 15g，贝母 20g，水煎服。

【主治】肺肾阳虚之咳嗽。

2. 滋阴润肺汤

【组成】黑豆20g，龟板胶15g，炒熟地15g，枸杞子20g，生山药20g，天冬15g，麦冬15g，黄精15g，人参粉15g，用人乳浸24小时晒干用，每次冲1.5g，贝母15g，百合20g，水煎服。

【主治】肺肾阴虚之咳嗽。

（三）肺痨

蛤蚧治痨丸

【组成】蛤蚧5对，百部60g，守宫10支，川贝70g，白及100g，黄芩50g，葎草50g，白芍60g，天冬50g，山慈菇50g，砂仁50g，桔梗30g，共为细粉，炼蜜为丸重15g，每服1丸，1天2~3次，白开水送下。

【主治】肺痨咳嗽，胸痛潮热，盗汗，重者咳血，或痰中带血。

三、脾胃肠病

（一）胃脘痛

1. 温中定痛汤

【组成】公丁香5g，山奈5g，片姜黄10g，元胡15g，良姜10g，藿香15g，白芷10g，红蔻15g，甘草10g。

【主治】胃脘痛属虚寒证者。症见胃脘绵绵而痛，得热则缓，喜按，纳呆，乏力，腹胀，颜面青白，口唇淡红，舌淡红，苔白而润，脉沉迟或弦迟。

2. 养阴止痛汤

【组成】寸冬15g，石斛20g，百合30g，兜铃15g，木瓜10g，玉竹15g，川楝子15g，元胡10g，扁豆10g，陈皮15g，知母10g。

【主治】胃阴不足之胃脘痛。症见胃中绌急而痛，口干舌燥，手足心热，喜食冷物，但不多食，食后又胀，颜面红润，口唇红干，舌红苔薄黄少苔，脉虚弦而数。

3. 增味手拈散

【组成】草果仁15g，元胡15g，灵脂10g，没药5g，砂仁10g，香附15g，片姜黄15g，九香虫10g。

【主治】久病入络血瘀之胃脘痛。症见胃脘刺痛，痛时拒按，缓则喜按，嗳气，矢气，时有腹胀，颜面及两目青暗，口唇红干，舌质赤红，或有瘀斑，苔厚而白，或黄，脉弦紧，沉取见涩。

4. 抑木和肝汤

【组成】吴萸5g，黄连10g，草蔻15g，檀香15g，香附15g，桂枝5g，白芍20g，甘草3g，佛手15g，白蒺藜15g。

【主治】肝郁致胃脘疼痛，腹胀，嗳气，呕吐酸水，似饥非饥，似痛非痛，大便不畅，面色红黄，唇红，舌赤苔黄厚，脉沉弦而涩。

（二）呃逆呕吐

1. 理气止呃汤

【组成】青皮50g，枳壳50g，莱菔子15g，苏梗15g，覆花15g，干柿蒂25g。虚寒，加公丁香5g，白蔻10g；实热便秘者，加酒军5～10g，水煎服。

【主治】呃逆连声不休者。

2. 止吐膏

【组成】吴茱萸、清半夏、炙杷叶，共为细面，再加少许冰片，用蜂蜜调和成糊状，摊在纱布上，敷两足涌泉穴处24小时，即可止吐。

【主治】呕吐不止。

（三）便秘

1. 解衣丸

【组成】炙紫菀80g，杏仁50g，桃仁50g，黑芝麻100g，寸云50g，酒军30g，煨皂角20g，当归60g，厚朴50g，共为细粉，炼蜜为丸，重15g，每次1丸，1天2次，白开水送下。

【主治】男女壮老年习惯性便秘者。

2. 导滞润通汤

【组成】炙黄芪、杏仁、威灵仙、当归、沉香、桃仁泥、生地、黄精、煨皂角、黑芝麻、玄参、肉桂，蜜水煎服。

【主治】老人便秘，属气虚留滞、津血虚证。

3. 益火通幽汤

【组成】淫羊藿、硫黄、（豆腐煮）肉苁蓉、韭菜、黑芝麻、沉香、郁李仁、紫菀、煨皂角、当归、柏子仁，水煎服。纳呆腹胀者，加炒谷芽、炒红曲、砂仁。

【主治】老人便秘，属命火不足、津凝不润证。

4. 柔肝润燥汤

【组成】草决明、生鳖甲、桑椹子、桃仁、酒白芍、黑芝麻、醋青皮、川羌活、煨皂角、紫菀、生地、火麻仁，水煎服。

【主治】老人便秘，属肝气内结、津涸肠燥证。

（四）暴泻

理中消积汤

【组成】炮附子、干姜、党参、白术（生）、焦三仙、炒枳实、赤茯苓、肉豆蔻（煨）、炒谷芽、广木香（煨），水煎服，同服苏合香丸或寸金丹。

【主治】暴泻。

（五）大瘕泄

1. 导滞承气汤

【组成】酒大黄、姜汁厚朴、枳实、炒山楂、红曲、苍术、桃仁，水煎服。得利即止后服。

【主治】大瘕泄，湿滞瘀结证。

2. 理肺和中汤

【组成】前胡、川芎、青皮、莲子肉、藿香梗、丹皮、生山楂、茯苓、苍术、生车前子，水煎服。同服紫金锭一片。

【主治】大瘕泄，湿滞瘀结证。

3. 理气活络汤

【组成】骨碎补、生车前子、炒车前子、生山楂、炒山楂、丹皮、九香虫，水煎服。

【主治】大瘕泄，气滞瘀结证。

4. 增损补中益气汤

【组成】生晒人参、炙黄芪、升麻、柴胡、当归尾、生白术、骨碎补、红花、诃子肉、炙甘草、羌活，水煎服。

【主治】大瘕泄，气虚瘀滞证。

（六）肠（胃）痈

1. 救肺益胃汤

【组成】百合、桔梗、前胡、枇杷叶、白及、象贝母、白术、茯苓、薏米、甘草、刺猬皮、樟木皮，水煎服。

【主治】胃脘痈。

2. 消痈汤

【组成】川大黄、生地榆、虎杖、风化硝、赤芍药、木芙蓉叶、炒枳实，水煎服，5小时服1次，大便一通，减去风化硝。外治用药：生大黄、姜黄、血竭、白芷、生栀子，共为细面，用鲜仙人掌叶捣和，添加蜂蜜调成糊状，摊在纱布块上，敷阑尾部位处。

【主治】急性肠痈（急性阑尾炎）。症见先上腹疼，或恶心呕吐，渐移至右下腹疼痛，拒按，喜蜷卧，舌红，苔薄黄，脉弦数。

（七）腹膜结强病

1. 宣散活络汤

【组成】酒大黄、厚朴、桃仁泥、虎杖、三棱、莪术、七叶一枝花、天葵子、金银花、赤芍、莱菔子，水煎服。腹部外用：血竭、白蔹、木芙蓉叶、大黄、栀子、生地榆、白芷、独活、红花，共为细面，蜂蜜调和，敷腹部，10小时后停 3~4 小时，再敷上药。同时服用西黄丸 1 瓶，6 小时一次。

【主治】腹膜结强病，瘀滞浊毒证。

2. 清解复元汤

【组成】马齿苋、姜黄、桃仁、栀子、当归尾、紫荆皮、虎杖、黄柏、莱菔子、赤芍、七叶一枝花，水煎服。

【主治】腹膜结强病，毒结中焦证之病情缓解后。

3. 益气滋阴活络饮

【组成】生晒人参、炙黄芪、麦冬、玉竹、石斛、当归身、首乌、红花、橘络、谷芽、红曲，水煎服。

【主治】腹膜结强病，气阴两虚证。

4. 消癥散结汤

【组成】乌梅、守宫、功劳叶、山慈菇、三棱、莪术、土鳖虫、大贝母、生鳖甲、水红子、生牡蛎、白头翁，水煎服。症见腹水者，用醋甘遂、醋芫花、白商陆，共为细粉，加入少许麝香，用甘草煎汤，再兑入蜂蜜，调和，敷神阙穴。

【主治】腹膜结强病，痨瘵证。

5. 解毒承气汤

【组成】金银花、生山栀、黄连、黄柏、连翘、黄芩、枳实、大黄、西瓜霜、金汁、地龙，加石楠树嫩红叶，水煎服。同时送服醒消丸，4~6 小时 1 次。

【主治】腹膜结强病。

四、肝胆病

（一）肝胆结石病

化石散

【组成】硼砂 50g，焰硝 30g，内金 100g，海金砂 80g，甲珠 50g，血珀 60g，三棱 70g，急性子 60g，莪术 50g，蒲黄 50g，滑石 30g，马兰子 60g，榆树荚子 80g。共为细粉，每服 8g，大蒜汁、胡桃肉 1 枚，送下。

【主治】肝、胆、肾、膀胱、输尿管结石病。

（二）胆胀

1. 加味温胆汤

【组成】广姜黄、肉桂、姜竹茹、清半夏、枳壳、茯苓、陈皮、炙甘草、茴香。

【主治】胆胀，阳虚寒结证。

2. 增损小柴胡汤

【组成】软柴胡、枯黄芩、甘草、清夏、黄连、广姜黄、栀子、茵陈、天虫、蝉蜕，水煎服。

【主治】胆胀病。

（三）慢性肝疫（肝炎）

养肝调达汤

【组成】桑椹子、枸杞子、黄精、羌活、防风、生麦芽、密升麻、虎杖、大力子、羚羊角、土茯苓。

【主治】慢性肝炎，症见腹胁胀满，嗳气，矢气，善怒，恶心纳呆，夜寐多梦。

（四）肝硬化

软肝散

【组成】纯净男婴胎盘、生晒人参（山参更佳）、姜黄、云南三七、藏红花、土鳖虫、冬虫夏草、生麦芽、生鳖甲、乌梅（醋浸一夜）、白何首乌（黑豆蒸一次，童便浸24小时捞出晒干，黄酒蒸一次）、昆布（泡去盐），共为细面。每服3g，1天3次，饭后半小时服，疗程6个月，病较重者疗程需1年左右，危重者禁用。有腹水者，用鲤鱼汤治之。

【主治】肝硬化。症见胁下胀满，纳呆腹胀，嗳气，矢气，口苦，咽干，身倦乏力，大便不畅，舌红赤少津，苔薄白或薄黄，脉多沉弦。

五、肾病

（一）淋证

分浊澄清饮

【组成】牛膝20g，公英50g，炒皂刺5g，灵仙15g，漏芦15g，海金砂15g，枝核15g，官桂15g（急性期去之），瞿麦15g，茜草15g，通草10g，水煎服。发热，加双花50g，栀子10g，连翘25g；便秘，加大黄5g；寒，加茴香15g，附子10g，干姜10g。

【主治】尿频、尿急、尿浊，小腹坠胀，腰酸痛，尿后仍有余沥，男性多为前列腺病。

（二）水毒证

1. 复肾散

【组成】海狗肾、海马、鲍鱼、大海米、淡菜、鹿角花盘、蛤蚧、土茯苓、胎盘、竹茹、杞果、菟丝子、川断、熟地黄、砂仁、山萸肉、西花。

【主治】水毒证。

2. 蟾蛋合剂

【组成】活（或干）蟾、鲜鸡蛋各1枚，放入冷水中，加热至鸡蛋熟，弃水及蟾，蛋去皮后食之，1日1~2枚。

【主治】水毒证。

(三) 肾衰

1. 益肾填精饮

【组成】龟胶, 鹿胶, 黄精, 淡菜, 白术, 鲍鱼, 山萸肉, 爵床, 白蔻, 土茯苓, 羊羔肉, 甲鱼。

2. 补肾壮阳饮

【组成】仙茅, 韭子, 鹿胶, 鹿茸粉, 龟胶, 白术, 土茯苓, 爵床, 党参, 砂仁, 杞果, 茜草。

3. 复肾异功散

【组成】海狗肾2具, 紫河车1具, 大海马100g, 鲍鱼50g, 鹿内肾 (洗净去筋膜) 2对, 西藏花50g, 虫草100g, 淡菜100g, 广砂仁50g, 爵床50g, 土茯苓200g, 光燕菜50g, 头发菜50g, 山萸肉100g, 海参100g, 龟胶50g, 鹿胶50g, 白术50g, 共为细末。痰轻者, 每次送服10g, 痰重者, 每次进服15g, 每天2次或3次。

4. 补肾养阴汤

【组成】淡菜, 龟胶, 炒熟地, 阿胶, 黄精, 砂仁, 爵床, 土茯苓, 白术, 佛手, 石斛, 女贞子。

5. 渗利醒脾饮

【组成】沉香, 白蔻, 爵床, 土茯苓, 灵仙, 苍术, 地肤子, 陈皮, 佩兰, 猪苓, 炒二丑。

6. 滋阴平肝饮

【组成】紫河车粉, 生芍, 沉香, 灵磁石, 熟地, 龟板, 羚羊角, 淡菜, 黄精, 钩藤, 天竺黄。

(四) 慢性肾风

1. 益肾健中饮

【组成】仙茅15g, 菟丝子15g, 土茯苓200g, 爵床50g, 白术15g, 鹿角胶15g, 砂仁15g, 蒲黄15g, 黄芪50g, 水煎服。

2. 理阴和中汤

【组成】淡菜15g, 龟胶10g, 杞果20g, 女贞子60g, 土茯苓200g, 爵床50g, 白术15g, 石斛25g, 白蔻仁10g, 熟地15g, 茜草15g, 黄精15g, 水煎服。

3. 补肾周精煎

【组成】芡实30g, 山萸肉20g, 河车粉 (冲) 10g, 覆盆子20g, 土茯苓200g, 爵床50g, 巴戟肉20g, 砂仁16g, 茜草15g, 鹿内肾粉 (冲) 15g, 水煎服。

4. 滋水养肝饮

【组成】熟地 15g，女贞子 15g，黄精 15g，龟胶 15g，淡菜 20g，生石决明 50g，爵床 50g，茜草 15g，沉香 15g，土茯苓 200g，藿香 10g，术贼 25g，水煎服。

5. 益肺助肾汤

【组成】炙黄芪 25g，炒白术 15g，炒防风 5g，爵床 50g，光燕菜粉（冲）15g，土茯苓 20g，砂仁 10g，山萸肉 25g，鹿角胶 10，龟胶 15g，炙甘草 15g，水煎服。

（五）急性肾风

1. 解肌渗湿汤

【组成】麻黄 10g，杏仁 5g，桂枝 5g，土茯苓 200g，爵床 50g，生茅根 150g，藿香叶 15g，生姜 3 片，大枣 3 枚，水煎服。

2. 渗湿治肾汤

【组成】土茯苓 200g，爵床 50g，生茅根 100g，生槐花 50g，白蔻 15g，女贞子 50g，水煎服。

3. 疏清渗解汤

【组成】前胡 15g，羌活 15g，大力子 15g，蝉蜕 15g，大青叶 25g，土茯苓 200g，爵床 50g，茜草 15g，生茅根 100g，藿香 15g，水煎服。

4. 益肾清浊饮

【组成】女贞子 50g，覆盆子 15g，土茯苓 200g，生槐花 50g，爵床 50g，白蔻 15g，茜草 15g，水煎服。

5. 清渗养肾汤

【组成】白蔻皮 15g，藿香 15g，土茯苓 200g，佩兰 15g，元芩 15g，元柏 15g，苍术 15g，爵床 50g，生茅根 100g，女贞子 50g，水煎服。

6. 健肾化浊汤

【组成】白蔻 15g，白术 15g，女贞子 50g，芡实 20g，山萸肉 15g，土茯苓 200g，爵床 50g，鸡冠花 15g，茜草 15g，生茅根 100g，水煎服。

7. 复肾壮阳汤

【组成】仙茅 15g，仙灵脾 15g，韭子 15g，白蔻 15g，土茯苓 200g，爵床 50g，白术 20g，生茅根 100g，九香虫 15g，水煎服。

（六）急慢性肾风

1. 建肾膏

【组成】炙川乌 10g，穿山甲 15g（炒珠），炙黄芪 30g，炮附子 15g，骨碎补 20g，怀牛膝 50g，赤首乌 50g，女贞子 40g，土茯苓 150g，络石藤 70g，红花 30g，虫白蜡 20g，香油熬之，黄丹收膏。贴肾俞穴。

2. 肾损固真散

【组成】胎盘1具（洗净），海马60g，淡菜70g，西红花50g，海狗肾3具，血竭40g，土茯苓100g，砂仁50g，酒军30g，巴戟肉50g，鲍鱼50g，白术60g，鹿角菜70g。共为细面，每服3g，1天2～3次。

3. 肾风病有效方

【组成】金荞麦、紫荆皮、马勃、木蝴蝶、广郁金，水煎服。症见阴虚者，加熟地、砂仁、白首乌、女贞子、黄精之类治之。症见阳虚者，加菟丝子、淫羊藿、仙茅、芦巴子，重者改用炮附子、干姜、肉桂之类治之。症见中州脾胃元气不足者，加荷叶、焦白术、炙黄芪、党参、砂仁之类治之。症见挟瘀者，加生蒲黄、红花、赤芍药之类治之。症见血尿（镜下）为主者，加穿山甲（炮珠）、血竭粉、虫白蜡（川占）、小蓟、苎麻根、生白茅根之类治之。症见蛋白尿为主者，加姜汁炒土茯苓、络石藤、白蔻仁、五倍子、覆盆子之类治之。症见脾滞肝郁者，加醋青皮、九香虫、娑罗子、盆沉香之类治之。症见虚气流滞者，加生晒人参、莱菔子（炒）、佛手、代代花、谷芽（炒）之类治之。症见外感风寒者，加苏叶、荆芥、羌活之类治之。证见外感风热者，加生石膏、薄荷、桑叶之类治之。咽喉红赤日久不退者，加穿山甲（炒珠）、肉桂、三棱、莪术、防风、细辛之类治之。

（七）肾源性血虚病

本病治则以"损其脾者，调其饮食，损其肾者，益其精"为本，佐以补肾健脾，填精补髓为主。

【方名】复肾生宣汤

【组成】牛、羊或鹿骨髓，胎盘、鲍鱼、淡菜、海狗肾、鹿胶、龟胶，熟地、枸杞、当归、白术，冬虫草、山萸肉、胡连。若阴虚发热，可酌加胡黄连、青蒿、盐柏、白薇、骨皮、银柴胡之类以养阴清热；阴虚无热者，可加黄精、天冬、寸冬、生地之属，以养阴而补虚；阳虚者，加仙茅、附子、韭子、鹿茸之属，以补阴必从阳中求之真理也；血虚挟瘀者，加西藏花、桃仁之属，以达祛瘀生新之功；失血者，加三七、锻花蕊石、酒军、紫珠草、茜草之类，以达行血止血之目的；气虚不生血者，加人参、黄芪、太子参、党参之类。

六、男性不育

1. 益肾壮阳丹

【组成】海马25g，广狗肾2枚，鹿睾丸1对，猪睾丸14枚，狗骨头150g，钟乳石200g，蛤蚧2对，杞果200g，大海枣50g，韭子50g，仙灵脾100g，巴戟200g，共为细面，炼蜜为丸，每丸10g重，淡汤送下。

【主治】肾阳不足、命火亏损，腰膝冷，男子阳痿，或精液清冷，久无子嗣，遗精，慢性肾风，肾不纳气而喘者。

2. 返正驱邪煎

【组成】炒皂刺 10g，蛇床子 15g，白蔹 15g，荔枝核 15g，白术 15g，漏芦 15g，海金砂 15g，灵仙 15g，蚕蛾 15g，红蜻蜓 15g，紫梢花 10g。

【主治】男性不育，外邪盘踞下焦证。

3. 延龄长春丹

【组成】鹿茸、海马、蛤蚧、黄精、熟地、龟胶、生晒参、山萸肉、钟乳石、大海米、何首乌、羊藿叶、鹿睾丸、蛇床子。

【主治】腰膝酸痛，形寒肢冷，体倦乏力，阳痿早泄，精冷无子等阳虚诸证。

4. 温阳益火煎

【组成】仙茅 15g，仙灵脾 10g，韭子 15g，熟地 10g，阳起石 20g，鹿胶 10g（烊化），炒川椒 5g，海狗肾粉 10g（分 3 次冲），巴戟天 15g，何首乌 15g，鹿茸粉 5g（分 3 次冲）。

【主治】男性不育，命火衰微证。

5. 滋阴养水丹

【组成】熟地 15g，黄精 10g，紫梢花 10g，山萸肉 15g，龟板胶 15g（烊化），仙茅 10g，海马粉 10g（分 3 次冲），狗骨头 50g，马兰花 10g，酒浸枸果 20g。

【主治】男性不育，肾精亏虚证。

6. 水火交泰饮

【组成】肉桂 10g，生地 15g，龟胶 15g（烊化），黄精 15g，韭子 15g，葱子 15g，山萸肉 15g，巴戟 15g，淡菜 20g，何首乌 15g，海马肾 10g（分 3 次冲）。

【主治】男性不育，心肾不交证。

7. 乙癸互济煎

【组成】五味子 10g，枸果 25g，黄精 15g，龟板胶 15g（烊化），巴戟天 15g，淡菜 15g，冬虫草 10g，熟地 15g，鹿胶 5g（烊化），杭白芍 20g。

【主治】男性不育，肝肾失调证。

8. 脾肾双珠饮

【组成】白术 20g，生山药 25g，茯苓 20g，莲肉 15g，鹿角胶 15g，龟胶 15g，枸杞子 15g，韭子 15g，黄精 15g，山萸肉 15g。

【主治】男性不育，脾肾双亏证。

七、疫病

（一）时邪袭肺卫

清金利咽散

【组成】金荞麦 120g，马勃 50g，荆芥穗 70g，紫荆皮 60g，金莲花 100g，金

附录

任老自拟方

果榄 60g，上药用法共为细面。每次服 3g，6 小时 1 次。

【主治】感受时邪病毒，症见肺卫证，憎寒壮热，颜面潮红，咽喉红肿疼痛，口鼻气热，舌红，苔薄黄，脉数有力。

（二）疫痉

1. 解毒白虎汤

【组成】鲜芦根、金莲花、大青叶、生石膏、京知母、白重楼、薄荷叶、牛蒡子、防风、栀子皮、水煎服，4～6 小时 1 次。

【主治】疫痉，卫气证。

2. 增损升降散

【组成】酒大黄、姜黄、僵蚕、蝉蜕、生石膏、滑石、路路通、栀子、地肤子、威灵仙、乌药、红芽大戟（醋炙，可用 5g），水煎服，同时送服犀珀至宝丹 1 粒，4～6 小时 1 次。

【主治】疫痉，卫气证。

3. 加味生脉汤

【组成】生晒人参、麦冬、沙参、五味子、大生地、龟板胶、玄参、肉桂（少许）、赤芍药、玉竹、谷芽、生百合，水煎服，6～8 小时服 1 次。

【主治】疫痉，气阴两虚证。

4. 清透醒神汤

【组成】水牛角、羚羊角、虎杖、生石膏、大生地、金莲花、僵蚕、栀子仁、炒枳壳、玳瑁粉、蝉蜕、莲子心，水煎服，同时送服牛黄安宫丸 1 粒或局方牛黄至宝丹 1 粒，4～6 小时服 1 次。

【主治】疫痉，毒结神明证。

（三）时疫病毒腹泻

1. 参术治中汤

【组成】苍术、苦参（酒炒）、车前子、前胡、茵陈、泽泻、马齿苋、莲子肉、黄柏、茯苓、厚朴、水煎，送服紫金锭。恶心呕吐，加竹茹、清半夏、藿香、生姜之类治之。

【主治】时疫病毒腹泻，属湿热证。

2. 清暑解毒汤

【组成】滑石、扁豆、甘草、西瓜翠衣、苍术、马齿苋、黄连、官桂、泽泻、荷梗、水煎，送服紫金锭。

【主治】时疫病毒腹泻，属暑湿证。

3. 温中逐湿汤

【组成】白术、藿香、官桂、白蔻、泽泻、白芷、莲子肉、炮姜、茯苓、羌活、水煎，送服紫金锭。腹泻溏便不止者，加泽泻、诃子肉、莲子肉、谷芽之类治之。

【主治】时疫病毒腹泻，属寒湿证。

（四）时疫霍乱

1. 健中解毒方

【组成】西洋参、苍术、藿香、姜黄连、白蔻、天花粉、乌梅（醋浸）、原蚕砂、竹茹、泽泻、石斛、诃子肉、水煎服，同时送服紫金锭，也可服用雷击散，4~6小时服1次。

【主治】时疫霍乱，湿热毒结证。

2. 加减急救回阳汤

【组成】赤人参、炮附子、炮干姜、红花、荷叶、石斛、赤芍、桃汁、葡萄汁、橘汁、白术、诃子肉、白蔻仁、水煎服，同时送服紫金锭，4小时服1次。

【主治】时疫霍乱，脱液气散证。

3. 益气生津饮

【组成】生晒人参、沙参、大麦冬、生白术、砂仁、玉竹、乌梅（醋浸）、炒谷芽、石斛、陈皮、扁豆，水煎服。

【主治】时疫霍乱，气阴虚证。

4. 寸金丹

【组成】前胡、苏叶、厚朴、薄荷、苍术、陈皮、茯苓、枳壳、清半夏、防风、白芷、藿香、木香、炙香附、乌药、神曲、甘草、草果仁、砂仁各200g，檀香150g，羌活150g，白蔻200g，共为细面，每次服3g。病轻者，6小时1次。病重者，4小时1次。

【主治】男妇老幼中风、中暑、中寒、中气，口眼㖞斜，牙关紧闭，不省人事，或内伤生冷，或外感风寒，头痛发热，骨节酸痛，咳嗽痰涎，鼻流清涕，胸膈胀满，不思饮食，或出外不服水土，腹心疼痛，呕吐痰水，或受山岚瘴气，并疟疾，泄泻，妇人产后昏迷，恶露不尽，小儿急慢惊风。

（五）艾滋病

芪精抗艾汤

【组成】厚朴15g，槟榔15g，草果仁10g，知母10g，芍药20g，黄芩10g，黄精50g，黄芪50g，豨莶草30g，丹参10g，五味子30g，甘草5g。

【治法】益气养阴，活血解毒，开达膜原。

【主治】气阴两虚兼瘀毒之艾滋病带菌者及感染者。

八、其他

（一）汗证

1. 温阳固津汤

【组成】桂枝、白芍、炙甘草、白术、附子（炮）、黄芪（生）、浮小麦、牡蛎、山萸肉、姜、枣，水煎服。症见左半身汗出，或冷或热，脉见沉虚尺弱者，是阴中阳衰之候，药用熟地、茯苓、山药、枸杞子、菟丝子、黄芪（生）、当归、龟板胶、浮小麦、生牡蛎，水煎服。

【主治】自汗病，属阴虚证。

2. 育阴敛汗饮

【组成】酒生地、盐知母、黄精、浮小麦、龟板胶、白薇、麦冬、生牡蛎、山萸肉、砂仁、胡黄连，水煎服。症见右半身汗，或热或冷，脉沉虚而缓，此为阳中之阴弱之候，药用炮附子、肉桂、鹿角胶、熟地、当归、桑叶、玉竹、枸杞子、浮小麦、生牡蛎、葱子，水煎服。

【主治】自汗病。

（二）消渴

1. 温化滋胰汤

【组成】缫丝40g，生地50g，知母50g，葛根15g，天冬15g，肉桂3g，红花4g，黄精15g，内金20g，白术15g，黄连2g。肾虚，加覆盆子15g，首乌15g；酮症，加干姜等辛胜酸之类药；血糖不下，生地可用百克之内；尿糖不下，知母可用在百克之内，苍术、玄参亦可加入。

【主治】消渴，三多一少，乏力之疾。

2. 复元散

【组成】真海狗肾2具，生地100g，玄参50g，知母120g，真海马50g，黄精50g，干姜40g，内金80g，西藏花50g，血竭30g，海参（去沙）50g，猪、羊胰脏各1具，金石斛50g，洗净胎盘1具，山参40g，天冬50g。尿多加覆盆子50g，菟丝子50g。共为细粉，每次5~10g，冲服。

【主治】消渴重症及恢复期用之，配合汤药。但用过胰岛素者无效。

（三）瘿气

1. 驯龙涤痰汤

【组成】羚羊角、生地黄、柴胡、木贼、蛤粉、清夏、沉香、茯神、远志、合欢、龙齿。

【主治】瘿气病，属痰火内结证。

2. 气液双补饮

【组成】人参、沙参、天冬、黄精、桑椹子、青蒿、羚羊角、生龟板、生海胆、茯神、柏子仁、肉桂。

【主治】瘿气病，气液两伤证。

（四）荨麻疹

【治法】调和营卫，凉血熄风。

【方药】以桂枝汤加当归、生地、银柴胡、白鲜皮、蝉蜕、白蒺藜、何首乌。日久成顽疾，加苦参，或予以荆芥、防风。

（五）痛证

1. 化阴定痛汤

【组成】生白芍50～100g，甘草15g，炒川椒5～10g，香白芷10g。寒者加干姜10g，甚则加附子10g；颜面痛加粉葛根15g，全蝎3g，蜈蚣1条；大腿痛加木瓜15g，全蝎、蜈蚣酌加，没药10g；胃痛加元胡15g，川楝子10g，钩藤10g，水煎服。

【主治】颜面一侧或两侧剧痛（三叉神经痛），大腿后侧如电掣样剧痛，不能转侧（坐骨神经痛），胃脘绌急疼痛（胃痉挛）。

2. 活络定痛汤

【组成】穿山龙20g，没药10g，土虫10g，甲珠10g，露蜂房15g，乌蛇15g，羌活15g，灵仙15g，炒川椒10g，蜣螂虫10g。寒盛加附子10g，炮姜10g，细辛5g。水煎服。

【主治】肩凝痛，即老年肩、五十肩、上肢肩关节疼痛，不能外展、高抬、后背者。

3. 通经消胀汤

【组成】土虫10g，苏木15g，当归20g，炒水蛭5g，木瓜10g，三棱15g，蓬莪术15g，薏米20g，清夏10g，赤芍15g。有寒者，加附子10g，干姜10g，炙川乌5g。水煎服。

【主治】男女老少下肢静脉怒张、疼痛肿胀，甚则活动不灵。

4. 理气住痛汤

【组成】广木香15g，郁金15g，土虫10g，申姜20g，方海15g，甘草15g，三七粉3g（冲），水煎服。

【主治】闪腰岔气，不能转侧。

5. 牙痛

【组成】香附米、吴茱萸共为细面，然后将药面放入纸烟卷内，燃而吸之即痛止。

【主治】牙齿疼痛难忍。

6. 陈茶芽煎

【组成】茶芽25g，黑豆20g，灯心5g，金银花15g，玄参10g，蔓荆子10g，防风10g，天麻10g，川芎0.5g，辛夷花0.5g，土茯苓120g，煎汤，用此汤再煎药服。

【主治】顽固性偏正头痛。

7. 附姜芍甘汤

【组成】炙附子15g，干姜14g，桑枝20g，酒芍50g，甘草15g，炒川椒10g，

附录 任老自拟方

细辛 3g，鸡血藤 15g，水煎服。

【主治】腿足疼痛，证属寒客筋脉。

8. 当归芍甘汤

【组成】当归 15g，白芍 50g，甘草 15g，炒川椒 10g，蜂房 15g，豨莶草 25g，木瓜 15g，乌蛇 15g，片姜黄 15g，水煎服。外治法：透骨草 50g，伸筋草 25g，冰片 15g，炒川椒 20g，片姜黄 20g，水煎液，用纱布浸药液敷痛处。

【主治】腿足疼痛，证属热伤筋脉。

9. 温经定痛汤

【组成】蜂房 5g，土虫 10g，乌蛇 15g，炙川乌 10g，干姜 15g，乳香 5g，没药 5g，川芎 5g，桑枝 50g，水煎服。

【主治】肩凝证属寒湿候。

10. 活络定风汤

【组成】川羌活 15g，蜂房 5g，乌蛇 15g，防己 15g，土虫 15g，穿山龙 20g，没药 5g，乳香 5g，甲珠 5g，薏米 20g，水煎服。外治法：蚕砂 500g，黄酒 120g，将蚕砂与黄酒拌匀，分装入两布袋，放入锅内竹廉上蒸约 10 分钟，将布袋取出，趁热敷患处，凉则更换之。

【主治】肩凝证属风湿候。

（六）骨质增生

缩骨散

【组成】刺猬骨 10 架，土虫 50g，方海 50g，申姜 100g，急性子 50g，熟地 100g，砂仁 50g，狗脊 30g，豨莶草 50g，羌活 50g，乌蛇 50g，巴戟 150g，古月 25g，麝香 3g，没药 50g，共为细粉，每次 5－10g，元酒或淡醋汤送下。

【主治】骨质增生病。

（七）颈椎病

1. 益肾通督饮

【组成】鹿角霜、川芎、白芍、骨碎补、蜣螂、甘草、土鳖虫、没药、老鹳筋，水煎服。手麻木者加桑枝、片姜黄，头痛加蔓荆子、白芷，身畏寒，肢冷加附子、炮干姜。

【主治】颈椎病，属督神痹阻证。

2. 骨碎补汤

【组成】骨碎补、葛根、川芎、天麻、土鳖虫、蒲黄（生）、螃蟹、赤芍、刺蒺藜、清半夏、泽兰，水煎服。肢麻手胀者加络石藤、防己，恶心加竹茹、白蔻，脊背酸痛加狗脊、杜仲炭、穿山龙，头痛胀闷者加石楠藤、穿山甲珠、辛夷、苍耳之类治之。

【主治】颈椎病，属上虚下瘀证。

（八）鸡爪风

舒筋汤

【组成】海螺壳、清风藤、木瓜、当归、白芍、甘草、伸筋草、生牡蛎，水煎服。

【主治】妇女鸡爪风，症见两手或一手指痉挛不能分，形如鸡爪状。

（九）瘫缓风病

1. 益髓活解汤

【组成】酒生地、鹿角霜、七叶一枝花、赤芍药、生龟板、金银花、连翘、天葵子、丹参、羚羊角片、马钱子粉（0.2g 冲服），用猪脊髓一条熬汤（去浮油），用此汤煎药服之。

【主治】瘫缓风病，属毒伏督髓证。

2. 养阴益髓饮

【组成】熟地、血竭粉（冲）、龟板胶、黄精、豨莶草（酒洗）、山萸肉、白首乌、女贞子、肉桂心（少许）、盐黄柏、秦艽（酒洗）、马钱子粉（炙）（0.2g 冲）、猪脊髓一条熬汤（去浮油），用此汤煎药，亦可送服健步壮骨丸治之。

【主治】瘫缓风病，属阴虚髓损证。

3. 补阳生精饮

【组成】鹿茸粉（冲）、肉苁蓉、巴戟肉、当归尾、淫羊藿、红花、破故纸、马钱子粉（0.2g 冲）、黄精、伸筋草、砂熟地、狗脊，猪脊髓一条熬汤（去浮油），用此汤煎药服之。

【主治】瘫缓风病，属阳虚髓亏证。

4. 清热渗湿汤

【组成】茵陈蒿、苍术、黄柏、丝瓜络、鹿角片、白蔻皮、黄豆卷、滑石、茯苓皮、藿香梗、马钱子粉（0.2g 冲）、栀子，猪脊髓一条熬汤（去浮油），用此汤煎药服之，壮热汗出者，送服紫雪丹治之。

【主治】瘫缓风病，湿热证。

（十）淋巴腺结核

结散消核汤

【组成】守宫 1 枚，山慈菇 15g，夏枯草 20g，柴胡 15g，生牡蛎 15g，猫爪草 50g，白蔹 15g，炒香附 20g，紫荆皮 10g，大贝母 15g，炙甘草 10g，蒲公英 50g，水煎服。重者加蜈蚣 1 条，全蝎 3g，蜂房 15g。

【主治】淋巴腺结核。

（十一）口腔溃疡

加减泻心汤

【组成】酒洗黄连、干姜、生地、酒洗木通、淡竹叶、石斛、木贼、黄芩、莲子心、栀子，水煎服。阳虚者加附子、细辛治之。外治用药：净地龙、吴茱萸，共为细面，用蜂蜜、陈醋（少许）调和成糊状，摊在纱块上，敷两足心。

【主治】口腔及舌两侧溃疡反复发作者。

（十二）带状疱疹

清热消毒饮

【组成】紫荆皮、虎杖、牛蒡子、栀子皮、天花粉、紫草、白蔹、桑白皮、红花、柴胡，水煎服。局部外治用马兰叶、生甘草共为细面，麻油调敷患处，亦可以水煎，纱布过滤，再用药液浸纱布，局部敷之。

【主治】带状疱疹，病已成红斑。

（十三）血疖

1. 温阳活络饮

【组成】鹿茸粉（冲）、移山参、三七粉（冲）、炮附子、炮干姜、生蒲黄、当归、红花、赤芍、净地龙。尿血不止，加牡丹皮炭、乌梅炭、艾炭温经导络止血；吐血、便血不止者，加炒白及、炒海螵蛸、伏龙肝温中通络止血。

【主治】血疖，寒凝血络证。

2. 五味消毒饮加味

【组成】金银花、蒲公英、天葵子、野菊花、紫花地丁、烫水蛭、丹皮、生蒲黄、赤芍药、酒大黄、老紫草、细生地。

【主治】血疖证。

（十四）脱营

1. 调中宁神汤

【组成】苍术、厚朴、川芎、砂仁、荷叶、茯苓、郁金、黄连、枳实、生龙齿、龟板胶、远志。水煎服。

2. 心神交泰汤

【组成】酒黄连、酒黄柏、肉桂、生地、朱寸冬、山萸肉、郁金、香附、胡桃肉、羊藿叶、龙齿、远志。水煎服。

3. 理肺益心汤

【组成】旋覆花、青葱管、枇杷叶、朱寸冬、酒生地、蜜远志、郁金、黄连、茯神、百合。水煎服。

（十五）血亏

【方名】生血膏

【组成】生牛骨髓250g，龙眼肉170g，大枣肉150g，红花粉15g。先将龙眼肉、枣肉放入砂锅内，加水1000ml，先用武火烧开，然后用文火炖30分钟，再放入牛骨髓、红花粉熬开，收膏。每次1汤匙，1天3次，饭后服之。

【方解】方中牛骨髓甘温无毒，补中益气，填精益髓，"髓者精之根，命之元也，精者血之本"（《普济方》），故牛骨髓有生血之功；龙眼肉甘平无毒，开胃健脾，补虚，益血气；大枣甘平无毒，养脾气，平胃气，通九窍，助十二经，补津液，调营卫，和血脉；红花苦辛甘，少用则养血。

【功效】填精生血，补虚和中，养血安神。

【适应证】气虚血少，头晕，乏力，纳呆，或由放疗、化疗引起之白细胞、血小板减少症。

（十六）烫伤

1. 黄蜀葵花油

【组成】初秋取葵花的花瓣，塞进香油瓶内，以满为止，泡之，用时涂患处。

【主治】Ⅰ度、Ⅱ度烧伤、烫伤，止痛，防感染，促进患处吸收。

2. 烧伤膏

【组成】川大黄、黄连、生地榆、刘寄奴、紫草，共为细面，芝麻油调和稀糊状，摊在消毒纱布上，敷患处，1天换药1次。

【主治】同黄蜀葵花油。

（十七）急证、痛证外治法

1. 腹水、水肿

利尿膏：胡椒10g，商陆5g，麝香少许，用蜜调，敷于神阙穴，外用热水袋温熨，若效差，可另加巴豆霜0.25g，必效。

2. 血管神经性头痛

透顶止痛散：川芎20g，白芷5g，火硝1g，雄黄0.03g，共为细面，研入冰片2g，收入磨口瓶内，同时取出，用纱布包纳鼻内，或外敷太阳穴、印堂穴，立刻痛止。

3. 高血压病

用牛膝50g，茱萸25g，菊花50g，肉桂10g，茺蔚子100g，茵陈100g，霜桑叶50g，元芩50g，煎汤洗脚，每获良效。

4. 中风手臂肿胀

用透骨草50g，络石藤25g，伸筋草50g，五味子50g，土鳖10g，秦艽50g，水煎后熏洗，日2次，每次约半小时，效果极佳。